全国高职高专卓越医生教育培养规划教材

供临床医学、全科医学及其他相关医学专业使用

全科医学基础

主　编　李济平

副主编　晏志勇　于　昊

编　者　（以姓氏笔画为序）

　　　　于　昊（长春医学高等专科学校）

　　　　王春鹏（辽宁卫生职业技术学院）

　　　　李凤阳（江西护理职业技术学院）

　　　　李济平（安庆医药高等专科学校）

　　　　张媛媛（安庆医药高等专科学校）

　　　　周卫凤（安徽医学高等专科学校）

　　　　晏志勇（江西护理职业技术学院）

U0288101

第四军医大学出版社·西安

图书在版编目（CIP）数据

全科医学基础/李济平主编. —西安：第四军医大学出版社，2013.7

全国高职高专卓越医生教育培养规划教材

ISBN 978 - 7 - 5662 - 0356 - 4

Ⅰ.①全…　Ⅱ.①李…　Ⅲ.①家庭医学－高等职业教育－教材　Ⅳ.①R4

中国版本图书馆 CIP 数据核字（2013）第 162628 号

quanke yixue jichu

全科医学基础

出版人：富　明　　　　责任编辑：朱德强　王　雯　　　　责任校对：黄　璐

出版发行：第四军医大学出版社

　　　　地址：西安市长乐西路 17 号　　邮编：710032

　　　　电话：029 - 84776765　　　传真：029 - 84776764

　　　　网址：http：//press. fmmu. sn. cn

制版：绝色设计

印刷：陕西兰力印务有限责任公司

版次：2013 年 7 月第 1 版　2013 年 7 月第 1 次印刷

开本：787×1092　1/16　　印张：13.75　　字数：305 千字

书号：ISBN 978 - 7 - 5662 - 0356 - 4/ R·1219

定价：27.00 元

出版说明

根据教育部、卫生部下发《教育部 卫生部关于实施卓越医生教育培养计划的意见》(教高〔2012〕7号,以下简称《意见》),指出要"深化三年制临床医学专科教育人才培养模式改革,探索'3+2'(三年医学专科教育加两年毕业后全科医生培训)的助理全科医生培养模式"。第四军医大学出版社与承担"卓越医生教育培训计划'3+2'项目"的高职高专院校及部分相关教改院校于2012年11月共同启动了"全国高职高专卓越医生教育培养规划教材"的建设工作。经过对我国全科医学发展需求的研究,结合院校教学实际,共同创新,顺利完成了编写与出版工作。

本系列教材重点突出以下三点:

1. 以培养全科医生能力为核心。努力做到找准全科方向,重视专业理论,强化应用能力,培养解决基层临床工作的专业能力。以常见病、多发病的诊治和公共卫生服务内容为重点,从教材体系改革入手,重点突出,取舍得当,适合全科医学专业的实际需要。

2. 覆盖国家临床执业助理医师的专业能力标准。研究国家临床执业助理医师考试标准,编写内容覆盖并深化执业助理医师准入标准。为便于复习考试,还在章后安排综合测试题,书后编制模拟测试卷,其题目紧扣临床执业助理医师考试大纲要求,提高学生综合应试能力。

3. 与临床衔接,重视学生临床思维培养。医学生建立临床思维十分关键,也是学习难点,为此在临床部分的各系统疾病之后专门设置"典型疾病诊疗思维",以典型病例的临床表现为线索,按照临床疾病诊治过程,进行问诊、体格检查的要点、辅助检查项目、诊断与鉴别诊断的依据、临床过程观察等进行归纳,帮助学生举一反三,运用所学知识模拟临床诊治过程,强化学生临床思维培养,并增加学习兴趣。

本教材分为两套,分别适用于三年制临床医学专业的两类课程体系。即传统临床分科制课程结构,教学内容改革更新的新课程;国际化教改趋势的器官系统结构,内容完善更适合基层医疗工作的创新课程,以此满足卫生职业院校教学改革的需求。本教材主要供高职高专临床医学、全科医学及其他相关医学专业参考使用。

全国高职高专卓越医生教育培养规划教材编审委员会

前　言

　　为贯彻落实《中共中央、国务院关于深化医药卫生体制改革的意见》(中发〔2009〕6号)和《教育部 卫生部关于实施卓越医生教育培养计划的意见》(教高〔2012〕7号),围绕农村医疗卫生服务的基本要求,改革面向农村基层的全科医生人才培养模式,探索"3＋2"(三年医学专科教育加两年毕业后全科医生培训)的助理全科医生培养模式,提高医学生对常见病、多发病、传染病和地方病的诊疗能力,第四军医大学出版社组织国内较早开展全科医学教育的部分高等医药院校教师编写了本教材。

　　本教材融合全科医学与社区卫生服务于一体,以紧密围绕全科医师工作任务为培养目标,突出全科医学学科特点。编写中始终坚持"三基五性"原则,即基本理论、基本知识、基本技能原则和思想性、科学性、先进性、启发性、实用性原则。

　　本课程的任务是通过教学与实践活动,使学生掌握全科医学的基本概念和主要原则,了解全科医疗的服务模式和全科医生的角色、任务以及社区卫生服务的基本内容。培养学生认同全科医生的工作,积极参与社区卫生服务,为毕业后从事社区卫生服务奠定基础。

　　本书共编写十章,重点突出全科医师工作的基本理论与原则、基本内容与基本形式。第一章由李济平编写,第二章由王春鹏编写,第三章由张媛媛编写,第四章由王春鹏编写,第五章由周卫凤编写,第六章由于昊编写,第七章由晏志勇、李凤阳编写,第八章由周卫凤编写,第九章由张媛媛、李济平编写。为加强学生的全科医学的实践活动,我们特设置了实训内容,由王春鹏、李济平、晏志勇、李凤阳、周卫凤编写。希望各院校老师在使用该教材时,因时因地因人制宜,酌情选择。

　　本教材的编写得到各位编者所在单位的大力支持,尤其是第四军医大学出版社给予具体指导,在此一并表示诚挚的感谢。

由于编者水平和经验有限,书中难免有不妥和错误之处,真诚希望有关专家、学者、师生指正。

李济平

2013 年 4 月

目　　录

第一章　绪　论

第一节　全科医学的基本概念

全科医学起源于 18 世纪的欧美,正式建立于 20 世纪 60 年代的美国。经过 50 多年的发展,全科医学逐渐完善,在医疗保健中发挥越来越重要的作用。全科医学的有关概念在 20 世纪 80 年代后期由世界全科医师/家庭医师学会(WONCA)引入我国。

一、全科医学

全科医学(general practice)又称家庭医学(family medicine),是一个面向社区与家庭,整合临床医学、预防医学、康复医学以及人文社会学科相关内容于一体的综合性医学专业学科,是一个临床二级学科。其范围涵盖了各种年龄、性别、各个器官系统以及各类疾病,其主旨是强调以人为中心,以家庭为单位,以社区为范围,以整体健康的维护与促进为方向的长期综合性、负责式照顾,并将个体与群体健康照顾融为一体。

全科医学的学科发展经历了一个演变过程。

首先,从服务内容上来看,全科医学是一门综合性的临床专科。它不仅涉及临床内、外、妇、儿等专科的服务内容,而且还涉及心理学、行为科学、预防医学、医学哲学等学科领域的服务内容。与其他临床专科明显不同的是,全科医学的学科范围宽而浅,在一定深度上朝横向发展,并根据服务对象的健康需要与需求,将各门相关知识、技能有机地融合为一体,为患者提供综合性的服务;而其他临床专科都是在一定的领域范围内不断地向纵深方向发展的,向患者提供的服务范围较窄。

第二,从学科的知识体系上来看,全科医学是一门独立的临床二级学科,其知识体系包括总论和各论两个部分。总论部分主要介绍全科医学的理论精髓,包括:以患者为中心,以家庭为单位,以社区为基础,以预防为导向的健康照顾等,同时包括了全科医学临床服务基本技能和服务工具等。各论部分主要包括临床诊疗中常见健康问题的诊断、处理与评价的方法和技术等。

第三,从临床思维方法上看,与传统经验医学笼统的思辨的整体论方法不同,全科医学需要以现代医学的成果来解释发生在患者身上的局部和整体变化,它的哲学方法是具有科学基础的整体论。

二、全科医疗

(一)全科医疗的概念

全科医疗是指全科医生在实际工作中的一切实践活动。遵照美国家庭医师学会

（AAFP）1984 年对全科医疗的定义："全科医疗是一种整合生物医学、行为科学和社会科学的医学专科,其知识和技能的核心源自于传统的开业医师和以家庭为范畴的独特领域,而不以患者的性别、年龄和器官系统的疾病进行分科。全科医生接受全科医学的专科训练,提供以家庭为单位的连续性、综合性保健,扮演了医疗系统中为患者提供和协调一切卫生保健需求的独特专业性角色"。

（二）全科医疗与专科医疗的区别

1. 服务宗旨与职责上的区别　专科医疗和全科医疗负责健康与疾病发展的不同阶段。专科医疗负责疾病形成以后一段时期的诊断,其宗旨是根据科学对人体生命与疾病本质的研究成果来认识与对抗疾病,并因此而承担深入研究病因、病理等微观机制的责任,其责任局限于医学科学认识与实践的范围。全科医疗负责健康时期、疾病早期乃至经专科诊疗后无法治愈的各种病患的长期照顾,其宗旨关注的中心是人而不是病,无论其服务对象有无疾病或病患,全科医疗都要为其提供令人满意的照顾。全科医生类似于"医学服务者"与"管理者",其工作遵循"照顾"的模式,其责任既涉及医学科学,又延及与这种服务相关的各个专业领域(包括医学以外的行为科学、社会学、人类学、伦理学、文学、艺术等)。全科医疗对于患者的管理责任是无止境的,只要患者信任并与医生签约,医生就应关照其健康问题而无论时间、地点;患者回家以后是否继续保持遵医行为,其家庭或社区环境是否有利于患者治疗与康复,这仍应属于医生的管理范围。

2. 服务内容与方式上的区别　专科医疗处于卫生服务的金字塔的上部,其所处理的多为生物医学上的重病,往往需要动用昂贵的医疗资源,以解决少数人的疑难问题。其方式为各个不同专科的高新技术。全科医疗处于卫生服务的金字塔底层,处理的多为常见健康问题,其利用最多的是社区和家庭的卫生资源,以低廉的成本维护大多数民众的健康,并干预各种无法被专科医疗治愈的慢性疾患及其导致的功能性问题。由于这些问题往往涉及服务对象的生活方式、社会角色与健康信念,其服务方式是通过团队合作进行"一体化"的全方位管理。在全科医疗服务团队中,患者应是医护人员得力的合作伙伴,是社区(家庭)健康管理目标制订与实施的积极主体之一。

（三）全科医疗的基本特征

全科医疗虽然也是以现代医学科学为基础,研究和处理人的健康问题,但它拥有一个不同于专科学术领域和服务范围的鲜明特征。

1. 人格化服务　全科医疗将患者看作有个性有感情的人,重视人胜于重视病,重视伦理胜于病理,重视预防胜于治疗;尊重人的权利和个性,维护服务对象的整个健康,视服务对象为重要的合作伙伴,从"整体人"的生活质量的角度全面考虑其生理、心理、社会需求并加以解决;以人格化的服务调动患者的主动性,使之积极参与健康维护和疾病控制的过程。

2. 可及性服务　以门诊为主体和第一线医疗照顾,是可及的方便的基层医疗照顾,即公众为其健康问题寻求卫生服务时最先接触、最先利用的医疗保健部门的专业服务,也称首诊服务,其特点为价格便宜有效。

3. 持续性服务　全科医疗对人的一生负起了全程的医疗照顾,它根据人的不同生命阶段剖析其生理和疾病的特点,进行前瞻性的预防和照顾,无论任何健康问题总是要追踪到底,不论是哪种疾病,通过不同的方式(转介、住院、专科咨询等),要尽到全程负责,是一种从生到死的整个人生周期的陪伴性医疗照顾。

4. 综合性服务 全科医疗不分性别和年龄,不分器官和科别,强调人是一个整体,人体的内部环境和外界环境相互关系,始终处于动态平衡的状态。因此,全科医疗特别重视机体与环境的关系,生理与心理的关系,以及各个器官脏器的互相联系及影响,重视疾病的连带性和整体调适,以系统论和整体性方法为主导思想,对个人及家庭提供完整的医疗保健。

5. 协调性服务 全科医疗立足于社区,距离居民居住地点最近,就诊不受时间、地点和科别的限制,无论是躯体、心理或人际关系的问题,都能得到便捷和周到的服务,并且必要时还可以动用社区资源为患者排忧解难,或转介到专科或上一级医院,这些都是全科医疗的工作范围。不单是只解决疾病问题,全科医疗将其范围扩大到与疾病相关的一切困难,如经济、护理照顾等问题,充分地显示了全科医疗面向大众的可及性和与各级各类机构共同协作式的医疗服务。

6. 以预防为导向的服务 全科医疗注重并实施"生命周期保健",根据服务对象生命周期的不同阶段中可能存在的危险因素和健康问题,提供一、二、三级预防。全科医生从事的预防多属于临床预防,即将预防保健作为日常医疗活动的重要组成部分,将每次与服务对象的接触看成是提供预防保健的良机,为个体患者及其家庭随时随地提供个体化的预防服务。另外,全科医学及其团队向居民提供规范化的周期性健康检查。

7. 以生物 – 心理 – 社会医学模式为基础 全科医学所特有的整体论、系统论的思维方式突破了传统的专科医学对待疾病的狭窄的还原论方法,强调把患者看作是社会和自然系统中的一部分,从身体、心理、社会等因素来观察、认识和处理健康问题。

8. 团队合作的工作方式 全科医疗团队是由全科医师、社区护士和公共卫生或康复等相关专业人员组成的全科团队,以团队为单位,以全科医生为核心,为服务居民提供建立健康档案、健康信息管理、健康教育和一般常见病的诊疗服务,为重点服务对象提供常规体检、健康指导和用药咨询、随访等服务,为行动不便的老年人提供上门访视、家庭出诊、家庭护理、家庭病床、电话咨询和家庭康复指导等服务。

三、全科医生

(一)全科医生的定义

全科医生(general practitioner)又称家庭医生(family doctor),是毕业后经全科医学教育(全科医学住院医师培训)合格后,在基层开展全科医疗的卫生服务。

全科医生能够为患者个体、其家庭成员以及社区居民提供优质、方便、经济有效、全方位的健康管理。其服务对象涵盖不同性别、年龄的人,其服务内容涉及生理、心理、社会各层面的健康问题;能在所有与健康相关的问题上,为每个服务对象当好健康代理人,被称为居民健康的"守门人"。

全科医生针对患者不仅是诊疗者,还是"管理者""协调者""咨询者"和"教育者";其工作遵循"照顾"的模式,其责任既涉及医学科学,又延及与这种服务相关的各个专业领域,其最高价值既有科学性,又顾及服务对象的满意度,即充分体现了医学的艺术性方面。

(二)全科医生的素质要求

一个合格的全科医生应能胜任以下工作:①社区各种常见病、多发病的医疗及适宜的会诊和转诊;②急、危、重患者的院前急救、转诊与出院后管理;③社区健康人群与高危人群的健康管理,包括疾病预防、周期性健康检查与咨询;④社区慢性病患者的系统管理;⑤根据需要提供居家照顾及其他家庭服务;⑥社区重点人群保健(包括老人、妇女、儿童、残疾人等);⑦人群与个人健康教育;⑧提供基本的精神心理卫生服务(包括初步的心理咨询与治疗);⑨医疗与伤残的社区康复;⑩计划生育技术指导;⑪社区卫生服务信息系统的建立与管理;⑫通过团队合作执行家庭护理、卫生防疫、社区初级卫生保健任务等。

全科医生要能胜任以上工作,必须具备以下素质:

1. 全面的专业知识和娴熟的业务技能　全科医生应具有把服务对象作为一个整体人看待和服务的知识,既善于处理暂时性的健康问题,又能为慢性病患者、高危人群与健康人提供持续的医疗、保健服务。医学各学科中的基本专业知识和基本技能对于胜任全科医疗工作都是不可缺少的。

2. 强烈的人文情感和高尚的职业道德　全科医疗是以人为本的照顾,全科医生必须对患者有高度的同情心和责任感。"救死扶伤,实行革命人道主义"和"全心全意为人民服务"是广大医务工作者的医德规范基本要求。

3. 良好的表达能力和沟通技巧　全科医生与患者的沟通是疾病治疗和人文关怀的最基本形式,它不仅包括医学知识的内容,更包括人文关怀的内容。语言表达是医患沟通的桥梁,良好的沟通能力是构建该桥梁的基础。良好的沟通不仅可让社区服务对象明确知晓医师的医疗意图、增进对疾病的了解,更是增强其战胜疾病的信心,从而配合治疗,早日康复的必经途径。

4. 出色的管理能力　全科医生的工作涉及患者、家庭与社区健康管理,以及社区卫生服务团队管理等,因此他必须具有一个强者的自信心、自控力和决断力,敢于并善于独立承担责任,控制局面。在集体环境中具有协调意识,合作精神和足够的灵活性、包容性,从而成为团队的核心,与各方面保持和谐的人际关系。

5. 执着的科学精神　必须严谨、敏锐、孜孜不倦地对待业务工作,抓紧任何继续医学教育的机会。能运用循环医学方法,批判性地评价新知识和信息,并将其结合于日常服务实践中,善于通过自学、质量保证活动、学习评价自身技能与行为等,不断获得自我发展。

第二节　全科医学发展的背景与现状

一、全科医学产生与发展的历史

(一)通科医生时代(18世纪中叶至19世纪末)

全科医学是在通科医疗的基础上发展起来的。19世纪20年代以前,世界各国医疗是不分科的。在欧美,起源于18世纪的通科医疗"general practice,GP",是指受过一般的医学训练但不分科的基层医生所提供的医疗服务,这类基层医生称为通科医生(general practitioners,GPs)。当时这些通科医生大多在社区独立开业行医,只有少数在为数不多的医院工作。尽管当时医疗水平不高,但他们生活在社区居民之中,能解决患者及其家庭的一般健康问题,受到居民的尊敬,在社区享有很高的威望。一直到19世纪末,通科医生仍占据西方医学的主导地位。

(二)专科化发展阶段(19世纪末至20世纪60年代)

19世纪末,化学、物理学、生物学、解剖学、生理学及细菌学等基础学科的迅速发展,为医学教育建立在科学的基础之上奠定了基础。由于医学知识的迅速膨胀,医疗技术的系统化发展和药品种类的增多,医疗重点从社区转向医院,导致临床医疗实践的分化,专科医疗开始发展。从20世纪70年代起,美国建立医疗法规,对医业务水平的要求提高了。当时美国的医学教育发展较快,全美大约有160所医学院校,在校生超过25 000人。创建于1890年的Johns Hopkins医学院设立了4年制本科学位教育,在其附属医院里,按专科临床教学,并将教学、研究和临床实践相结合。1910年,美国著名教育学家Abraham Flexner应美国医学会和卡耐基(Carnegie)基金会的邀请,对约100所医学院校进行现状调查,并发表了一篇具有历史意义的考察报告——《加强生物医学教育》。该报告极力主张加强生物医学的研究和教学,同时,高度肯定和热情推荐Johns Hopkins医学院的做法。由于这一报告的影响,从此各医学院校根据专科重新组织教学,通科医疗明显趋向于专科化,并逐渐影响到整个世界。专科医疗服务模式的成功,大大提高了医院专科化和医学科研机构的发展过程,随着诊治手段的高科技化,更使专科医疗服务达到了空前的繁荣。20世纪以来,特别是第二次世界大战后,科学技术的进步,促使医学迅猛发展,人们深信依靠高科技能解决人类的一切病痛。由此,造成了人们对医院和专科医生的崇拜,而社区中的通科医生受到冷落,通科医疗逐渐萎缩。

(三)专科与全科协调发展阶段

随着专科化的过度发展,其服务模式的内在缺陷也越来越引起人们的关注。而在通科医生队伍萎缩的同时,社会对通科医生的需求却在不断增长。当然,通科医生本身也没有停止对命运的抗争。1947年,美国通科医疗学会(AAGP)成立,1971年更名为美国家庭医师学会(AAFP)。学会代表通科医生,提出了"家庭医学"和"家庭医生"两个专业术语,力求通过家庭医生提供的具有鲜明特征的一种新的医疗服务模式为医学界和民众所接受。

1969年,美国成立了家庭医疗专科学会(ABFP),通常人们将其作为全科医学学科正式建立的标志。1972年,世界全科(家庭)医师学会(WONCA)在澳大利亚墨尔本正式成立,学会热情为世界各国全科医生提供学术和信息交流的讲坛,发展全科医学学术组织。WONCA以其出色的活动大大促进了全科医学在世界各地的发展。

二、全科医学发展的背景

全科医学的产生与发展不是偶然的,而是在特定历史条件下的必然产物,是医学科学发展的必然,也是经济社会发展的必然。

(一)人口学发展

第二次世界大战后,社会稳定和人们生活水平提高,人群疾病发病率和死亡率大幅下降,世界人口数量迅速增加。人口过剩使生活空间过度拥挤,成为危害公众健康的重要问题。人口老龄化是当今世界的重大社会问题,老龄化一方面带来了老年人自身健康方面的问题,另一方面亦带来一些社会经济问题。因此,人口过多和老龄化必然影响到卫生服务的供需变化,加剧了卫生服务供需之间的矛盾。

(二)疾病谱和死亡谱变化

20世纪初,各国传染病、寄生虫病、呼吸系统及消化系统感染性疾病以及营养不良症等的发病率和死亡率很高。到20世纪中叶,由于社会的进步,生物医学防治手段的发展与公共卫生的普及,以及营养状态的普遍改善,传染病和营养不良症在疾病谱和死因谱上的顺位逐渐下降,并为慢性退行性疾病、不良生活方式及行为所致的慢性非传染性疾病所取代。

(三)卫生经济学的压力

首先是世界各国普遍存在卫生资源分布的不均衡,城市远远多于农村。这种不平衡给区域卫生规划、医院实行分级医疗、卫生资源的合理配置和使用带来诸多问题。第二是医疗卫生服务享用不合理。我国有相当一部分的贫困人口不能得到很好的医疗服务,而另一方面亦存在着过度使用医疗服务和严重浪费的问题。第三是医药费用上升过快。医药费用的迅速增长使政府、单位和个人难以承受。医疗手段的高科技化、过度专科化医疗的服务模式、不规范的药物营销和使用,是医疗费用猛涨的主要原因。这些卫生经济学方面的压力,都迫切需要深化改革,从卫生服务体系、服务模式等根本问题上寻求出路。

(四)医学模式的转变

医学模式是在不同历史阶段和医学科学水平上,观察和处理医学问题的思想与方法,是对人类健康与疾病总体的特点和本质的概括,其核心是医学观。医学模式在不同的历史阶段是不一样的。在古代,最初人类对于疾病只能乞求神灵的保佑。随着历史的发展,人类在与疾病的斗争中不断积累粗浅的理性认识,阴阳五行学说就是当时朴素医学观的代表。16世纪以后医学获得迅速发展,人们从生物体系、生态学观点去认识和控制疾病,取得了巨大成功。然而20世纪40年代以后,疾病谱和死因谱发生了显著变化,单纯生物医学模式已不能适应这一变化,慢性病和不良生活行为习惯、环境压力所带来的新的健康问题,只有用新的医学模式才能最终解决。由此,生物-心理-社会医学模式被提出,并为人们所接受。新医学模式的产生,对医疗服务模式也产生了很大的影响。

(五)家庭结构的改变

现代家庭类型以核心家庭较多,据统计,绝大多数社区核心家庭占社区家庭类型的60%以上。核心家庭规模小,家庭应付包括卫生、教育等问题的能力不足,与家庭有关的健康问题增多,对医护依赖增强,对社区化、家庭化服务需求较迫切。

（六）专科医疗服务有明显局限性

各级医疗机构的单一专科医疗服务模式促使医院片面追求大型诊疗仪器的配备,同一地区大型医疗设备不必要的重复购置导致了资源配置的不合理。专科医生的单纯治病观点疏远了医患关系,出现了"医院门难进,医护人员脸难看"的现象。医生与患者交往只限于诊治疾病,很少关心患者的心理、行为、居住和工作环境以及家庭等影响因素。专科医疗带来的高医药费用也直接影响着卫生事业的发展和人民群众对卫生资源的享用。

由于以上种种原因,以致在20世纪50年代后期,世界医学界掀起了一场医疗服务模式改革的浪潮,全科医学被推到了改革的前沿。

三、我国全科医学发展前景

我国引入全科医学已经有30多年历史,然而进展并不尽如人意。由于历史的原因,我国民众对全科医学、全科医生并不十分理解。提到全科医生即刻联想到"赤脚医生""万金油医生"。另外,全科医生工作场地多狭小,设施、设备落后,不能满足患者对医疗卫生服务的要求。国内的专业人士目前也认为在中国"全科医学及全科医生"非常模糊,不知道全科医生应该培养到什么程度,哪些是全科医生应该承担的,全科医生应该如何开展工作等。

当前,我国正值深化医药卫生体制改革的关键时期,全科医学面临着巨大的市场需求。我国的卫生事业正面临着人口老龄化的问题,老年病、慢性病、慢性非传染性疾病日益增多,卫生资源的分布利用不合理,同时伴随着人们对卫生服务的要求越来越高,医疗费用的上涨与人类总体健康改善之间的成本效益矛盾日渐突出。2003年SARS、2004年禽流感、2009年的甲型H1N1流感又给人们带来加强社区预防、提高人群健康意识的警示,这些都表明全科医学是医学模式发展的必然结果。世界卫生组织早已提出:居民80%以上的健康问题可以在基层解决,而解决最好的办法就是发展全科医学,培养合格的全科医生,逐步做到"大病进医院,小病在社区"。

2009年通过医学界和基层的努力,全科医学终于获得了政府相关部门的支持,一系列的政策和文件相继出台。2009年3月17日通过的《中共中央国务院关于深化医药卫生体制改革的意见》提出,要通过发展全科医学解决老龄化社会带来的严峻的老年人口保健医护照顾问题。为此,国家相关部门联合印发了《以全科医生为重点的基层医疗卫生队伍建设规划》,明确到2020年,通过各种途径培养30万名全科医生,逐步形成一支数量适宜、质量较高、结构合理、适应基本医疗卫生制度需要的基层医疗队伍。

2011年7月国务院公布了《国务院关于建立全科医生制度的指导意见》,到2020年,我国将初步建立起充满生机和活力的全科医生制度,基本实现城乡每万名居民有2～3名合格的全科医生,基本适应人民群众基本医疗卫生服务需求。

总之,全科医学的发展机遇是难得的,前景是良好的。在医改这个大变革时代,我国应加强全科医学学科建设,吸引一批高素质人才,解放思想,更新观念,抓住机遇,大胆探索,勇于实践,促进我国全科医学事业蓬勃发展。

第三节　全科医学与社区卫生服务

一、社区卫生服务的概念

社区卫生服务是社区建设的重要组成部分,是在政府领导、社区参与、上级卫生机构指导下,以基层卫生机构为主体,全科医师为骨干,合理使用社区资源和适宜技术,以人的健康为中心、家庭为单位、社区为范围、需求为导向,以妇女、儿童、老年人、慢性病患者、残疾人、贫困居民等为服务重点,以解决社区主要卫生问题、满足基本卫生服务需求为目的,融预防、医疗、保健、康复、健康教育、计划生育技术服务功能等为一体的,有效、经济、方便、综合、连续的基层卫生服务。

二、发展社区卫生服务的意义

第一,是提供基本卫生服务,满足人民群众日益增长的卫生服务需求,提高人民健康水平的重要保障。社区卫生服务覆盖广泛、方便群众、能使广大群众获得基本卫生服务,也有利于满足群众日益增长的多样化卫生服务需求。社区卫生服务强调预防为主、防治结合,有利于将预防保健落实到社区、家庭和个人,提高人群健康水平。

第二,是深化卫生改革,建立与社会主义市场经济体制相适应的城市卫生服务体系的重要基础。社区卫生服务可以将广大居民的多数基本健康问题解决在基层。积极发展社区卫生服务,有利于调整城市卫生服务体系的结构、功能、布局,提高效率,降低成本,形成以社区卫生服务机构为基础,大中型医院为医疗中心,预防、保健、健康教育等机构为预防、保健中心,适应社会主义初级阶段国情和社会主义市场经济体制的城市卫生服务体系新格局。

第三,是建立城镇职工基本医疗保险制度的迫切要求。社区卫生服务可以为参保职工就近诊治一般常见病、多发病、慢性病,帮助参保职工合理利用大医院服务,并通过健康教育、预防保健,增进职工健康,减少发病,既保证基本医疗,又降低成本,符合"低水平、广覆盖"原则,对职工基本医疗保险制度长久稳定运行起重要支撑作用。

第四,是加强社会主义精神文明建设,密切党群干群关系,维护社会稳定的重要途径。社区卫生服务通过多种形式的服务为群众排忧解难,使社区卫生人员与广大居民建立起新型的医患关系,有利于加强社会主义精神文明建设。积极开展社区卫生服务是为人民办好事、办实事的德政民心工程,充分体现全心全意为人民服务宗旨,有利于密切党群干群关系,维护社会稳定,促进国家长治久安。

三、全科医学与社区卫生服务的关系

全科医学培养全科医生,全科医生提供全科医疗服务,而全科医疗服务是社区卫生服务最理想的模式。社区卫生服务学术核心和业务骨干是全科医生,全科医生作为个人和家庭的责任制保健医生,围绕着"生命周期",以生命准备、生命保护、生命质量为中心,在社区提供综合性、持续性、协调性服务。同时，全科医生在社区卫生服务中使用适宜技术，并最接近和服务于广大社区居民。因此，重塑医生的良好形象、恢复密切的医患关系、实现卫生服务的公平性与经济性，实现卫生服务的经济、有效、高覆盖与高满意度，是全科医学和社区卫生服务的共同目标。

第四节　全科医生制度

2011 年 7 月国务院公布了《国务院关于建立全科医生制度的指导意见》，简称《指导意见》。《指导意见》由 8 个部分组成，包括：充分认识建立全科医生制度的重要性和必要性，建立全科医生制度的指导思想、基本原则和总体目标，逐步建立统一规范的全科医生培养制度，近期多渠道培养合格的全科医生，改革全科医生执业方式，建立全科医生的激励机制、相关保障措施，积极稳妥地推进全科医生制度建设。

一、建立全科医生制度的重要性和必要性

（一）建立全科医生制度是保障和改善城乡居民健康的迫切需要

我国是一个有 13 亿多人口的发展中国家，随着经济发展和人民生活水平的提高，城乡居民对提高健康水平的要求越来越高；同时，工业化、城镇化和生态环境变化带来的影响健康的因素越来越多，人口老龄化和疾病谱变化也对医疗卫生服务提出新的要求。全科医生是综合程度较高的医学人才，主要在基层承担预防保健、常见病多发病诊疗和转诊、患者康复和慢性病管理、健康管理等一体化服务，被称为居民健康的"守门人"。建立全科医生制度，发挥好全科医生的作用，有利于充分落实预防为主方针，使医疗卫生更好地服务于人民健康。

（二）建立全科医生制度是提高基层医疗卫生服务水平的客观要求

加强基层医疗卫生工作是医药卫生事业改革发展的重点，是提高基本医疗卫生服务的公平性、可及性的基本途径；医疗卫生人才是决定基层医疗卫生服务水平的关键。多年来，我国基层医疗卫生人才队伍建设相对滞后，合格的全科医生数量严重不足，制约了基层医疗卫生服务水平的提高。建立全科医生制度，为基层培养大批"下得去、留得住、用得好"的合格全科医生，是提高基层医疗卫生服务水平的客观要求和必由之路。

（三）建立全科医生制度是促进医疗卫生服务模式转变的重要举措

建立分级诊疗模式，实行全科医生签约服务，将医疗卫生服务责任落实到医生个人，是我国医疗卫生服务的发展方向，也是许多国家的通行做法和成功经验。建立适合我国国情的全科医生制度，有利于优化医疗卫生资源配置、形成基层医疗卫生机构与城市医院合理分工的诊疗模式，有利于为群众提供连续协调、方便可及的基本医疗卫生服务，缓解群众"看病难、看病贵"的状况。

二、建立全科医生制度的指导思想、基本原则和总体目标

（一）指导思想

按照深化医药卫生体制改革的总体思路，适应我国经济社会发展阶段和居民健康需

求的变化趋势,坚持保基本、强基层、建机制的基本路径,遵循医疗卫生事业发展和全科医生培养规律,强化政府在基本医疗卫生服务中的主导作用,注重发挥市场机制作用,立足基本国情,借鉴国际经验,坚持制度创新,试点先行,逐步建立和完善中国特色全科医生培养、使用和激励制度,全面提高基层医疗卫生服务水平。

(二)基本原则

坚持突出实践、注重质量,以提高临床实践能力为重点,规范培养模式,统一培养标准,严格准入条件和资格考试,切实提高全科医生培养质量。坚持创新机制、服务健康,改革全科医生执业方式,建立健全激励机制,引导全科医生到基层执业,逐步形成以全科医生为主体的基层医疗卫生队伍,为群众提供安全、有效、方便、价廉的基本医疗卫生服务。坚持整体设计、分步实施,既着眼长远,加强总体设计,逐步建立统一规范的全科医生制度;又立足当前,多渠道培养全科医生,满足现阶段基层对全科医生的需要。

(三)总体目标

到 2020 年,在我国初步建立起充满生机和活力的全科医生制度,基本形成统一规范的全科医生培养模式和"首诊在基层"的服务模式,全科医生与城乡居民基本建立比较稳定的服务关系,基本实现城乡每万名居民有 2~3 名合格的全科医生,全科医生服务水平全面提高,基本适应人民群众基本医疗卫生服务需求。

三、全科医生培养制度

为逐步建立统一规范的全科医生培养制度,《指导意见》将全科医生培养逐步规范为"5+3"模式,即先接受 5 年的临床医学(含中医学)本科教育,再接受 3 年的全科医生规范化培养。在过渡期内,3 年的全科医生规范化培养可以实行"毕业后规范化培训"和"临床医学研究生教育"两种方式。全科医生规范化培养以提高临床和公共卫生实践能力为主,在国家认定的全科医生规范化培养基地进行,实行导师制和学分制管理。参加培养人员在培养基地临床各科及公共卫生、社区实践平台逐科(平台)轮转。在临床培养基地规定的科室轮转培训时间原则上不少于 2 年,并另外安排一定时间在基层实践基地和专业公共卫生机构进行服务锻炼。经培养基地按照国家标准组织考核,达到病种、病例数和临床基本能力、基本公共卫生实践能力及职业素质要求并取得规定学分者,可取得全科医生规范化培养合格证书。

为解决当前基层急需全科医生与全科医生规范化培养周期较长之间的矛盾,《指导意见》要求近期采取多种措施加强全科医生培养,力争到 2012 年每个城市社区卫生服务机构和农村乡镇卫生院都有合格的全科医生。

▶▶ 综 合 测 试 题 ◀◀

一、单项选择题

1. 全科医学学科是

  A. 自 20 世纪 60 年代起源的新型二级临床专业学科

  B. 正式建立于 20 世纪 60 年代的新型临床二级专业学科

  C. 各门临床医学学科的综合体

  D. 包含了"六位一体"服务所有内容的预

防医学专业学科

E. 以内科服务为主的综合临床学科

2.全科医疗的基本特征不包括

A.为社区居民提供连续性服务

B.提供以患者为中心的服务

C.提供以社区为基础的服务

D.提供以家庭为单位的服务

E.提供以家庭病床为主的基层医疗服务

3.全科医生是

A.全面掌握各科业务技术的临床医生

B.提供"六位一体"全部服务内容的基层医生

C.专门为社区群众提供上门医疗服务的基层医生

D.经全科医学专业培训合格,在社区提供长期负责式医疗保健的医生

E.以公共卫生服务为主的医生

4.全科医学的基本原则不包括

A.以门诊为主体的照顾

B.为个体提供从生到死的全过程照顾

C.为服务对象协调各种医疗资源

D.提供以急诊室和家庭病床为主的服务

E.提供使社区群众易于利用的服务

5.全科医疗作为一种基层医疗保健,它不是

A.公众需要时最先接触的医疗服务

B.以门诊为主体的医疗照顾

C.仅关注社区中前来就医者

D.强调使用相对简便而有效的手段解决社区居民大部分健康问题

E.强调在改善健康状况的同时提高医疗的成本效益

6.全科医学"连续性服务"体现在

A.全科医生对社区中所有人的生老病死负有全部责任

B.全科医生在患者生病的过程中均陪伴在患者床边

C.对患者的所有健康问题都要由全科医生亲手处理

D.全科医生对人生各阶段以及从健康到疾病的各阶段都负有健康管理责任

E.如果全科医生调动工作,就必须将自己的患者带走

7.全科医学概念引入中国是在

A. 20 世纪 60 年代后期

B. 20 世纪 80 年代后期

C. 20 世纪 90 年代后期

D. 19 世纪 80 年代后期

E. 19 世纪 60 年代后期

8.促使全科医学产生的背景不包括

A.人口的迅速增长与老龄化

B.人群疾病谱与死因谱的变化

C.医疗费用的高涨

D.健康观的变化

E.环境污染的加剧

9.以下何种属性不是全科医疗与专科医疗的区别

A.对服务对象责任的持续性与间断性

B.处理疾病的轻重、常见与少见

C.对服务对象的责任心

D.是否使用高新昂贵的医疗技术

E.服务人口的多少与流动性

10.全科医生的工作方式,不包括

A.以人为中心提供照顾

B.以家庭为单位提供照顾

C.提供机会性预防服务

D.主要提供急诊和住院服务

E.以团队的形式提供所需服务

二、简答题

1.简述全科医疗与专科医疗的区别。

2.全科医生应具备的基本素质有哪些?

3.建立全科医生制度有何重要意义?

(李济平)

第二章　社区卫生服务

第一节　社区卫生服务的基本内容

1997 年，我国颁布了《中共中央、国务院关于卫生改革与发展的决定》，其中明确规定了社区卫生服务的主要内容，包括疾病预防、常见病与多发病的诊治、医疗与伤残康复、健康教育、计划生育技术服务、妇女儿童与老年人和残疾人保健等。目前，我国的社区卫生服务总体包括公共卫生服务和基本医疗服务两个方面。

2008 年全国卫生工作会议上明确提出"人人享有基本医疗卫生服务"是卫生工作的重大战略目标。其中，基本医疗卫生服务包括两层含义，它"既包括疾病预防控制、计划免疫、健康教育、卫生监督、妇幼保健、精神卫生、卫生应急、急救、采供血服务以及食品安全、职业病防治和安全饮用水等公共卫生服务，也包括基本药物，使用适宜技术，按照规范诊疗程序提供的急慢性疾病的诊断、治疗和康复等医疗服务。"

一、公共卫生服务

（一）公共卫生及公共卫生服务的定义

1.公共卫生的定义　2003 年 7 月，我国政府就公共卫生做出了明确的定义："公共卫生就是组织社会共同努力，改善环境卫生条件，预防控制传染病和其他疾病流行，培养良好卫生习惯和文明生活方式，提供医疗服务，达到预防疾病、促进人民身体健康的目的。"这是我国第一次对公共卫生做出权威的界定。该定义与美国耶鲁大学温斯洛教授对公共卫生定义的内涵基本一致，我国公共卫生体系的建设与国际接轨的问题从根本上得到了解决。

当前，公共卫生逐渐步入"新公共卫生时代"，即以新的医学模式为指导，从仅有公共卫生系统人员参与的学术性发展向"以群体与社会为对象，社会共同参与，预防医学技术、宣传教育、行政、法律等手段的综合运用，控制和消除威胁人类生存的危害因素，改善人群及社会卫生状况并提高全民健康水平"的方向发展。

公共卫生研究的内容涵盖较为广泛，包括健康教育、健康促进、健康保护、疾病预防、提高生命质量等与公众健康有关的所有内容，它是从群体出发，来保证和促进健康安全、解决公众健康问题，因此其明显具有以社区为基础、以政策为手段、以健康促进为先导的特点，政府社会管理的职能体现明显，可以说，公共卫生远超出单纯的医学范畴，它是在政府主导下的跨部门、跨地区、跨领域、跨学科的干预措施的体现。

2.公共卫生服务的定义　公共卫生服务是指："政府主导的，保障公众健康的，各有关机构、团体和个人有组织的，向社会提供健康教育与健康促进、疾病预防与控制、妇幼保健、卫生监督等服务的行为和措施。"公共卫生服务具有以下明显的特点:责任主体是国家或政府,实行统一组织、领导和直接干预;纯公共产品或准公共产品性质;社会公益性;基本策略是预防,投资小,社会长期效益明显;保险作为促进公众健康的重要手段。

2009 年,中国"国家基本公共卫生服务项目"正式启动,并在城乡基层医疗卫生机构普遍开展,取得了明显成效。实施国家基本公共卫生服务项目是促进基本公共卫生服务逐步均等化的重要内容,也是我国公共卫生制度建设的重要组成部分。

(二)公共卫生服务的内容

公共卫生服务是社区卫生服务机构承担的主要内容之一,是社区应具备的"六位一体"功能的重要组织部分。"六位"指的是健康教育和健康促进、社区预防、社区保健、社区康复、计划生育技术指导、常见病和慢性病治疗,"一体"是在社区卫生服务中心(站)中提供六位中的综合、连续的优质服务。

我国公共卫生服务模式是以场所为特征的服务提供模式,主要由农村的乡镇卫生院、村卫生室,城市的社区卫生服务中心(站)等负责具体实施。村卫生室和社区卫生服务站分别接受乡镇卫生院和社区卫生服务中心的管理与指导,共同合理地承担基本公共卫生服务任务。按照政府部门的部署,其他医疗卫生机构也需要提供相应的公共卫生服务。

实施国家基本公共卫生服务项目是促进基本公共卫生服务逐步均等化的重要内容,也是我国公共卫生制度建设的重要组成部分。国家基本公共卫生服务项目自 2009 年启动以来,在城乡基层医疗卫生机构得到了普遍开展,取得了一定的成效。2011 年,人均基本公共卫生服务经费补助标准由每年 15 元提高至 25 元。为进一步规范国家基本公共卫生服务项目管理,卫生部在《国家基本公共卫生服务规范(2009 年版)》的基础上,组织专家对服务规范内容进行了修订和完善,形成了《国家基本公共卫生服务规范(2011 年版)》,简称《规范》。

该《规范》包括 11 项内容,即城乡居民健康档案管理、健康教育、预防接种、0~6 岁儿童健康管理、孕产妇健康管理、老年人健康管理、高血压患者健康管理、2 型糖尿病患者健康管理、重性精神疾病患者管理、传染病及突发公共卫生事件报告和处理,以及卫生监督协管服务规范。

二、基本医疗服务

(一)基本医疗服务的界定

我国在 2009 年 4 月 6 日颁布的《中共中央、国务院关于深化医药卫生体制改革的意见》中首次提出"基本医疗卫生制度是一种崭新的医疗卫生保健制度,是由政府组织,向全体居民直接提供安全、有效、方便、价廉的公共卫生服务和基本医疗服务的保障制度。按照'十二五'卫生发展规划,到 2020 年要基本建立覆盖城乡居民的基本医疗卫生制度,实现人人享有基本医疗卫生服务。"实现新医改目标,最基本的前提就是要对基本医疗及基本卫生服务进行界定。

早期的基本医疗服务界定有两种观点,一是以"技术合理性、有经济承受能力和医疗服务必需性三者的交集"来界定。由于当前社会经济发展水平、医疗机构的布局和功能、医疗服务和其市场特点及卫生政策等原因,此种对基本医疗服务范围的界定在技术层面上存在一定的难度,因此有专家建议,即第二种观点,通过医疗服务提供的场所来界定基本医疗服务,将基本医疗服务界定为:"由社区卫生服务机构提供的医疗卫生服务,经社区卫生服务机构审核转诊到高级别医疗机构的医疗服务。"按照此种界定方法,基本医疗服务包括两方面内容:一是由社区卫生服务机构对常见病、多发病和诊断明确的慢性病等疾病提供的医疗服务;二是对一些复杂性疾病或疑难性疾病患者,由社区卫生服务机构转诊到上级医疗机构进行检查和治疗所享受的医疗服务。

我国目前的基本医疗服务倾向于以场所为主要界定方法的服务模式,即由城市社区卫生服务中心(站)、农村乡镇卫生院和村卫生室分别承担,服务内容包括健康教育咨询、慢性病管理和康复服务以及常见病及多发病的初级诊疗服务。研究表明,社区基本医疗服务与社区公共卫生服务二者在内容上界线不是十分严格,存在交叉和相互渗透。

(二)根据卫生部制定的《城市社区卫生服务基本工作内容》,社区卫生服务机构提供的基本医疗服务包括以下内容

1. 一般常见病、多发病诊疗护理和诊断明确的慢性病治疗

(1)常见病、多发病诊疗护理工作　社区卫生服务中一般性医疗工作是工作量最多的部分,很多常见病、多发病都可以在社区进行治疗,社区医疗应特别强调技术适宜、方便快捷、合理医药等,以适应广大人民群众的需求,控制医疗费用的迅速上涨和减轻患者负担。

如社区有相应条件,下列情况可留在社区卫生服务中心治疗:①能够运用普通心电图仪、普通医用 X 光设备、常规及一般性生化检验即可明确诊断;②社区具备治疗条件的季节性流行性疾病;③一般性细菌或病毒感染;④不涉及生命指征的功能性疾病;⑤单脏器轻度器质性疾病;⑥一般的老年退行性疾病。以上情况需密切观察病患情况,如有异常,社区卫生服务中心诊疗条件不足,则马上转诊或进行恰当处理。对于常见病、多发病诊疗护理工作多以家庭护理与社区治疗、家庭病床及家庭医疗相结合。

(2)社区慢性病防治　随着疾病谱和死亡谱的变化,对慢性病的防治与管理已成为社区卫生服务的一项重要工作内容。据有关专家预测,到 2030 年,我国城乡慢性病患病率将达到 65.7%,为 1993 年的 4.3 倍。慢性病病因主要包括生物因素和生活行为等社会因素,而前者为不可控因素,后者则为可控因素。慢性病中的 80% 通常可在社区进行治疗和康复,因此,加强对社区慢性病的防治与管理工作非常重要,并且也可带来巨大的社会效益和经济效益。在社区内进行慢性病管理工作要防治结合,对于那些诊断明确的慢性病在病情稳定的情况下可以在社区进行常规治疗。

2. 社区紧急救护　社区紧急救护是指针对社区内发生的各种急重症患者,如遭受各种意外伤害或中毒等,采取紧急救护措施,包括现场急救以及监护转院等。社区急救是院外急救的关键环节,社区医护人员通常比医院急症科医护人员更接近现场,能更早地接触各类急症患者,因此,社区紧急救护能缩短社区内重症患者的抢救时间,提高抢救效率。在社区内及时采取有效救护措施对于提高患者的生存可能性和生命质量有重要

意义。

(1)社区紧急救护特点　具有强社会性、强随机性、时间紧急、疾病种类及病情复杂多样、急救条件有限等特点。因此，要求社区医护人员必须具备敏锐的观察力、扎实的医疗知识以及丰富的急救经验、娴熟的诊疗技能等，以保证高质量的社区急救，为院内急救创造黄金抢救时间。

(2)社区紧急救护的原则　①先复苏后固定。对于心跳呼吸骤停伴骨折的患者，首先应采取人工呼吸和胸外按压等心肺复苏技术，促使其恢复心跳和呼吸，然后再对骨折部位进行固定。②先止血后包扎。遇到大创口并伴大出血的患者，首先应采用指压、止血带或药物等方法止血，之后再消毒创口进行包扎。③先重伤后轻伤。接诊的患者中同时有病情垂危者和病情较轻者，应优先抢救危重症患者，而后抢救伤势较轻的患者。④先救治后运送。当接诊急症患者时，社区医护人员应把握最佳抢救时机，及时给予患者有效救护措施，维持其生命体征，而后再准备转院治疗，在转院途中，仍要积极给予抢救措施，严密观察患者病情变化。

(3)社区现场急救训练　①现场急救物资、器械药品的准备，个案处置的制订和演练。②止血、包扎、固定、搬运和心肺复苏技术的培训。③慢性病急性发作、复发、意外事故，急症患者、危重患者现场急救的检查、识别、处理原则，规范急救。④"120"绿色通道的建立、护送转诊及跟踪随访等训练。

3.家庭出诊、社区护理(家庭护理)　家庭病床等家庭医疗服务社区卫生服务中心一般按行政区域划分承担辖区内居民的家庭出诊、社区护理(家庭护理)、家庭病床等家庭医疗服务等工作。

(1)家庭出诊　社区卫生服务中心一般按行政区域划分承担本辖区内的居民诊疗、家庭治疗、护理及建立家庭病床的工作。具体工作及要求:①电话呼叫出诊及上门约请出诊应做翔实的记录，相关责任人均应签字。②统一使用社区出诊病历，并记录翔实。③家庭输液，必须在第一次出诊前与患者签订家庭输液协议书，并告知有关注意事项。④严禁在患者家中使用需要做药物过敏实验的药物。⑤家庭输液必须严格执行医疗操作规程，操作完毕后要观察15分钟后方可离开，离开前要向有关人员交代注意事项等。

(2)社区护理　社区护理要全面拓展"家庭护理"服务形式，开展慢性病、心理、母婴、临终护理和护理咨询指导等内容，兼顾医疗临床护理的整体护理。

社区家庭护理，为患者设置家庭病床，能缓解医院的压力，是维持综合性健康照顾不可或缺的部分，它是在个人居住处提供健康照顾的服务，其目的在于维护、促进及恢复健康。

社区护理内容一般包括:①慢性病护理。对行动不便的老年慢性病患者，可将一些基本护理操作推向家庭。如绝对卧床患者的常规护理，一般药物的肌内或静脉注射，部分特殊药物的看服，一般性外伤或术后的换药处理，穿刺或导尿，留置化验标本，简易或轻便仪器理疗，血压、心电图或B超检测，特殊困难患者的配药，家用医疗器械或患者污染物品消毒处理等。②心理护理。对患者一般的心理障碍，或对患者及家属在疾病诊治过程的不良心理状况，采取心理疏导和宣教咨询等。③母婴护理。结合妇幼保健相关内容,根据产褥期母婴的生理特点,开展分娩后的家庭护理。如生殖器官复旧、产后营养摄入与健身运动,产后心理疏导,新生儿沐浴、护理、扶触及喂养。④临终护理。为临终患者提供临终特别护理,包括对症治疗以及临终患者及家属的心理疏导,指导家属对尸体即时处理及善后处理等。⑤护理咨询。开设护理咨询指导门诊,选派有经验的护理人员解答护理有关问题和提供技术指导等护理咨询服务。

4.转诊服务 社区卫生服务中双向转诊是根据患者的病情和人群健康的需要而进行的上下级医疗机构间、专科医院间或综合医院与专科医院间的转院诊治过程,一般可分为纵向转诊和横向转诊两种形式。其中纵向转诊包括"上转"或"前向转诊"和"下转"或"后向转诊"。"上转"即患者从社区卫生服务机构向上级医院转诊,"下转"即患者从上级医院向社区卫生服务机构的转诊。

我国以社区首诊和双向转诊为核心的城市分级医疗体制还不成熟,尚处于摸索阶段。卫生部采取"先行试点,逐步推广"的思路,于2006年先后在上海、北京、南京、深圳等社区医疗服务规范化示范城市试点推行双向转诊制度。国家经过创建机制、试点运行,在双向转诊制度的建立和完善中不断尝试和积累经验,取得了一定的成绩。上海是国内较早推行双向转诊制度的城市之一。经过10余年规划,目前上海已经建成城市基本医疗服务网络,为进一步探索转诊制度有效运行打下坚实基础。

知识链接

上海市双向转诊制度的实施具体包括以下几个方面:

(1)双向转诊遵循的条件 患的病情符合以下条件之一的,应当及时予以转诊:①符合急诊和危重指征。②连续三次门诊不能明确诊断,或有难以解释的症状。经规范治疗、完整疗程,但疗效不佳,或体征继续加重。③超越社区卫生服务中心诊疗范围,或社区卫生服务中心检查和诊断手段无法支持的。④因病情较重、复杂(合并多种较为严重的夹杂症等)或自身体质等原因,可能发生病情突变的。⑤存在其他较为复杂的诊疗等问题的。

(2)双向转诊医疗机构的选择 ①双向转诊医疗机构首选是社区卫生服务中心所在区(县)范围内的二级医疗机构;②如果患者病情复杂,或为诊断明确的疑难、专科病例,若辖内二级医疗机构不具备诊疗条件或能力的,可直接转诊至适合的三级专科医疗机构,也可直接转诊至设有临床医学中心或重点学科的三级综合性医疗机构。

(3)社区服务中心双向转诊程序 在社区卫生服务中心经治医师诊查,认为患者符合上述转诊条件的,经治医师应提出转诊建议,并开据"上海市医疗机构定向转诊单",填写转诊患者基本信息、疾病和转诊意见等内容并签名(章),经具有主治及以上专业技术职称的上级医师审核签名(章)后,加盖"社区卫生服务中心转诊专用章"。如转诊患者为《本市市民社区就诊和定向转诊普通门(急)诊诊查费减免试行办法》规定的约定对象,可凭已办理约定服务的社会保障卡、医疗保险专用卡或合作医卡,加盖"社区卫生服务中心门诊约定服务转诊专用单"予以检查费的减免。

(4)减免诊查费的规定 ①诊查费:指普通门(急)诊诊查费中个人自付部分,即社区卫生服务中心门诊诊查费和二、三级医疗机构普通门(急)诊诊查费中,应当由个人现金支付和本市城镇职工基本医疗保险参加人员个人医疗账户资金支付的部分。②减免对象:是自愿选定一个区(县)进行社区门诊服务诊查费减免的本市户籍市民和城保人员,称为"约定对象"。社会保障卡(医疗保险专用)是市民办理社区门诊约定服务的凭证。③约定:2007年4月1日起,本市市民可按自愿原则,选择户籍地、居住地或工作场所在的一个区(县)内的全部社区卫生服务中心作为社区门诊和定向转诊诊查费减免的约定单位。由社区卫生服务中心将约定信息录入社会保障卡。④减免:2007年4月1日起,约定对象持社区卫生服务中心开具的定向转诊单,在有效期内定向转诊单所指定的二、三级医疗机构挂号,可享受一次由该接诊医疗机构给予的普通门(急)诊诊查费减免50%的优惠。

5.康复医疗服务

(1)社区康复的概念　1994年,联合国三大机构(国际劳工组织、联合国教科文组织、世界卫生组织)联合发表了一份关于残疾人社区康复的意见书,意见书中对社区康复做出了如下的解释:"社区康复是属于社区发展范畴内的一项战略性计划,目的是使所有残疾人获得康复,享受均等的机会,成为社会的一员。社区康复的实施,要依靠残疾人自己及其家属、所在社区及相应的部门,如卫生部门、教育部门、劳动就业部门和社会服务部门等的共同努力。"因此,社区康复是在社区层次上采取的康复措施,社区康复工作,不但要依靠康复技术,还要依靠社区内各种资源的整合和利用。

(2)我国社区康复事业发展经历了四个阶段　我国社区康复事业的发展大体上经历了起步、试点、全面推广以及从2001年至今的多元化、持续、快速发展的全新阶段等四个阶段。①1986—1990年,起步阶段。我国内地正式开展社区康复的标志是,1986年8月我国工作人员参加世界卫生组织在香港和菲律宾特别举办的"现代康复原则、计划与管理研讨班"。同年度,卫生部在山东、吉林、广东、内蒙古4省(区)开始试点工作。通过本阶段的工作社区康复取得了初步经验。②1991—1995年,试点阶段。社区康复在这个时间被纳入国家《中国康复医学事业"八五"规划要点》和《中国残疾人事业"八五"计划纲要》,后者更将社区康复作为独立实施的配套方案,按照该计划,"八五"期间准备在全国62个县(区)开展社区康复示范工作。与此同时,随着社区卫生服务工作在全国各大城市的运作,民政部门将残疾人康复列为城市社区服务的内容之一。③1996—2001年,全面推广阶段。本阶段所做的主要工作包括:社区康复发展规划的制定和实施;组织建设及规范化建设,如建立残疾人康复服务指导站,统一编写康复系列指导丛书及教材,制定肢体残疾、智力残疾、儿童康复训练评估标准和档案等;社区残疾人工作领域的开拓,将社区残疾人工作纳入社区建设总体规划,并融为一体、同步发展。④从2001年至今,我国的社区康复事业进入了一个多元化、持续、快速发展的全新阶段。随着2001年《中国残疾人事业"十五"计划纲要》及其配套方案的实施,社区康复工作进一步科学化、规范化、统一化。

(3)社区康复的原则和宗旨　社区康复与医疗康复不同,社区康复更体现融医疗与预防保健于一体的,心身兼顾、连续、协调的全科医疗服务的基本原则。为促进患者或残疾者身心健康的进一步康复,患者或残疾者经过临床治疗后,由社区继续提供相应的医疗保健服务。其宗旨是充分利用社区资源,使患者或残疾者在社区或家庭通过康复训练促进疾病好转或痊愈,生理功能得到恢复,心理障碍得到解除。

(4)社区康复基本服务内容包括早期康复、综合康复、减少残疾、提高生活质量四个方面 基本要求包括:执行《设置标准》,建立康复治疗科室并配备康复器械和设备,建立康复治疗室的岗位责任制,制订工作制度及操作规范,配备康复医学专业人才,规范书写病历及康复训练、治疗记录,康复治疗科目、病种、类型和康复训练简介。

6.政府卫生行政部门批准的其他适宜医疗服务

第二节 我国社区卫生服务的发展现状与面临的挑战

一、我国社区卫生服务的发展现状

(一)我国社区卫生服务的发展历程

我国社区卫生服务大致经历了初创、实施、改革三个阶段。

1.初创阶段(1997—1999) 1997年《中共中央、国务院关于卫生改革与发展的决定》中指出"改革城市卫生服务体系,积极发展社区卫生服务,逐步形成功能合理、方便群众的卫生服务网络。"提出在全国范围内实行社区卫生服务。

2.实施阶段(1999—2005) 1999年国家出台了《发展城市社区卫生服务的若干意见》,提出了"社区卫生服务是政府实行的一定福利政策的社会公益事业的具体体现,要把积极推进社区卫生服务列入政府工作目标"及"到2005年,各地基本建成社区卫生服务体系的框架,部分城市建成较为完善的社区卫生服务体系的发展目标"。

3.改革阶段(2006年至今) 2006年国务院发布了《关于发展城市社区卫生服务的指导意见》,指出了"社区卫生服务是城市卫生工作的重要组成部分,是实现人人享有初级卫生保健目标的基础环节,将发展社区卫生服务作为深化城市医疗卫生体制改革、有效解决城市居民看病难、看病贵问题的重要举措",并在全国进行试点工作。

(二)社区卫生服务存在的主要模式

1.四级网络模式 这是目前大城市社区卫生服务的主要模式。一般在三级医疗网络健全的城市采用此种模式。具体做法是在城区成立医疗服务中心,一级医疗机构转型成为社区卫生服务中心,根据需要社区卫生服务中心向下延伸为社区卫生服务站,通过站点使服务进入家庭,形成"医疗中心—社区卫生服务中心—社区卫生服务站—家庭"的四级网络模式。

2.二级网络模式 此种模式是目前中等城市社区卫生服务的主要模式。此种模式是在二、三级医院直接设立社区卫生服务站,设置规模是以一个医疗卫生单位负责的地域为范围,设置一个社区卫生服务中心。该模式方便易行,能很好地利用医院的资源,为社区提供卫生服务,使双向转诊具有较强的可操作性。

3.资源整合模式 此种模式主要应用于地方卫生资源有限的地区,整合的方法是充分利用企事业单位的卫生服务机构,将其纳入区域卫生规划之中,为单位职工和辖区居民提供卫生服务,共同承担社区卫生服务工作。

(三)我国社区卫生服务发展现状

1. 社区卫生服务网络逐步健全 基层卫生服务条件逐步改善,2006 年,国务院印发《关于发展城市社区卫生服务的意见》标志着我国社区卫生服务机构建设进入快速发展阶段。卫生部相关统计数据显示,截至 2010 年年底,全国已建立 6903 个社区卫生服务中心,2.58 万个社区卫生服务站(表 2-1)。医药卫生体制改革不断深化的过程中,逐步明确了"保基本、强基层、建机制"的重点任务,2009—2010 年,中央投入 41 亿元支持 2300 多个社区卫生服务中心建设,同时拉动了地方大量投入,社区卫生服务机构的设施、设备条件得到了明显改善。

2. 社区公共卫生服务投入增加 服务内容不断充实、服务模式不断创新,从 2007 年开始,我国中西部地区社区公共卫生服务受中央财政补助,按年人均 3 元和 4 元的标准实施,这一政策强化了政府对社区公共卫生服务的责任,增强了基层开展社区卫生服务的动力。

卫生事业发展"十二五"期间,中国将基本公共卫生服务逐步均等化纳入"十二五"五项重点工作之一,明确提出实施国家基本公共卫生服务项目,确定了"建立居民健康档案,健康教育,传染病防治,预防接种,儿童、孕产妇、老年人健康管理,高血压、糖尿病、重性精神疾病管理"等 9 类基本公共卫生服务项目,这些项目由政府主导,由城乡基层医疗卫生机构承担,政府按服务人口年人均 15 元标准予以补助。

到 2011 年为止,国家基本公共卫生服务项目已经扩大到 10 类 41 项,补助标准提高至 25 元/人。政府的各项政策和投入有力地推动了社区公共卫生服务工作的落实。与此同时,各地方政府、医学类教育机构也积极探索全科医生培训及团队建设并探索相应全科医疗服务模式。政府还强化责任意识,主动向社区居民提供服务包括上门服务,探索综合性、连续性的健康管理模式,得到了社区居民的普遍认可。

3. 社区卫生服务机构诊疗服务量逐步增加,费用得到控制 近几年来,随着社区卫生服务网络的不断发展与完善,社区卫生服务诊疗服务量也不断增加,社区居民对社区卫生服务逐渐认可,利用度也逐年增高。截至 2010 年,全国社区卫生服务诊疗人次达到 4.85 亿,比 2009 年增长 28.5%(表 2-2)。社区基本医疗服务费用也逐步得到了控制,2010 年,社区卫生服务中心人均医疗费用为 82.8 元,社区居民对社区卫生服务的信任度和满意度也在不断提升。

表 2-1 2006—2010 年全国社区卫生服务中心(站)发展情况

年份	社区卫生服务中心	社区卫生服务站	合计
2006	2077	20 579	22 656
2007	3160	23 909	27 069
2008	4036	20 224	24 260
2009	5216	22 092	27 308
2010	6903	25 836	32 739

数据来源:卫生部.2010 中国卫生统计年鉴.2010-10-08.

表 2-2　2006—2010 年社区卫生中心(站)诊疗人次(万人次)

年份	社区卫生服务中心	社区卫生服务站	合计
2006	8285.5	9378.9	17 664.4
2007	12 712.4	9875.0	22 587.4
2008	17 247.3	8425.1	25 672.4
2009	26 080.2	11 617.3	37 697.5
2010	34 740.4	13 711.1	48 451.5

数据来源:卫生部.2010 中国卫生统计年鉴.2010-10-08.

二、我国社区卫生服务发展面临的挑战

(一)社区卫生服务地区发展不均衡,深化改革难度较大

近些年来,在政府领导下,社区卫生服务体系快速发展,但是举办社区卫生服务的机构主体的多元化,地区发展不平衡。总体来看,东部地区较好,中西部地区发展滞后,但中西部地区也有发展好的区域,如卫生部的示范区。从城市规模来看,大城市社区卫生服务机构发展比较迅速,中小城市发展仍然相对滞后;部分社区卫生服务机构建设不达标,建设用地不规范无保证,影响了机构正常的运营与发展。地区发展不平衡、主体多元化等问题为社区卫生服务深化改革带来了一定的困难。

(二)专业人才队伍建设滞后,人才缺口填补面临挑战

随着新医改的不断深入,社区卫生服务机构数量增多、机制渐进完善,社区卫生服务的工作量快速增加,专业社区卫生服务人员数量严重不足、现有人员综合素质不高的问题越显突出。2010 年中国卫生统计年鉴表明全国社区卫生人员数量不到 30 万人。按《国务院关于建立全科医生制度的指导意见》到 2020 年,在我国初步建立起充满生机与活力的全科医生制度,基本实现城乡每万名居民有 2~3 名合格的全科医生,届时全国应当有 27 万~41 万职业全科医生,而目前我国仅有 7.8 万职业全科医生,可见,仅全科医生人才缺口就非常巨大。而现实与目标的差距不仅仅是数量上的不足。其二,社区医生中大专以下学历的人员比例很高,职称普遍偏低,在中西部地区,许多地方甚至没有条件培养全科医生,更谈不上全科医生的学历。其三,我国目前全科医生待遇普遍偏低,这是更直接的障碍,是社区医院人才缺口巨大的重要原因。只有建立统一规范的全科医生培养制度,培养优秀的全科医生人才,建立合理的人才流动机制,才能使人才缺口问题得到解决,进而,才能使基层医疗机构提供更优质的服务,才能让社区医疗机构和全科医生成为居民健康的第一道防线,首诊制度在基层才能真正得到推行。

(三)社区卫生机构运行机制尚不完善

近年来,国内对社区卫生服务研究开展了不少工作,多数研究集中于政策与策略的研究,以及基本现状分析、基本功能、服务项目等方面,而对于社区卫生组织形式与服务模式建设的研究多是分散的、局部的和片面的。上海、北京、杭州、成都等试点地区对社区卫生服务运行机制也进行了各种等式的探索,但研究缺乏系统性和整体性。目前,各地社区卫生服务机构普遍实施了基本药物制度,"以药补医"的运行机制得到改善,但多

渠道的补偿机制尚未建立,亟待探索和解决。另外,政府投入责任落实不到位、医疗保险支持力度不够、部分社区卫生服务机构运行困难等问题广泛存在。一些实施绩效工资制度的地区,人事分配制度改革没能跟上,导致医务人员积极性不高,服务效率低等问题突现,这些都在相当程度上影响了社区卫生服务可持续发展。

(四)服务质量面临的挑战

新一轮医疗体制改革的实施,促使基本医疗卫生服务总量增加,但社区卫生服务的信誉度和信任度差强人意,尤其是基层医疗服务能力不足,尚未形成"小病"在社区的分级医疗格局。社区卫生服务机构提供的基本公共卫生服务数量虽然逐步增加,但服务质量和服务可及性普遍不高,在公共卫生服务项目实施中普遍存在重数量、轻质量,重形式、轻内容,重过程、轻结果的现象,服务质量与服务效果是未来的巨大挑战。

另外,"首诊制"和"双向转诊制"落实不到位;社区卫生服务的配套设施不够完善,服务有效率、使用率低等一系列问题也都是未来社区卫生服务发展过程中面临的问题和挑战。

▶▶▶ 综 合 测 试 题 ◀◀◀

一、单项选择题

1. 以下哪项是社区卫生服务的基本内容
   A. 公共卫生服务和基本医疗服务
   B. 临床医疗服务
   C. 社区医疗管理
   D. 社区基本设施建设

2. 中国"国家基本公共卫生服务项目"正式启动是哪一年
   A. 2006 年　　　　B. 2009 年
   C. 2011 年　　　　D. 2012 年

3. 下列不属于公共卫生服务项目的是
   A. 城乡居民健康档案管理
   B. 2 型糖尿病患者健康管理
   C. 传染病及突发公共卫生事件报告
   D. 社区康复服务

4. 下列哪项不属于我国社区卫生服务发展面临的问题

   A. 社区卫生服务地区发展不均衡
   B. 专业人才队伍建设滞后
   C. 服务价格偏高
   D. "首诊制"和"双向转诊制"落实不到位

5. 下列哪项不属于公共卫生服务的特点
   A. 责任主体是国家或政府,实行统一组织、领导和直接干预
   B. 纯公共产品或准公共产品性质
   C. 基本策略是医疗,投资小,社会长期效益明显
   D. 保险作为促进公众健康的重要手段

二、简答题

1. 国家基本公共卫生服务规范中确定的公共卫生服务包括哪些方面?

2. 我国社区卫生服务发展面临的挑战有哪些?

(王春鹏)

第三章 全科医生的临床思维

第一节 全科医生的临床工作

随着我国社区卫生服务工作的大力开展,逐步形成价格合理、方便群众的卫生服务网络。各地社区卫生服务(中心)站内的全科医生通过诊室就诊、出诊和各种健康调查、咨询及健康教育的工作方式,进一步推动了社区卫生工作的发展,得到了社区居民的认可和支持,在社区卫生服务中发挥着越来越大的作用和优势。

一、全科医生临床工作特点

与专科医生不同,全科医生是向个人或家庭提供个性化、初级和连续性医疗服务的医生。在实践中强调医生成为社会和家庭的一员,通过维护良好的医生—患者—家庭关系来促进健康和诊治疾病。全科医疗是一种具有连续性、综合性、协调性、个体化和人性化的医疗保健服务,是一种以人为本、以健康为中心、以需求为导向的主动服务。

1. 全科医生诊治的慢性疾病居多,慢性病的演变过程缓慢 病期较长,要求耐心、细致、注意观察病情的变化;要了解治疗结果,调整治疗方案。全科医疗中,急性疾病为一过性,往往不是全科医生所解决的重点。

2. 全科医生的临床工作以预防保健为主 接触的健康问题多处于早期阶段,全科医学的基本特征之一是对疾病的预防和早期发现,即疾病尚处于早期未分化阶段,为疾病做最初的筛检,做简单无创伤的试验。这就决定了全科医生的工作重点在于提供持续、全面和个体化的医疗保健;在于早发现、早诊断以及对社区内的患者进行持续的治疗,利用社区和家庭的卫生资源,以低廉的成本维护多数民众的健康,并干预各种无法被专科医疗治愈的慢性疾患及其导致的功能性问题。

对此工作重点的认识,全科医生及社区居民都有一个逐渐接受的过程。开设社区卫生服务的早期,居民就诊几乎都以配药为主。随着社区内健康状况调查及健康教育的深入开展,以监测血压、测量血糖、健康咨询和保健体检等基础的卫生保健增多,并越来越受到重视。居民以最初关注疾病的治疗为主,改为关注健康状况与疾病预防为主,这些往往涉及社区居民的生活方式、社会角色和健康信念,社区居民对以个体及家庭为单位的全面、持续的预防保健要求正逐渐提高。

由于全科医生所接触的健康问题多处于早期阶段,资料不全,不会有比较完整的病情资料,尚未开始进行必要的辅助检查,即使开始检查也难以获得很多信息,最多不过是患者的主诉,表现为不典型的症状。症状是伴随着疾病的发展逐渐出现的,早期的疾病症状往往不典型。全科医生在家庭中进行疾病的诊治工作相当困难,其难度要比在医院大得多。

3. 全科医生面对的疾病谱广泛 全科医生的服务对象不分男女老少,不分科别。从内、外、妇产、儿科到五官、皮肤、肿瘤、传染科,什么病都可能遇到,什么病都要解决,思考问题也应十分广泛,与专科医生相比,所涉及的疾病谱显然要大得多。患者找全科医生时往往不是为了解决某一专科疾病,其问题可能涉及多学科、多系统及多因素,可能是病原生物性疾病,也可能是心理行为性疾病。解决这些问题的方法和防治手段不是单一的,而要全方位考虑,多方面寻找。

社区居民在许多疾病的早期,有轻微症状时会做一些健康咨询,而严重疾病的早期症状与生理机能出现轻微失调之间可能并无明显差别,这就要求全科医生从全部的疾病谱中去筛选可能的情况,需要全科医生比专科医生在临床学科知识广度方面占据优势。社区工作的需要客观要求全科医生具有广博的医学知识、丰富的从医经验、敏锐的眼光和果断的决心。

4. 全科医生要有良好的人际关系和高度的工作热情 社区卫生工作中,一名合格的全科医生也是一名出色的社会工作者。全科医生服务的对象是社区内的居民,不像综合性大医院的医生诊疗一名患者可能仅此一次,全科医生的工作是持续的,需要面对同一组人群数年甚至更长时间,因而需要更好的人际关系和语言艺术、丰富的人文知识、善于沟通和交流的能力。全科医生应富有责任心、同情心、爱心,有与患者建立亲密而长期保持的友情的能力,成为患者家庭的良师益友。完全以人为中心,全面了解患者的完整背景(社会背景、社区背景、家庭背景、个人背景、疾患背景、就医习惯、期望需要和健康信念模式等),才有助于工作中收集信息、鉴别患者的症状以及发现患者自己并未意识到的潜在问题。

5. 全科医生要具有良好的工作协调能力 目前不少社区卫生服务站已广泛开展社区居民的健康情况调查、慢性病的登记及随访等工作。在人员有限的情况下,要兼顾诊室工作的正常开展。这就要求全科医生对于接诊和有规律的随访、调查等工作做出一个合理安排,通过对区域、时间的有效管理达到更高的工作效率。

全科医生在实际临床工作中应能胜任以下工作:①建立并使用家庭、个人健康档案(病历);②社区常见病、多发病的医疗及适宜的会诊/转诊,急、危、重患者的院前急救与转诊;③社区健康人群与高危人群的健康管理,包括疾病预防筛查与咨询;社区慢性病患者的系统管理;④根据需要提供家庭病床及其他家庭服务,通过团队合作执行家庭护理、卫生防疫、社区初级卫生保健任务;⑤社区重点人群保健(包括老人、妇女、儿童、残疾人等),社区人群的健康教育;⑥提供基本的精神卫生服务(包括初步的心理咨询与治疗);⑦开展医疗与伤残的社区康复,开展计划生育技术指导等。

二、全科医疗中的患者管理

如果说疾病诊断是临床医学方法中的科学,那么,患者管理就是临床医学方法中的艺术。患者管理具有很强的艺术性,高度个性化。

(一)患者管理的原则

全科医疗的患者管理原则需要特别注意以下几个方面:

1. 充分利用社区和家庭资源对患者进行合理的处置。

2. 向患者详细说明病情、诊断及治疗的内涵及预期后果,并取得同意。

3. 在处理时必须考虑患者的个性和健康信念模型。

4. 通过有针对性的健康教育改善患者和家属自我保健的意识和能力,使其承担自己的健康责任。

5. 治疗要考虑副作用和花费,以及患者的医疗付费方式和经济条件,选择最有效、危害最小且较便宜的药物,并经常评价用药期长短和效果,评价有关的伦理学问题。

6. 合理使用非药物疗法,如生活方式改变(行为疗法)、康复方法、营养方法以及群体治疗等;在诊疗过程中,需注意患者的问题可能给本人和家庭带来的影响,如考虑"患者的情况会给他和家庭造成哪些新问题""如何预防或解决这些问题"等,这些亦属于全科医生考虑的范围。

(二)患者管理的基本内容

患者管理的全部内容可总结为:支持、告诫、处方、转诊、实验室检查、观察随访、预防。

1. 支持和(或)解释　从医学心理学角度对患者提供信息支持,通过解释消除患者心中疑虑。对许多患者来说,某些症状或体征强烈地指向某种特定的疾病,例如:胸痛和心悸→冠心病,腰痛→椎间盘突出,头痛和眩晕→高血压或中风预兆,肿物→肿瘤。医生应对患者进行有计划的、谨慎的、有充分科学根据的支持,就像使用其他医疗技术一样。此外,支持还需要伴随一定程序的解释。影响支持成功的另外两个方面是交流和信任。在交流方面,首先要以能够使患者听懂的方式解释问题;其次要考虑患者的知识和教育程度、医疗经验、种族背景、社会阶层和人格特点。

2. 告诫或建议　向患者提供有关改善生活方式及用药等家庭管理的医嘱。由于全科医疗中诊断和处理都涉及生理、情感和社会各个方面,连续性照顾可使全科医生向患者提供最适当的有关生活方式和行为的告诫或建议。标准和常规的告诫不是一成不变的,任何告诫必须适合个体患者的人格和具体情况。

3. 开处方　全科医生关于开处方需要明确下述问题:对这一特定患者开处方的临床目的是什么,为治疗,还是一种为赢得时间、保持医患联系或试验治疗的策略,有什么事实能证明药物将有利于患者问题的自然过程。

很多患上呼吸道感染的患者希望医生给他们开抗生素,然而证据表明抗生素的滥用对这类感染弊大于利。虽然给患者做解释可能比开药更费时间,但把时间和精力用于纠正患者未来的保健行为还是值得的。在开药时要考虑药物的疗效以及危险性和费用的证据、药物变态反应问题、药物间的相互作用问题、药代动力学问题、患者遵医行为、避免重复处方等一系列问题。

4. 转诊　这是体现全科医生与专科医生在患者照顾中协调作用的行为。

全科医生有关转诊的责任包括:为患者选择转诊专科与顾问医生。考虑其学识、技术、个性、合作程度等是否适合于患者,以及在时间安排与交通方面是否可行,是否对患者方便等;对顾问医生提供有关患者的详尽资料。以一定格式的转诊记录与其交流患者情况,资料可由患者携带,也可通过其他渠道传递,在转诊之前送达;当好患者的参谋和协调者。转诊后继续保持与患者及顾问医生的联系,根据需要提供整体性照顾。全科医生要通过对患者充分的解释减少各科处理之间的矛盾。

5. 实验室检查　实验室检查与转诊的决定一样,基于医生的临床判断(从病史、体检中得到的临床发现)。它涉及多种因素,例如诊断性服务的可及性、时间在白天还是夜间等等。

全科医生经常做的实验室检查比专科医院里的医生要少得多也简单得多。由于全科医疗中大部分患者是自限性的健康问题,并无生命危险,对实验室检查的使用就更应慎重。对实验室检查的过度、不适当利用是医学中最常见的失误。

6. 观察随访　由医生提出、患者认可的持续性观察,可以在诊室或家中进行。

随访是全科医疗十分有效的一部分,由医生与患者预约随访时间,其频繁程度依必要性而定。对于许多健康问题来说,支持和(或)解释和随访是患者管理中最必要的部分。

随访包括了日常接触到的所有三类健康问题:自限性问题、急重性问题和慢性问题。胃肠紊乱、上呼吸道感染等自限性情况(占应诊的60%)不需要正式的随访预约,但医生通常告诫患者过一定的时间若还未改善,或情况有任何重大变化,就应主动再次复查。急性的、严重的、危及生命的问题(占应诊的15%),如心肌梗死和癌症等,患者往往住院治疗;出院后的随访是很重要的,以保证管理的连续性。随访对于慢性、不能治愈的疾患是十分重要的管理方式。对慢性病患者来说,常规指导和周期性复查是良好的临床管理的基础,从早期发现问题到治疗的任何阶段,随访中有许多事情要做:可以回顾治疗是否得当;可以检查患者是否遵医,可以预见或确认并发症;可以评价患者在生理、心理、社会等各个方面的功能状态,使之达到健康和生命质量的最佳状态。

7. 预防　围绕疾病发展周期持续性进行三级预防。全科医生在临床实践中承担的预防性服务对改善人群健康状况、减少早死和残疾率的重要作用日益突出。

全科医生作为患者健康的长期护卫者和协调者,其服务对象经常患有不可治愈的慢性病甚至绝症;也常遇到多种因素导致的功能障碍;他们的疾病因素难以完全消除,也不可能完全恢复其原来的正常角色。在这种情况下,全科医疗中的健康目标就更需要从"没有疾病"向"生物－心理－社会功能状态完好"转化;要使患者通过调整行为来适应永久性的健康问题,能够通过"管理"维持相对正常的生理和社会功能,像正常人那样生活,即"带病健康生活";而这是一种相对性的目标。只有充分衡量每一个患者的客观需要、主观愿望及社会情境,才可能为之制订特殊的、实际可行的并经医患双方都同意的最佳健康目标。

第二节　全科医生的临床判断

全科医生最基本的任务之一就是识别患者的疾患,在这方面他们比专科医生涉及的范围更广泛,而且很少使用高技术辅助手段,这意味着全科医生需要更强调物理诊断、临床思维和判断能力,并在其中渗透生物-心理-社会医学方法,全科医生的临床判断尤为重要。

一、临床判断思维

(一)临床判断思维类型

临床判断思维一般包括以下几种类型:模型辨认、穷尽推理和假说-演绎方法。

1.**模型辨认** 是对与已知疾病的图像或模型相符合的患者问题的即刻辨认。这类诊断仅靠观察患者便可得出,无疑对医生十分有用;但只有在患者情况典型、符合唯一的疾病模型时才能使用此种方法,因此其应用是很有限的。

2.**穷尽推理或归纳法** 这种方法意味着不管患者的主诉如何,医生都需要极其详细地全面询问病史并进行完整的查体,以及常规实验室检查,对所有生理资料进行细致的、一成不变的系统回顾——"过筛",然后将所有的阳性发现进行归纳推理,得出可能的诊断。

在得出最后结论之前不提出任何假设。实际上,这种方法多用于医学生的教学过程,它可以协助学生训练采集患者资料的技术。但因其效率低并往往流于形式,在日常临床诊疗中应用较少。

3.**假说-演绎方法** 这种方法包括两步:第一步,从有关患者的最初线索中快速形成一系列可能的诊断假说或行动计划;第二步,从这些假说中分析应进行的临床和实验室检查项目并实施,根据检查结果对系列假说逐一进行排除,最后得出可能的诊断结果。

医生运用假说引导病史采集和体检,使之能够深入、有目的地进行,以便能在短时间内得到较为集中而可靠的诊断。这种方法的有效性和高效率使其成为临床医生最常使用的诊断策略。

(二)临床资料的收集

1.**病史、查体和实验室检查在诊断中的作用** 采集病史的关键作用在临床诊断中十分突出。专科门诊如此,在全科医疗中,病史对于诊断的作用就更加重要。因为在全科医疗中经常会遇到复杂的难以区别的症状,却缺乏伴随的体征。因此,全面了解问题的产生原因与发展过程,对诊断有决定性的作用。

全科医生掌握了询问病史的技巧会使基层医疗服务标准及成本-效益得到极大改善。

强调病史的重要性并不意味着问得越多越好。一份好的病史应是分量适宜的、有利于鉴别的病史。

2.**全科医生对心理社会资料的采集** 除了病史、物理检查和必要的实验室检查结果以外,在许多决策过程中,与患者健康相关的价值观和情境可以与生理资料同等甚至更加重要;而且心理社会和情境问题显然会影响到患者的生物学疾病。对心理社会问题的探查可给"以患者为中心"的医生提供许多潜在的线索。其中包括:患者关于其疾患的期望,患者对其疾患的感受,与该疾患相伴随的恐惧。

对于疾患的意义,应该用开放性问题来询问。对心理社会问题的调查和考虑将有利于拓展其思路,使之能在各种复杂问题的患者面前应付自如。这类资料一般包括患者的个人、家庭和社会背景。

(1)个人资料　在患者的个人资料方面,除了我们熟知的"一般情况"以外,还需要了解:患者为什么要来、患者对问题的看法怎样、患者的要求是什么,发现和满足患者的需求。

(2)家庭背景　对患者家庭背景的了解和分析,是全科医生临床判断的重要组成部分,也是全科医疗的大特色。全科医生通过绘制"家系图",了解家庭结构并评价其功能以及家庭各个角色之间的相互关系和相互作用(即家庭动力学),判断患者疾患的发生、发展和预后与其家庭之间的联系,以便进行必要的协调指导,使其对患者问题的解决起到积极的作用。

(3)社会情境　每个患者都有自己特定的社会地位、社会角色和社会关系(即社会情境),有与其情境相关的压力因素,这些情境和压力都可能影响到其患病的原因、症状乃至康复过程。压力可以造成某些心身疾病,这已经为人所共知;而患病也将会使患者原有情境发生一定的变化。

二、全科医疗的问诊

问诊是指通过提问和交谈来收集诊断疾病、鉴定问题所需要的各种临床资料的过程和方法,同时也是一个医患交流和沟通、建立积极的医患关系、开展医患合作的过程。问诊的质量不仅影响所收集资料的完整性和准确性,也影响诊断和治疗的科学性、有效性以及患者的满意度,甚至影响卫生资源利用的合理性。

全科医生不仅要问病,还要问人、问背景、问关系、问影响,因此,全科医生必须掌握不同于传统问诊的技巧。

(一)全科医疗的问诊方式（BATHE）

B——"背景"(background):了解患者可能的心理或社会因素,如"最近你过得怎样?"

A——"情感"(affect):了解患者的情绪状态,如"你心情怎么样?"

T——"烦恼"(trouble):了解问题对患者的影响程度,如"什么事情令你感到烦恼?"

H——"处理"(handling):了解患者自我管理能力,如"你是如何处理那件事的?"

E——"移情"(empathy):对患者的不幸表示同情,如"你可真不容易啊"!

这里所指的问题是临床问题,不仅仅是指疾病,对于全科医生来说更加强调的是患者的主诉、常见症状、体征、诊断性试验检查结果,以及与患者的疾病和健康有关的心理、行为、社会、经济、文化等方面的问题。

在基层卫生服务中,遇到的多是临床"问题",其中只有一部分问题经随后的检查被确定为疾病,对全科医生加强临床常见问题的识别与处理能力的培养至关重要。

从主诉、症状、体征和问题入手来进行诊疗思维是全科医生的工作特征,也是所有医生认识和处理未知疾病的基本思路。

常见到专科医生按照教科书的编写顺序来教学生,从基础讲到临床可谓系统完整,但那是在知道了是哪一种疾病的前提下,从典型的一般的顺序加以描述,是从一般推广到个别。但临床实际服务的特点与之相反,是从个别的具体的患者联系到一般的认知过程,在未知何种疾病的情况下只能以主诉、症状和健康问题为切入点来思考问题。具体有以下几种形式:

1. 封闭式问诊　提问有可供选择的答案,如好不好、痛不痛、有没有、是不是等,常用于问病、问症状和体征、问既往健康状况等,也可以用于澄清有关问题。

封闭式问诊的优点是能单刀直入,直接针对需要了解的问题,得到确切的答案,节省时间,对处理急症患者尤为合适。缺点是提问涉及的范围太狭窄,容易固定患者的思维,错误地引导患者,因而难以获得全面、详细的资料,也不容易了解患者的真实感受,不适用于了解患者的主观体验及其背景。封闭式问诊与集中型思维相对应,常常以疾病为中心,以了解与疾病有关的信息为目的。

2. 开放式问诊　提问没有可供选择的答案,只是引导患者回忆某些方面的情况,完全用患者自己的时间顺序、语言和观念来叙述,不受医生的思考范围和思维方式的限制。开放式问诊的优点是没有限制、没有思维定式,能让患者自由发挥,有利于了解到医生没有考虑到的一些问题。其缺点是患者可能抓不住重点,不知道从何说起,不知道哪些与健康问题有关,哪些无关,哪些重要,哪些不重要,有可能浪费很多时间。开放式问诊与辐射式思维相对应,常常以患者为中心,以了解与患者有关的信息为目的。

3. 引导式问诊　即开场白,包括起身迎接患者、打招呼、做必要的自我介绍、请患者坐下、询问患者的一般情况,然后寻找自己与患者之间的相似之处,这样可以在短时间内消除患者的紧张情绪、改善医患关系、取得患者的信任。例如,医生说:"呀!我们还是同乡哪!""你当过兵啊!我也在部队呆过。""我以前也得过和你相同的病,我能理解你的心情。"其实,一个成功的医生往往能够通过观察患者的形体特征和行为特征,预测患者的问题和心情以及对医生的期望,从而抓住患者最关心的问题,一句话就问到患者的敏感点上,让患者觉得眼前的医生特别通情达理,而且经验很丰富,能一眼就看出问题的主要症结,肯定能够有效地帮助他解决问题。医生的仪表、表现出来的品质及人格上的魅力、人际交往和医患沟通的技巧、服务态度和理念等都会影响问诊的效果。

(二)合理的问诊程序

1. 第一次接触的慢性病患者　引导式问诊→问本次就诊的主要问题(包括主诉、现病史、简单的既往健康史)→问患者及其家族史→问患者的就医背景(从心理行为和社会学角度)→问患者与健康问题的联系→最后,进一步澄清患者的问题。

2. 急诊患者　直接以问病或健康问题为主,然后及时转诊,或等待病情稳定后再问患者及其背景→问就医背景→问患者与健康问题的联系→最后,进一步澄清患者的问题。

3. 反复就诊　已建立健康档案的患者,先花几分钟浏览患者的健康档案了解患者及其既往史、家族史等→问本次就诊的问题及目的→问本次就医的背景→问本次就诊的问题与患者及其背景的联系→最后,进一步澄清患者的问题。

(三)问诊内容

1. 问与这次就诊有关的健康问题　如:你今天来就诊主要想解决什么问题?你今天

到我这里来的主要原因是什么？你今天希望我帮你解决什么问题？这些问诊都是开放式的,当患者说出主要问题之后,就应该围绕主要问题,根据一定的诊断假设,进行封闭式问诊,这样有利于在短时间内对问题有一个比较全面的了解。例如,患者的主要问题是睡眠障碍,那就应该全面了解睡眠的状况和睡眠障碍的性质,什么时候开始的,持续了多长时间,可能是什么原因,当时发生了什么事情,睡眠受哪些因素影响,有什么规律,什么体验,过去有什么健康问题,与睡眠障碍有什么联系等。一般来说,应该问主要的症状、体征、感受或体验、出现的时间、持续的时间、问题的性质和特点、发生、发展和变化的过程及规律、就医的经过和治疗情况、过去史及系统回顾等。

2.**问患者及其背景**

(1)问社区背景　如:你觉得生活和工作的环境中有影响你健康的因素吗?你身边的人有与你相似的问题吗?

(2)问家庭背景　如:你觉得自己的家庭生活怎么样?你特别看重家庭的哪些方面?你觉得自己的家庭有哪些遗憾?你觉得自己的问题与家庭有关吗?

(3)问个人背景　如:你能谈谈自己的成长经历吗?你记忆最深刻的事情是什么,与现在的问题有关吗?你觉得自己的个性怎么样?对你的生活影响最大的个性特征是什么,你认为与目前的问题有关吗?你觉得生活中有没有让你感到紧张的事情,你是如何应付的?

(4)问疾患背景　如:你觉得自己一直以来的健康状况怎么样?什么时候有什么变化?对你影响最大的健康问题是什么?如何影响你,在哪些方面影响你?

(5)问患者的整体特性　如:你有什么样的人生目标或计划?现在的健康问题影响你的人生计划了吗?

3.**问就医背景**

(1)问患者对就诊的期望　如:你为什么到我这里来看病,为什么没去其他医院或找其他医生?你希望我为你解决哪些问题?怎么解决?

(2)问患者的就诊原因　如:你为什么这个时候来看病?你为什么强调这个问题,而不是其他问题?是什么原因促使你来看病的?

(3)问患者的需要　如:你觉得解除肉体上的痛苦重要,还是解除精神上的压力重要?你最担心的是什么?你的安全感受到威胁了吗?你对我的服务放心吗?你希望更多参与治疗过程吗?

(4)问患者的疾病因果观　如:你认为自己的问题是怎么回事?你认为什么原因引发了现在的问题?你清楚自己的健康问题吗?

(5)问患者的健康信念模式　如:你平常关注自己的健康吗?你平常在什么情况下才去看病?你平常是否经常采取预防疾病的措施?你觉得有必要戒烟、戒酒吗?你觉得自己的健康问题严重吗?你现在为自己的健康状况担心、害怕吗?

(6)问疾患对生活的影响和意义　如:你觉得患病对你的生活产生了什么影响?

4.**问患者与健康问题的联系**　以上已经讨论了很多方面的问题,请认真想一想,患者的问题主要与哪些方面有关,尤其与患者生活中的哪些方面有关。

5.澄清问题　询问患者:现在觉得真正的问题是什么? 原因是什么? 问题与哪些人有关? 再一起来理一理问题的来龙去脉。

(四)问诊技巧

全科医生收集病史,绝不是简单地听患者讲述并记录,也不仅仅是按照某种表格的顺序做老一套的询问和填写。

收集病史的过程,应该是全科医生充分利用自己的所有知识,调动全部感知能力,高度集中地从患者的社会交往、家庭状况、体型、面色、表情等诸多方面,筛取各种可能有意义的病情资料,进行及时的分析思考,本质上是一种探索的过程。

在了解病史的过程中,医生可以随时产生某种诊断印象,但随着了解的进展,又随时修正自己原有的想法,并不断因此产生新的联想,寻求新的证据和资料。或者说,在了解病史的过程中要始终进行鉴别。例如,一位因高血压就诊的中年男性,体型矮胖、颈短、面色紫红,说话带浓重鼻音,怀疑有睡眠呼吸暂停综合征。经询问得知该患者易入睡,鼾声很响,且常有较长的呼吸暂停,后经查红细胞总数及血气分析而证实。

(五)以问题为导向的健康档案记录方式

在以问题为导向的诊疗思维指引下便产生了相应的以问题为导向的健康档案记录方式(problem - oriented medical record,POMR),这是一种用于患者就诊时的病历记录方法,围绕具体的健康问题和为解决已发现问题所制订的协调性卫生服务计划而进行书写。

知识链接

陈述患者状况的基本要求与思维训练

循证医学和以问题为基础的教学法(problem - based learning,PBL)的发祥地国际著名的加拿大 McMaster 大学提出在临床工作中应要求医生和医学生按下述题目简练地陈述患者的基本情况:

1. 患者的姓名、年龄、性别。

2. 就诊日期。

3. 主诉　每个主诉均按下述问题分别叙述:

(1)在身体的哪个部位?

(2)性质如何(急性、慢性、恶性、良性? 疼痛性质等)?

(3)数量(频度)、强度如何?

(4)何时开始的? 是否为持续性的(持续时间)或发作性的、进行性的?

(5)什么情况下发生或诱因? 有否前驱症状?

(6)哪些因素可以加剧或缓解病情?

(7)伴随症状?

4. 以前是否有类似的主诉,如有请回答:

(1)当时做过哪些检查?

(2)当时告知患者是什么原因?

（3）当时是如何治疗的？

5. 对当前疾病有诊断、预后实际意义的、可能会影响到主诉评价或治疗的其他疾病既往史。

6. 那些疾病是如何治疗的？

7. 家庭史（与主诉或疾病治疗有关的）。

8. 社会史（与主诉或疾病治疗有关的）。

9. 患者的：

（1）想法（认为自己患了何病？）；

（2）关心（担心什么？）；

（3）期望（想象自身将会发生什么？）；

10. 就诊时的情况：

（1）急性或慢性疾病？

（2）主诉的严重程度？

（3）需要何种帮助？

11. 有关的体格检查结果

12. 有关的诊断试验的结果（为了确证或排除某个诊断，如何根据可靠性、真实性、可接受性、安全性等选择和解释诊断试验）。

13. 用一句话简练地概括问题是什么。

14. 你认为最可能的诊断（最主要的假设）是什么。

15. 你还怀疑可能有其他诊断吗（"备选"诊断）？

16. 你打算做哪些诊断性试验来确证主要假设或排除备选诊断？

17. 你估计患者的预后如何（病程、预期可能发生的合并症、结局等）？

18. 你打算给患者进行什么治疗、处置和咨询（包括如何处理可能的、严重的、敏感的问题，如何比较利弊的大小，如何选择适当的治疗方案）？

19. 你将如何监控治疗？

20. 若治疗方案无效果，你还有何应急的计划？

21. 为了解决上述问题你需要进一步学习哪些核心知识及了解患者的哪些背景情况（如病因学方面：如何确定疾病的病因或危险因素及医源性损害？预防方面：如何通过确定和改变危险因素的水平而降低发生疾病的危险？如何通过筛检而早期发现、诊断疾病？）。

三、全科医疗的诊疗流程

（一）首先要识别或排除可能会威胁患者生命的问题

在卫生服务中，维护患者的安全是第一位重要的，面对患者的主诉和临床症状，首先要及时识别或排除少见但可能会威胁患者生命的问题，这是全科医生充当首诊医师时必须具备的基本功，必须给予高度重视。

对于每一种症状都有数种可能的诊断。一般来说，持续了数周甚至几个月的症状必须首先注意排除一些严重的疾患。换句话说，数周内自行消除的症状或者已经持续了几年的症状则较少可能由严重的疾病引起。

识别或排除严重疾患的常用方法有诊断鉴别分类和危险问题标识法,在此基础上再结合使用一般鉴别诊断方法。

1.诊断鉴别分类(diagnostic triage) 诊断鉴别分类中 triage 一词原意是指对伤员的负伤程度进行鉴别分拣,根据紧迫性和救活的可能性等在战场上决定哪些伤员优先抢救、治疗。借用这一原则,在接诊患者时一定要在得出正确的诊断假设之前,根据病史和查体的结果判断患者症状的轻重缓急,随即进行相应处理。

首先,必须认真地根据症状的性质、发展过程、方式等,区分这些症状是否由紧急的疾病引起的,是器质性(结构性)问题还是功能性问题。

然后,分辨是急性还是慢性,是重症还是轻症,并在进行疾病鉴别诊断时注意易漏诊和误诊的问题和疾病。

进而,基于诊断鉴别分类来决策是否进行转诊,若无需转诊,那是否进行下一步的实验室检查或辅助检查,应做何种检查,应如何着手治疗。

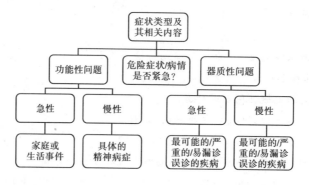

图3-1 诊断鉴别分类图示

2.危险问题标识法(red-flag approach) 危险问题标识法是在疾病鉴别诊断时,根据一定的症状、主诉、病史和其他临床线索判断患者有无重要危险问题的一种很有效的方法,由此决定追加何种必要的检查进行鉴别诊断。

如:"red flags"提示乏力患者患有进行性或危及生命的疾病(表3-1)。

表3-1 "red flags"提示乏力患者患有进行性或危及生命的疾病

诊断	"red flags"临床表现
重症忧郁症	出现自杀念头,社会活动减少、退缩
戒断综合征	有长期酒精、烟草或精神药物滥用史,最近突然停用
危及生命的感染	体温>39.5℃、脑膜炎、休克
严重心衰	端坐呼吸、心脏扩大、心脏杂音
控制不良的糖尿病	烦渴、多尿

如:"red flags"提示腰痛患者患有进行性或危及生命的疾病(表3-2)。

表 3 - 2　"red flags"提示腰痛患者患有进行性或危及生命的疾病

诊断	"red flags"临床表现
源自腹部、腹膜后、骨盆结构的牵涉痛	排尿障碍、发热、恶心/呕吐、胸痛、腹部包块、局部触痛
骨折	有外伤史、骨质疏松症、长期使用糖皮质激素、年龄 >70 岁
脊柱肿瘤(多为转移癌)	有癌症史、无法解释的体重减轻、卧床休息疼痛不缓解或一直少活动、年龄 >50 岁
感染(骨髓炎、脓肿)	发热、新近有感染史、卧床休息疼痛不缓解或持续活动减少、免疫抑制、年龄 >50 岁
强直性脊椎炎或相关的关节炎	长时间休息而疼痛不减轻,有夜间痛、晨僵状态,活动后疼痛可减轻,青年男性多
马尾综合征	急性发作的尿潴留或大便失禁,鞍区(会阴部)麻痹,全面进行性下肢远端肌无力

3. 一般鉴别诊断方法　对于一些危险问题的识别来说,"如果你想不到它,你就绝不会诊断它"。在鉴别诊断时如何避免丢掉重要的、有可能威胁患者生命的问题呢?

一种简便易行的方法是采用"VINDICATE"鉴别诊断法——即按照病理学的分类方法将全部疾病分为 9 组,进行鉴别时以成组疾病纳入或排出来思考问题,对于数不清的疾病一头雾水地一个个地进行考虑是行不通的。依此顺序思考问题亦不会丢掉一大类型的整组疾病。

"VINDICATE"是按下列 9 组疾病名的首字母拼写形成:

循环、血管疾病(vascular disease)

炎症(inflammatory disease)

新生物、肿瘤(neoplasm)

退行性变(degenerative,deficiency)

中毒(intoxication)

先天性疾病(congenital disease)

自身免疫病(autoimmune disease)

创伤(trauma)

内分泌、代谢性疾病(endocrine disease)

(二)全科医疗的基本诊疗流程

诊疗工作流程图是临床指南常用的工具,它的优点是能简明扼要地勾画出临床预防、诊断、治疗等关键环节与基本工作框架,临床判断的思路清晰、逻辑性强、工作管理程序明确,特别适合于工作繁忙的临床医务人员使用。

流程图(algorithm)在数学中的意思是运算法则,用这一词是为区别于一般意义上的工作流程图(flow sheet 或 flow chart)。在这种流程图中每前进一步都要求医生根据患者的具体情况加以认真的思考、"运算"做出判断,而不是简单地照方抓药、依次行事。其特点是有明确的开始与结束,中间是一系列过程及重要决策点,全科医疗服务的基本程序如图 3 - 2 所示。

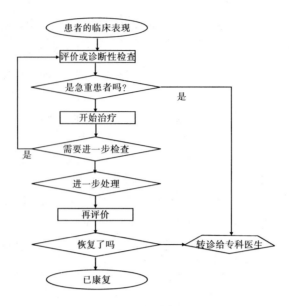

图 3-2　全科医疗临床诊疗流程图

其中的关键步骤:是急重病患者吗? 这是工作在基层的全科医生必须首先要加以判别的,在流程图上显示,进一步检查后还要再慎重地重复判断一次。

图 3-3 急性腰痛的管理流程是按照图 3-2 临床诊疗流程展开后具体应用的实例。

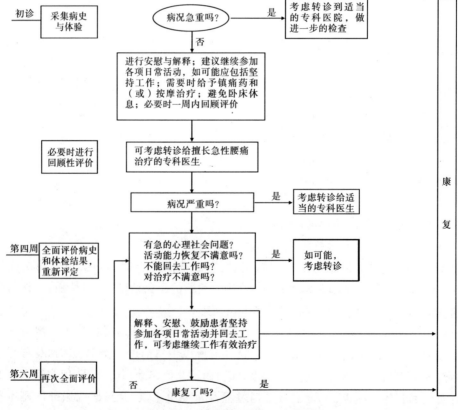

图 3-3　急性腰痛的管理流程图

流程图的不足是对于复杂的临床问题每一步只用是与否来回答与决策,有时变得过分简单化。常常一味地用平行、重复的思维过程进行临床判断也是不恰当的,使用时应予以注意。

四、临床流行病学思维方法

流行病学是预防医学中的方法学,它研究人群中疾病或健康状况的分布及其决定因素,在此基础上提出合理的防治、健康教育及健康促进策略和措施,并评价其效果。全科医生(GP)所处的工作环境和面临的工作任务与专科医生不同。全科医生(GP)工作在社区,是实施社区卫生服务的最为重要的力量。他们处在防治疾病的第一线,不但是治疗者,而且还是社区卫生服务“六位一体”综合功能的实践者。全科医生的工作性质决定其应掌握更多的预防医学基本理论与基础知识。

全科医学的发展需要引入流行病学知识使其规范化、科学化,并由经验医学向循证医学转变,流行病学用于全科医疗和医学研究是合理的、必要的、迫切需要的。

有人认为流行病学离全科医生(GP)很遥远,不做科研就用不上等等。这些观点都是因为对流行病学缺乏了解所致。看一个实例,初步了解流行病学在全科医生工作中的重要性。

某市某年两个社区人口死亡资料见表3-3。A社区人群死亡率是B社区的2倍,经统计学检验差别有显著意义。因此,有人认为A社区居民的死亡危险性显著高于B社区;而且为了对人民的生命财产负责,还要向当地政府部门建议拆迁A社区。你认为这种观点正确吗?

表3-3 A和B社区某年人口和死亡情况

项目	A社区	B社区
死亡数/总人口数	2000/20 000	1000/20 000
死亡率(%)	10	5

如果我们根据流行病学三间分布(不同人群间、时间和地区间)的原理,针对不同特点的人群进一步分组分析,就能找出造成死亡率不同的大致原因。在本例中,根据不同年龄的人群进行分组分析,结果发现两个社区60岁以下人群的死亡率完全相同(表3-4)。而造成两个社区人群死亡率差别的原因就是因为A社区的老年人口多。这说明A社区居民的死亡危险高于B社区的结论是错误的。

表3-4 按年龄分组的A和B社区某年人口和死亡情况

年龄(岁)	指标	A社区	B社区
<60	死亡数/人口数	500/10 000	1000/20 000
	死亡率(%)	5	5
>60	死亡数/人口数	1500/10 000	
	死亡率(%)	15	

对于全科医师来说,在哪些方面能用得上流行病学知识呢?

(一)概率方法在临床诊断中的应用

当地人群的疾病流行病学资料和数据(发病状况:散发与暴发、有无聚集性、患病率、发病率、生存率、病死率等)对于全科医生进行临床推理、分析、评价、判断具有十分重要的意义。

概率是指一个特定事件(疾病)将要发生的几率。在诊断工作中,概率统计方法常用于提出假设,验证假设。

例:一位 65 岁女患者前来就诊:

患者说:咳嗽很厉害!

医生想:感冒的可能 = 80%,慢性支气管炎 = 15%,肺癌 = 5%。

患者说:咳嗽时有痰,且有时带血丝;15 岁起吸烟,2 包/天。

医生想:感冒 = 20%,慢性支气管炎 = 70%,肺癌 = 10%。

患者说:3 个月来,咳嗽日益加重,且体重减少了 30 斤。

医生想:感冒的可能 = 1%,慢性支气管炎 = 19%,肺癌 = 80%。

(二)诊断试验和筛检试验评价(表 3 - 5)

表 3 - 5　诊断试验和筛检试验评价

筛检试验	金标准		合计
	病例	非病例	
阳性或异常	真阳性 A	假阳性 B	A + B
阴性或正常	假阴性 C	真阴性 D	C + D
合　　计	A + C	B + D	N

真阳性(A)是指金标准确诊有该病的病例组中,筛检试验检出的阳性例数;

真阴性(D)指在金标准确诊无该病的非病例组中,筛检试验检出的阴性例数;

假阳性(B)是指无该病的非病例组中,筛检试验检出的阳性例数;

假阳性(C)是指金标准确诊有该病的病例组中,筛检试验检出的阴性例数。

1. **灵敏度**　灵敏度(sensitivity)又称敏感度,是指按"金标准"确诊的患者中筛检试验阳性或异常人数所占的比例。

灵敏度 = A/(A + C) × 100%

A 为筛检试验检测阳性而实际有病的人数,是真阳性人数,A + C 为"金标准"确诊的患者总数。

灵敏度又称为真阳性率(true positive rate),它表示筛检试验能将实际有病的患者正确地判为患者的能力。

高灵敏度的诊断试验适用于:疾病严重但又是可治疗的;排除某病的诊断,筛检患者,当试验结果呈阴性时高灵敏度试验对排除某病的临床价值最大。

2. **特异度**　特异度(specificity)是指按"金标准"确定的非患者中筛检试验阴性或正

常人数所占的比例。

特异度 = D/(B + D) × 100%

D 为筛检试验检测阴性而实际无病的人数,是真阴性人数,B + D 为"金标准"确定的非患者总数。

特异度又称为真阴性率(true negative rate),它表示筛检试验能将实际无病的人正确地判为非患者的能力。

高特异度诊断试验适用于:假阳性结果会导致患者精神和肉体上严重危害时,例如诊断患者患癌,而准备实施化疗;肯定某个诊断时,高特异度试验的阳性结果临床价值最大。

3. 假阴性率　假阴性率(false negative rate)又称漏诊率,是指按"金标准"确定的患者中筛检试验检查为阴性或正常的人数所占的比例。

"金标准"确诊的患者(A + C)中,筛检试验仅仅检出了 A 个患者,而 C 个患者被筛检试验判为阴性或正常,即筛检试验将 C 这部分患者错误地判断为阴性或正常,是假阴性者,是被漏诊的患者。

假阴性率 = C/(A + C) × 100%

假阴性率与灵敏度之和为 1,假阴性率 = 1 - 灵敏度,灵敏度越高,假阴性率越低,反之亦然。

4. 假阳性率　假阳性率(false positive rate)又称误诊率,假阳性率是指按"金标准"确定的非患者中筛检试验检查为阳性或异常的人数所占的比例。

"金标准"确定的非患者(B + D)中,B 个患者被筛检试验判为阳性或异常,即筛检试验将 B 这部分患者错误地判断为阳性或异常,是假阳性者,被误诊的非患者。

假阳性率 = B/(B + D) × 100%

假阳性率与特异度之和为 1,假阳性率 = 1 - 特异度,特异度越高,假阳性率越低,反之亦然。

5. 预测值　预测值(predictive value)是评价筛检试验收益的指标。

阳性预测值指试验真阳性人数占试验阳性人数的百分比,即试验阳性者中实际有病者的比例,表示筛检试验结果阳性者患病的可能性或概率。

阴性预测值是指试验真阴性人数占试验阴性人数的百分比,即试验阴性者中实际无病者的比例,表示筛检试验结果阴性者未患病的可能性或概率。

阳性预测值 = A/(A + B) × 100%

阴性预测值 = D/(C + D) × 100%

(三)流行病学在治疗中的应用

临床医生应该从患者利益出发,给予他们经过严格验证确定有效的治疗措施,而不能用主观认为有效而实际无效的治疗措施。用于人群和患者的治疗措施必须安全有效且有良好的重复性,随机对照试验(RCT)是论证强度最高的一种方法,被认为是防治研究的金标准设计,是防治研究首选的方案,也可用于文献评价。例如:Trienekens - TA 等用 RCT 对诺氟沙星治疗女性急性尿道感染进行评价,3 日疗程与 7 日疗程效果相同而且所需费用更少。国际著名的控制心律失常临床实验(CAST)研究:在 CAST 研究以前,医师们普遍认为心肌梗死患者要积极用药治疗心律失常,而且患者们也在广泛使用这种方案。CAST 研究就是为了证明抗心律失常治疗对心肌梗死患者有利而设计的,但结果完全相反。通过生存分析发现,进行抗心律失常治疗的患者比未接受该治疗的患者更可能早死。如果不进行这项研究,单凭主观的临床经验,心肌梗死患者可能仍在继续接受有害的治疗。

(四)流行病学在疾病预后的评价方面的应用

任何疾病都有一定的自然史,在发展中又受到众多因素的影响,能影响预后发展的统称为预后因素。研究预后的目的是弄清哪些是有利因素、哪些是不利因素,从而扬长避短,以达到改善预后、促进健康的目的。例如:Wien - Med - Wochenschr 对卡托普利(captopril)治疗高血压的预后给予了评价。每天 50mg,连用 3 个月,结果表明 826 名患者(合并糖尿病者 396 人)的血压都显著地降低,部分患者的微量蛋白尿转阴;高血压糖尿患者的空腹血糖和餐后血糖均下降;所有患者的肾功能、代谢紊乱和生活质量都改善;仅6.8% 的患者用此药后发生副作用。但卡托普利对糖尿病远期预后还需要研究。Wanna-methee - G 等对 7735 名英国中年男子进行了 5 年期间体重变化与死亡率关系的研究,一半以上体重基本保持稳定(体重改变 <4%),31% 的人体重增加,14% 的人在 5 年期间体重减轻。在 357 名因各种原因死亡者中,体重较稳定的男性死亡率最低,增加 >15% 与心血管病死亡率的增高呈相关性。体重的减轻也与死亡率的增高呈相关性,主要由于癌症和其他非心血管疾病、肥胖患者的体重持续性减轻与癌症显著相关,而非肥胖患者的体重减轻有一半与心血管病死亡率相关。因此在成年后,在很短的时间内体重增加太多,不是一个良性过程,对健康是有害的。

(五)流行病学在社区诊断方面的应用

社区诊断方面要综合运用流行病学、卫生统计学、社会医学、卫生经济学等相关学科的方法,但流行病学思维贯穿始终。社区诊断在对社区卫生状况进行调查和分析的基础上,主要应达到以下 3 方面目的:

1. 确定社区存在的主要卫生问题。

2. 评价社区居民卫生服务的需要和需求(需方评价)。

3. 在社区资源许可的情况下,充分考虑上述两方面情况,确定并调整社区卫生服务,应该优先解决的问题以及提供服务的内容(供方评价)。

要达到上述 3 方面目的,都需要借助于流行病学的调查和分析手段。

综上所述,流行病学应用的范围涉及全科医学各个方面,研究疾病的病因、诊断、治疗、预防、预后。全科医师处在防治疾病的第一线,不但要做好临床工作,还要充分应用流行病学方法,一方面对所在社区疾病与健康状况的现状或工作成绩做出正确的总结和评价;另一方面应尽早发现并报告导致异常发病或死亡的卫生事件,在疾病及其危险因素的监测中发挥"哨兵"作用。

综合测试题

一、单项单选题

1. 临床工作特点对全科医生的素质要求
   A. 应有团队意识及协作精神
   B. 要有纯熟的情感交流技术
   C. 要有以患者为中心的服务理念
   D. 要有对患者进行健康教育的意识
   E. 以上均是

2. 下列哪项不符合全科医生的临床工作特点
   A. 面对的疾病谱广泛
   B. 要有良好的人际关系和高度的工作热情
   C. 要具有良好的工作协调能力
   D. 全科医生的工作条件缺乏先进仪器设备
   E. 只能自己开业,收入较低,学术地位和社会地位也较低

3. 对患者遵医行为影响的因素有
   A. 患者知识的误解
   B. 患者的健康信念模型
   C. 经济因素和人际支持
   D. 医患关系和医疗照顾方式
   E. 以上均是

4. 我国患者遵医行为的特点为
   A. 普遍存在遵医行为
   B. 绝大多数患者有遵医行为
   C. 不遵医行为相当普遍
   D. 患者有自我保护意识
   E. 患者有法律意识

5. 最佳健康目标的设定
   A. 取决于疾病和生理缺陷
   B. 以疾病为中心的模式
   C. 以生物－心理－社会医学模式
   D. 没有疾病为目标
   E. 不需要明确的健康目标

6. 全科医生经常做的实验室检查
   A. 比专科医生少得多
   B. 比专科医生多得多
   C. 比专科医生复杂得多
   D. 比专科医生少,但复杂得多
   E. 比专科医生多得多,但简单得多

7. 全科医生的临床思维应采取
   A. 生物－心理－社会医学方法
   B. 生物医学方法
   C. 同专科思维方法
   D. 不注重慢性病患者的管理
   E. 可忽略病史的收集

8. 患者对自己问题的看法的影响因素有
   A. 个人的文化、教育
   B. 家庭因素
   C. 宗教因素
   D. 社会环境因素
   E. 以上均是

9. 全科医生与患者建立良好的因素关系可采用
   A. 电话咨询
   B. 24 小时值班制度
   C. 健康合同
   D. 随访
   E. 以上均正确

10. 患者的期望包括
    A. 有客观及主观需求
    B. 需要医生解除病痛
    C. 需要医生提供帮助
    D. 要求医患双方的情感沟通
    E. 以上均正确

二、简答题

1. 全科医生进行患者管理,其内容包括哪些方面?

2. 请简述全科医疗的问诊方式。

(张媛媛)

第四章　以人为本的卫生服务

第一节　两个不同的卫生服务模式

卫生服务模式是指一个国家或地区的卫生管理行政机构在研究和处理人群的健康和疾病问题时,所采用的观点和方法,是对于健康与疾病、预防与保健等各项卫生服务总的策略和方法。卫生服务模式是医学模式的具体体现,不同的卫生服务模式则是与医学模式发展演变有关的医护人员在不同时期对于疾病及患者的不同观点及方法。

医学模式,又叫医学观,是人们对医学的整体思维方式,即解释和处理医学问题的方式,是人类探索医学领域和研究疾病与健康相互关系问题时所遵循的总原则和根本出发点。它形成于医学实践活动中,又反作用于医学实践。

纵观医学科学发展的历史,医学模式的发展大致经历了神灵主义医学模式、自然哲学医学模式、生物医学模式和生物－心理－社会医学模式(即现代医学模式)几个阶段。在古代,人类把自己的健康与疾病、生死都归于无所不在的神灵,这就是人类早期的健康观,即神灵主义医学模式。此种观点将防病治病蒙上迷信色彩,严重地制约了医学发展。随着人类对自然界认识的不断深入,人类开始以自然哲学的理论解释健康与疾病,如"天人相应""阴阳五行"等整体医学观,提高了疾病的认识水平。这种医学模式能从自然与人类的关系角度去看待生命,思想较为先进,但当时科学发展水平很落后,缺乏理论依据。随着科学技术的进步,医学研究从宏观渐入微观,人类开始运用生物－医学的观点认识健康与疾病,以及生命,医学模式进入了细胞乃至分子水平,生物医学模式随之诞生。生物医学模式极大地提高了人类认识疾病的能力,医学科技快速发展。但随着心脑血管疾病、精神类疾病以及与社会心理因素有关的疾病的出现,人们发现生物因素无法完全解决人类的疾病。这种医学模式只注重生物医学方面的诊治,在指导医学科学实践中并没有给心理的、社会的因素与行为留下诊疗、思维空间。此种模式下传染病、寄生虫病等虽然有了相应的控制手段,但心理、社会因素起主要作用的心脑血管疾病、癌症、公害病等疾病仍然无法完全解决。1977 年,美国罗彻斯特大学学者、精神病和内科学教授、恩格尔提出生物－心理－社会医学模式,被称之为现代医学模式,他认为导致人类疾病的不只是生物因素,社会因素和心理因素也能导致疾病,因而在疾病的治疗方法上,除了传统的生物学方法外,还应包括社会科学法以及心理学方法。

不同的医学模式,给医学及医疗行为的发展也带来相应的发展,随着医学模式的变化,对患者或健康人所提供的卫生服务模式也逐渐发展成两种不同的模式,即以疾病为中心的服务模式和以患者为中心的服务模式。而且,随着卫生服务需求的增长和医学模式的转变,以疾病为中心的卫生服务模式越来越暴露出不足及缺陷,从而逐渐被以患者为中心的卫生服务模式所替代。

一、以疾病为中心的卫生服务模式

以疾病为中心的服务模式是在生物医学模式的影响和指导下建立和发展起来的,在医学科学发展的历史上,此种模式曾占据主导地位。

（一）生物医学模式及其指导的医疗卫生实践

生物医学模式是人们运用生物与医学联系的观点认识生命、健康与疾病,认为健康是宿主(人体)、环境与病因三者之间的动态平衡,这种平衡被破坏便发生疾病。这种以维持生态平衡的医学观所形成的医学模式,即生物医学模式。

生物医学模式的基本点是:把人看作一个生物体,当人的身体生病或受到别的生物因素侵袭和伤害时,会表现出来特异的病理生理及病理解剖的变化及反应,在临床上会有特异的症状、体征和异常的检查和化验结果,即每一种疾病都能够在器官、细胞或生物大分子上观察到可以测量的形态学、化学改变,进而确定生物的、理化的原因,并找到治疗的手段。

在生物医学模式指导下,无论是临床医学还是公共卫生方面都得到了快速的发展,为人类战胜疾病,保护和促进健康做出了巨大贡献。例如,临床医学在传染病的诊治上取得了显著成效;对于某些器质性疾病,在该模式指导下,借助细胞病理学手段做出诊断;无菌操作、麻醉剂和抗菌药物的联合应用,减轻手术痛苦、有效地防止感染的同时也提高了治愈率;公共卫生领域,在生物医学模式关于"宿主、环境和病因三大因素的动态平衡"理论指导下,疫苗、抗生素、杀虫剂等措施以及医学预防和社会预防手段的运用,传染病、寄生虫病发病率、病死率也大幅度降低。

（二）以疾病为中心的卫生服务模式的贡献

生物医学已成为近代医学科学发展的标志和核心,并在医学发展中发挥主导作用。以生物医学模式为指导的卫生服务模式即是强调以疾病为中心的卫生服务模式,在人类医学科学发展史上,此种卫生服务模式为人类的健康事业做出了巨大贡献。

1. 促进了医学科学的大发展　首先,以疾病为中心的卫生服务模式,以生物科学为基础,针对特定的病因,通过仪器等手段,探究人体结构和功能变化,具有较强的客观性和科学性。其次,建立了许多有效的、特异性强的诊断治疗方法,很好地控制了许多生物因素对人类所造成的疾病危害。再次,医学科学研究的内容更加丰富,众多的医学学科的产生共同形成了较为完整的医学科学体系,如解剖学、生理学、病理学、微生物学、诊断学、预防医学、公共卫生等。

2. 促进了防病治病及卫生保健事业的发展　提高了人群健康水平及生命质量,医学科学的大力发展,指导了医疗卫生实践,提高了医生对疾病的诊断和治疗水平,也提高了人类疾病的防治能力。人类运用杀菌、灭虫、预防接种以及抗生素等疾病防治手段,有效地控制了急性传染病和寄生虫病,也在世界上消灭了天花,以至人类急性、慢性传染病的发病率和死亡率明显下降,提高了人群健康水平和生命质量。

3. 为医学模式的转变奠定了基础　在生物医学模式的形成和发展阶段,自然科学蓬

护人员应将患者看做整体的人,充分地尊重每一位患者,正确处理治疗疾病和管理患者的关系,诊疗过程中,须同时了解患者的病情、就诊目的、期望、担心、情感状态、文化价值观及有关的就医背景,并做出个体性评价和个体化的干预计划,并与患者进行协商,获得认可,尽可能地满足患者的卫生需求。

在新的医学模式的指导下,21世纪的健康观则形成重视人胜过重视疾病的服务模式,它把人看作是一个既具有自然生理属性又具有社会属性的完整的人,将患者看作是一个有个性又有情感的人。

(二)生物-心理-社会医学模式下的健康与健康观

健康观是人们对健康的看法,是医学模式的核心体现,不同的医学模式有不同的健康观。在新医学模式的指导下,人们对于健康有了新的理解,1948年世界卫生组织提出了关于健康的新概念,即"健康不仅是没疾病或虚弱的现象,而是在生理、心理和社会方面都达到完好的状态。"

生物-心理-社会医学模式下的健康反映了人类疾病谱和死亡谱的改变,反映了人们对健康需求的提高,新的健康概念体现了当代医学科学的先进性与科学性,医护人员尤其是全科医生应充分理解新的健康概念,在防治疾病、维护健康过程中综合考虑生理、心理和社会三方面的整体与综合性,以提供连续综合的卫生服务。全科医生在认识健康的问题上,不但要从个体出发,还要考虑整个人群,如家庭、社区及社会,不仅从生理方面考虑健康问题,更要认识到人群心理、社会因素导致的一系列问题。

(三)医学模式转变的意义

1. 医学模式的转变引起思维方式的改变 新医学模式在卫生服务模式上增加了两个维度,心理和社会。这种模式不再把疾病的病因简单地看成由生物因素单独引起,从而促使人们从多方面、多角度去思考问题、认识健康与疾病、增强健康观念。

2. 医学模式的转变 非生物因素被纳入考虑范畴,随着医学模式的转变,卫生服务领域不但引入自然科学的新成果,而且引入了有关社会科学的新成果,两者的相互渗透,必然会促进医学的发展。例如,对疾病的流行病学调查,不仅可以了解疾病的社会分布状态,弥补实验室研究的不足,而且还可以出现新的病因及防治手段。

3. 医学模式的转变使社会防治问题找到解决途径 医学模式的转变,使得临床上重治疗、轻预防的医疗思维得到扩充,很多与卫生领域有关的社会性问题,如事故、公害病、酗酒、吸毒等找到了解决的新方向与新角度,从而提高医药卫生水平。

4. 医学模式的转变给医护人员增加了机会和挑战 新的医学模式对当今的医护人员的素质及知识结构提出了新的要求,今后的医学教育模式及内容均发生相应的改变,这给今后全科医学人才培养方向增加了机会,同时对于全科医学及全科医学人才不发达及欠缺的国家和地区也带来了巨大的挑战。

(四)全科医生在"以患者为中心的卫生服务模式"中的作用

以患者为中心的卫生服务模式是以人为关注中心,人是一个整体的概念,包括躯体、精神和心理等部分,全科医学提供的服务是"以人为中心"的照顾服务,全科医生在"以患者为中心的卫生服务模式"中所起的作用是广泛的。传统的生物医学模式指导下的专科医生为患者提供的服务,所起的作用是有限的,仅包括疾病的诊断、治疗和预防等几个方面,而全科医生除了专科医生应该提供的服务之外,还应该发挥以下几方面作用:

1.全面认识 理解和尊重患者及健康者,服务过程中"以人为本"的思想贯穿始终。全科医生提供的服务具有群体性特征,其服务对象包括患者与健康者两部分。无论是患者还是健康的人,都是一个完整的人,同时具有自然属性和社会属性。因此,他们不是一个纯生物体,他们同时还具有生理特点、心理活动、社会交往等,他们与医护人员一样也同样需要与他人进行沟通与交流,他们同样需要有情感、尊严、权力和需求。因此,全科医生在提供服务的时候,应该充分认识自己服务对象的全面属性,做到对服务对象生理、心理和社会适应方面有全面的了解,坚持以人为本的思想,只有这样才能满足患者的健康需求,才能提高全科医疗的服务质量。

2.把患者的综合需要和主观能动性与全科服务有机结合 全科医生在提供医疗服务时,应该充分地发挥患者的主观能动性,与患者共同探讨病情和与健康有关的问题,让患者充分了解所患疾病或存在的健康问题对自己健康的重要意义,帮助患者科学地选择最优治疗方案的同时,提高患者的自我效能,使其在医疗康复和健康保健方面达到最好的效果。

(五)以患者为中心的卫生服务的基本原则

1.患者与疾病同时关注 加拿大著名家庭医学教授 McWhinney 曾经指出:"以患者为中心的方法之基本点,是医生要进入患者的世界,并用患者的眼光看待其疾患。而传统的以医生为中心的方法则是医生试图把患者的疾患拿到医生们自己的世界中来,并以他们自己的病理学参照框架去解释患者的疾患。"因此,在全科医生提供卫生服务的过程中,不仅要了解患者的病理生理过程,还需要了解其心理过程。同时每个患者还都有其自己的独特特点,如家庭背景、社会背景、文化背景等等。只有完整地了解患者独特的个性和背景才能完整地认识患者,才能全面了解患者存在的问题。因此作为全科医生,要了解患者所患疾病的同时更要了解患病的整个社会意义的人。

关注患者首先要全面了解患者,包括了解患者的自然特征、完整的背景、理解患者疾病的因果关系,患者的患病体验以及患者的需要和期望。其次,关注患者要全面理解患者的健康问题范畴,现代医学模式下患者感知的健康问题,表现形式多样,既有一般意义上的疾病,又有心理及社会等方面的不适和影响健康的各种非生物因素,不同类型的医生看到的侧面也不同,专科医生则侧重于观察躯体疾病一面,心理医生则看重精神疾患,作为一名全科医生则要做到全面理解患者的健康问题。

2.尊重和维护患者的权利与尊严 作为一名医生,尤其是全科医生,应全面关注患者,包括维护患者的权利和尊严。目前我国法律赋予患者以下权利:①患者享有人格和尊严得到尊重的权利;②患者享有基本的医疗和护理权;③患者有了解医疗费用权、参与医疗和对疾病认知的权利;④患者享有自主决定和知情同意的权利;⑤患者享有拒绝治疗和实验的权利;⑥患者享有医疗保密权和隐私权;⑦患者享有监督自己医疗权利实现的权利;⑧患者对医疗机构造成影响自身的工作差错、事故有要求赔偿权;⑨享有免除一定社会责任的权利,疾病肯定会或多或少地影响患者承担社会责任和义务的能力,因此,

务水平,赢得他们的信任和理解,保持长久的联系,成为社区持续良好发展的原动力。

良好的医患沟通可以增加医患之间的信任、理解和尊重。"入院是亲人,出院是朋友。"医生对待患者像亲人一样无微不至,出院以后像朋友一样互相帮助,使患者与医院能够保持持久的往来。这样医生有了患者群,医生的医疗技术不断地提高,患者的信任度不断增加,形成一个良性循环,有利于医院的可持续发展。

二、医患沟通与交流的技巧

成功公式中最重要的就是与人相处。而与人相处,都是从沟通开始的。人类从沟通中学到了生存和发展的技能,人们之间通过沟通互相认识、互相吸引、互相作用。医患沟通同属于人际沟通,但是特殊的人际沟通、医患沟通贯穿于全科医疗活动的整个过程。当今社会,医疗实践活动已经接受现代医学模式的全面指导,医患沟通与交流更显重要。

(一)人际沟通与交流的基本技巧

1. 沟通的概念　　沟通是一个外来词汇,对它的定义有多种表述形式。如有学者认为,沟通是信息传递和被了解的过程。再如,一位管理大师认为,沟通可视为任何一种程序,借此程序组织中的每一个成员,将其所决定的意见或前提,传送给其他有关成员。一位传播学家则认为沟通就是什么人说什么,由什么路线传至什么人,达到什么效果。综上,我们认为,沟通就是一个信息交流的过程,在这个过程中信息凭借一定的符号载体,在个人或群体之间从发送者到接收者之间进行传递,并寻求反馈最后达到相互理解。

2. 沟通的类型　　以沟通主体的数量和对象的多少可以将沟通分为:自我沟通,即自己与自己进行思想交流;人际沟通,即个人与个人之间的信息传递过程;组织沟通,是一种在组织范围内进行信息传递的过程;大众传播,即属于一种职业传播过程。

3. 沟通的基本要素　　包括:信息背景,它指的沟通发生的情境;信息的发出者,主要指发出信息的人;信息本身,是指沟通时所要传递和处理的内容,即信息发出者希望传达的思想、情感、意见和观点等;信息传递渠道,是指信息从发出者到接受者所通过的渠道;信息接收者,是信息传递的对象,是接收信息的人;反馈过程,是信息经过加工处理后,新的信息由接收者返回到信息发出者的过程。

4. 人际沟通的基本类型　　按不同的方式进行分类,沟通可分为多种类型。①按有无沟通媒介可将沟通分为直接沟通和间接沟通。②按沟通的媒介是否是语言符号可将沟通分为语言沟通和非语言沟通。语言沟通又可分为口头沟通、书面沟通和电信沟通。③按沟通是否有组织约束可分为正式沟通和非正式沟通。④按着沟通的方向性分类,可分为单向沟通和双向沟通。⑤按着沟通的层次关系可将沟通分为上行沟通、下行沟通和平行沟通。

5. 沟通与交流的基本技巧　　无论是什么样的人都需要与自己或别人打交道,如家人之间、朋友之间、同事之间、上下级之间等互打交道,我们通称为交流沟通。人类的天性却不同程度地畏惧沟通与交流,因此,为了让生活和工作变得更顺利,我们必须努力地与人沟通。

首先我们要记住的是人际交流是社会人的基本要求。然后我们需要有目的地去决定自己的交流方式与时机。如为促进朋友或同事之间的友谊,聚会时要适时选择轻松的话题,要善于倾听,聚精会神,并用一些体态或语言将想法与感受表现出来。想与名人交流更应该注意时机的把握。要想说服别人则首先要做的是取得别人的信任,说服前要先做好铺垫,然后寻找一些立场一致的事情与话题。要否定别人,为了不激怒他人或遭人反感则要采用一些语言公式,如"您说的是,但是……"如果想要成功地约到他人,一般可用二选一法,如"……周二或周四哪天您方便,咱们见个面聊一聊……"总之,一个成功的或完美的沟通首先双方一定要互相考虑对方的感受;其二表达清晰达到目的,同时还要考虑吸引住对方的兴趣;第三要根据信息反馈适时调整。

(二)医患沟通交流与技巧

1. **医患沟通与交流** 需要明确的是医患交流包含所有人际交流的特征,但这种沟通的目的是治病救人、维护健康。医患交流是全科医学中最重要的人际交流,也是其他任何交流都无法比拟的。医患交流中医患双方的目的各有不同,在疾病诊断过程中,患者的目的是主导,医生的目的取决于患者的目的。而在疾病治疗管理过程中,医生的目的为主导,医生在这时候要说服患者接受相应的保健治疗建议。两个过程如果能够顺利地进行,就需要医患双方建立互相信任、互相理解的关系,以最短的时间明确双方的目的,以便解决医患双方共同面对的问题。

2. **医患沟通的技巧** "所有医生必须学会交流和处理人际关系的技能。缺少共鸣(同情)应被看做与技术不够一样,是无能的表现。"这是世界医学教育联合会《福风宣言》里面的表述。它说明了医患沟通与交流技巧是医生必须具备的基本技能。

医患沟通交流的一般技巧包括以下几个方面:

(1)**语言沟通技巧** 语言沟通是人类必不可少的基本技能,一般人群基本具备。但在医疗服务领域,则不是每位医生都能很好地使用。作为全科医生必须会用倾听的技巧。在沟通的各项能力中,倾听能力是最重要的,在全科医学领域是衡量全科医生素质的重要标准。全科医生在与社区居民建立关系时用到最多的技巧就是倾听。倾听技巧包括:听时全神贯注、适时给予回应、不要轻易打断患者、要对患者的陈述予以核实。其中做患者的听众就是一种很好的倾听技巧:耐心地倾听患者及家属介绍患病经过,去哪里看过病,诊断情况,如何进行的治疗,治疗效果如何。这样可以更好地了解患者的病情,而且还能得到患者的信任。

善于运用通俗易懂的语言:由于患者的文化程度不同,不能简单地使用专业的医学术语与患者进行沟通,因此要选择通俗易懂、患者能够理解的词语。沟通时可以运用多种方式,如举例、图解、比喻等。其目的是让患者更好地了解病情及疾病的发展过程,了解可能出现的不良结局。通过这样的沟通,即使有意外发生患者也可以接受。

(2)**沟通态度技巧** 良好的沟通态度是医患沟通与交流得以延续和深化的保证。医务人员与患者沟通时要以真诚、平等和关心的态度,要达到良好的沟通效果则必须让患者有这样一种感受,即医务人员时时刻刻都在为患者考虑。良好的态度可以事半功倍;反之,则会事倍功半。沟通交流时,不能把患者划出"圈外",要善于用"我们"来进行沟通,以缩短医患之间的"距离",让患者产生认同感。可以多聊患者喜欢的话题,如患者是

第五章　以家庭为单位的卫生服务

　　以家庭为单位的卫生服务是全科医学的基本原则之一,也是全科医疗服务的专业特征所在,它不仅强调了以家庭为单位的健康照顾,也吸收了社会学关于家庭的理论及方法,发展了家庭医疗的知识与技能。近些年,家庭与个体健康的相互影响也已经引起了社会的极大关注,全科医生在为患者诊疗的过程中,考虑到患者生理问题及疾病的同时,还会考虑到患者家庭因素对其疾病发生、发展的影响,如家庭的生活环境、经济状况对疾病的治疗及康复均有影响。且全科医生在为患者制订预防和治疗方案时,也会考虑到充分利用家庭的相关资源为患者的健康问题服务,因此,这是全科医学学科区别于其他临床专科的特有的特征之一。全科医生相对于专科医生而言,他们有独特的机会识别家庭的问题,了解家庭的压力,帮助家庭及其患者有效地面对问题,提高家庭的支持度。

　　在成为全科医生的训练过程中,要了解家庭系统理论,掌握常见疾病的家庭照顾方法和技能。学者 Epstein 等提出了全科医生应具备并掌握的关于家庭照顾的基本知识及能力如下:①家庭结构与家庭功能;②家庭沟通的方式;③观察家庭运作的技巧;④与家庭及患者建立并保持关系的能力;⑤为家庭成员的身心健康及社会功能的发展提供适宜环境的能力。

　　开展以家庭为单位的卫生服务的优点有:①了解患者的家庭,找出真正的病因;②增加患者遵守医嘱的依从性;③患者的家庭提供患者的病史及症状;④了解家庭背景,找到真正的患者;⑤扩大全科医生的服务范围。

　　本章主要介绍与全科医疗服务密切相关的有关家庭的相关知识,包括家庭的定义、结构和功能,家庭与健康的相互关系,家庭评估的方法及提供以家庭为单位的卫生服务的方法等。

第一节　家庭的定义、结构与功能

一、家庭的定义

　　家庭是社会的基本单位,家庭对个人的健康、疾病治疗及康复有着重要的影响。随着社会发展和家庭结构的变化,家庭的定义和观念也在不断地发生变化。在原始社会,家庭可被定义为一个氏族或部落。随着家庭的演变,并根据家庭的结构和特征,传统上家庭的定义为在同一处居住的,靠血缘、婚姻或收养关系联系在一起的,两个或更多的人组成的单位。但现实生活中,人们发现同性恋家庭、单亲家庭、同居家庭等并不完全符合上述家庭的传统定义,但仍成为具有家庭功能的团体。1980 年,Smilkstein 根据家庭的功能将家庭定义为："能提供社会支持,其成员在遭遇躯体或情感危机时能向其寻求帮助的一些亲密者所组成的团体。"该定义强调了家庭的功能,但又忽略了家庭的基本特征。后来有人提出:家庭是由婚姻关系、血缘关系或收养关系组成的,由法律、伦理和习俗固定下来的社会生活的基本单元。此定义基本涵盖了现代的各种家庭类型,强调了法律、婚姻、血缘、收养和情感等要素。

二、家庭的结构

家庭的结构主要是指家庭组成的类型及各成员相互间的关系,包括家庭外部结构和内在结构两部分。家庭外部结构即家庭的类型或人口结构,根据家庭成员的组成和数量,可分为核心家庭、主干家庭、联合家庭等类型,其中主干家庭和联合家庭又称为扩展家庭。家庭的内在结构是指家庭成员之间的相互作用和相互关系,包括家庭的权利结构、家庭角色、沟通类型和家庭价值观四个方面。

(一)家庭外部结构

1. **核心家庭** 指由父母及其未婚子女组成的家庭,也包括无子女夫妇家庭、养父母及养子女组成的家庭。随着我国经济文化的发展,目前核心家庭已逐渐成为我国家庭类型的首位。发达国家中核心家庭的比例曾经高达80%以上。我国的父母及独生子女构成的三口之家是典型的核心家庭类型,丁克家庭也属于核心家庭。

核心家庭中仅存在一对夫妻关系,其主要特征是人数少、结构简单、关系单纯,只有一个权力和活动中心,便于做出决定。但核心家庭具有亲密性和脆弱性同时存在的两重性,其家庭资源较其他家庭类型少,一旦出现家庭危机时,可能会因为家庭内、外的支持较少而导致家庭解体。

2. **主干家庭** 指由一对已婚夫妇与其父母、未婚子女及未婚兄弟姐妹构成的家庭,包括父和(或)母与一对已婚子女及其孩子组成的家庭。主干家庭也是一种主要的家庭形式,在我国占家庭类型的第二位。很多城市中的家庭,孩子很小的时候需要父母的照顾,很多家庭在一段时间内属于主干家庭,随着孩子的成长,则从大家庭分离出来后转变为核心家庭。主干家庭是核心家庭的扩大,在垂直的上下代中有两对或两对以上的夫妇。这种家庭类型中往往有一个权力和活动中心,但还存在一个次中心。

3. **联合家庭** 又称复式家庭,指由同代中至少两对或两对以上夫妇及其未婚子女组成的家庭,包括父母同几对已婚子女及孙子女构成的家庭,由两对或两对以上已婚兄弟姐妹组成的家庭等。如中国传统的四世同堂的家庭就属于联合家庭,这种人口规模较大的大家庭曾是中国的传统家庭类型,但现在已逐渐减少。这种家庭类型中存在多个权力和活动中心,家庭结构相对松散、不稳定,家庭内部关系复杂,难以作出一致的决定。

主干家庭和联合家庭称为扩展家庭。扩展家庭具有人数多、结构及关系复杂的特点,可能存在一个权力中心及几个次中心,或几个权力中心并存,家庭功能易受多重相互关系的影响,但家庭内外可利用资源多,家庭遇到危机时,易于应付压力事件。

4. **其他家庭类型** 包括单身家庭、单亲家庭、同居家庭、群居家庭等。随着社会文化的发展和人口流动性的增加,这类家庭呈增多的趋势。此类家庭虽然不具有传统的家庭

家庭是社会的基本单位,成员在家庭中接受人生教育,许多人格和观念都是在家庭中形成的。其中家庭的健康观、疾病观等健康信念模式直接影响着家庭成员的就医与遵医行为,生活方式及预防保健措施等,因此,价值观对维护家庭健康非常重要。全科医生必须充分了解家庭的价值观,确定健康问题在家庭中的地位,帮助家庭树立正确的健康观,并同家庭成员一起制订健康计划,这对维护和促进家庭成员的健康意义重大。

三、家庭的功能

家庭是个人与社会联系的最基本的单位,有自然属性和社会属性。家庭功能是指家庭本身所固有的性能,评价是否满足家庭成员在生理、心理及社会各方面的要求。随着社会的发展,家庭功能有了根本性的变化,某些家庭功能退化或加强,但家庭的最基本功能始终存在,一方面是满足家庭成员个人对内的最基本需求,另一方面是满足社会对外的最基本需求。

现代家庭的主要功能有以下几个方面:

1. 满足情感需要　家庭以血缘和婚姻加固的情感纽带相联系,能满足成员的爱与被爱的需要。家庭成员之间的感情交流主要体现在三个方面:①家庭各成员间能交流内心的深层情绪和感受,形成了共同的感情基础;②家庭各成员间能享受到家庭外无法获得的精神安慰,可缓和与协调家庭成员与社会之间的某种紧张关系;③家庭各成员间通过共同的家庭娱乐活动,可调节心身,同时能增强家庭成员间的亲密关系程度。

2. 满足生殖和性需要　家庭是人口再生产的基本单位,有着生育子女、传宗接代的功能。正是由于这一家庭功能的存在,人类和社会才得以延续。同时性的需要也是人类的基本需要,家庭满足了人对性的需要,有调节和控制性行为的功能。

3. 抚养和赡养　抚养一般是指长辈亲属对晚辈亲属的"抚养"或夫妻之间的相互供养和帮助,赡养是指子女或晚辈对父母或长辈在物质和生活上的帮助。家庭具有抚养下代人,供养上代老人及家庭成员间相互帮助的责任与义务,其抚养和赡养功能是人类和社会延续的保证。家庭通过供给成员衣食住行及医疗、安全保护等以满足成员的基本需要。经济水平发达的国家,社会保障条件好,家庭对老年人赡养的功能趋于弱化;而在经济不发达国家,因社会福利保障不完善,老年人在经济、生活照顾、精神安慰方面对子女仍有较强的依赖性。

4. 经济功能　家庭是一个经济的联合体,家庭提供和分配家庭成员物质资源,以满足家庭成员的各种需要,包括医疗保健等均需要家庭经济的保障。

5. 社会化功能　社会化是指个人通过学习群体文化,学习承担社会角色,把自己融入社会群体中的过程。家庭具有把成员培养成合格的社会成员的社会功能,成员从孩子时期即开始从中学会语言、观察事物的角度和方式,对事物可以形成正确或错误的判断,从而能适应社会,成为不依赖父母和家庭的独立的社会成员。

6. 赋予家庭成员地位　父母合法的婚姻给子女提供了合法的地位。家庭成员一出生就自然而然地得到相应的地位,如男孩一出生,立即被赋予"儿子"的地位,还可能被赋予"孙子"的地位。家庭成员还能依靠家庭背景获得某种社会地位。

第二节 家庭与健康

家庭是个人健康与疾病发生的最重要的场所,与疾病发生、发展有着密切的联系;而任何家庭成员的疾病也影响着其他家庭成员的健康,甚至影响家庭功能。全科医生提供的医疗保健服务是以家庭为单位,在一定的家庭背景下观察和处理个人问题的,所以,了解家庭与健康及疾病之间的关系是全科医学不可少的内容。

一、家庭对健康的影响

家庭正如人体的生理系统一样,具有调节、规范家庭成员行为的作用。家庭对健康的影响归纳为以下 6 个方面:

1. 家庭与遗传性疾病 家庭成员的健康都会受到家族遗传因素和母亲孕期各种因素的影响,有些疾病,如白化病、血友病与其遗传基因有重要联系。研究发现,一些影响健康的生理和心理疾病也受遗传的影响,如母亲怀孕期间有严重焦虑症状,所生婴儿则有神经活动不稳定倾向。家庭成员在这些方面经常有类似的遗传倾向。全科医生不必是遗传病专家,但可以将有遗传倾向的家庭转诊给遗传病专家,并能让家庭清楚地了解遗传病的性质和专家建议的含义。

2. 对儿童发育及社会化的影响 家庭是儿童生理、心理和社会发展的必要条件,儿童身心发展的最重要阶段(0~20 岁)大多是在家庭内完成的。大量研究显示,家庭功能异常与儿童的躯体、行为等方面有着密切的联系。全科医生应告诫家庭中的父母,3 个月至 4 岁是儿童发育的关键时期,要尽量避免与孩子的长期分离;如果无法避免则需及时采取补救措施,如找替代母亲,尽量减少母亲角色的缺失对孩子心理的影响。同时,父母应做好模范和表率作用,因在这一时期,父母的行为对儿童的人格形成有重大影响。

3. 对疾病传播的影响 有研究证实,细菌、病毒及各种神经官能症多易在家庭中传播,如链球菌感染与家庭压力有关,有神经疾患者其配偶也有产生类似疾患的倾向。全科医生对此类患者的家庭情况应适当了解并进行干预,以减少疾病的家庭传播。

4. 对疾病康复的影响 家庭资源和家庭的支持程度对各种疾病,尤其是慢性病和残疾的治疗和康复有很大影响。如在糖尿病患者的饮食控制中,家庭的合作和监督是关键因素,很多糖尿病控制不良家庭与家庭凝聚度低和冲突度高相关。

5. 对成人发病率和死亡率的影响 有研究发现,很多疾病发生前都伴有生活压力事件的增多,家庭因素不仅会影响发病率和死亡率,还影响患者及家庭对医疗服务的利用。Helsing 和 Szklo(1981)一项持续 10 年的控制吸烟和社会经济状况的研究,得出了鳏夫的死亡率比普通对照组高,而再婚后,他们的死亡率又低于普通对照组。Norbeck 和 Tilden(1983)的研究也表明,年轻鳏夫多种疾病的死亡率都比普通对照组高 10 倍左右。这说明婚姻、家庭对健康有保护左右,至少对男性如此。

6. 对家庭就医行为与生活方式的影响 家庭的健康观直接影响家庭成员健康信念的形成。一个家庭的家庭成员的遵医和求医行为往往会受到另一个家庭成员或整个家庭的影响。家庭成员的过度就医或就医过少往往是家庭功能障碍的表现。另外,家庭成员一般具有相似的生活习惯和生活方式,不良的家庭生活习惯可能会影响家庭成员的健康。

二、疾病对家庭的影响

Mills 的研究结果表明,几乎所有患者的家庭成员均存在不同程度的焦虑,50%的成员表示难以与患者相处。很多研究都表明,疾病对家庭的经济、家庭关系、家庭成员的身心健康及家庭的正常活动等都会产生很大的影响。所以,疾病除了对患者本身产生生理、心理和社会功能的影响,还会对患者的家庭甚至周围的人群产生较大的影响。

第三节　家庭评估

一、家庭评估的概念与方法

家庭评估是完整家庭照顾的重要组成部分之一,其目的是了解家庭结构、家庭生活周期、家庭功能及家庭资源等,分析家庭中存在的健康问题,以及家庭面对压力和危机时可利用的家庭资源。

家庭评估有客观评估、主观评估及工具评估等几种类型。客观评估是指对家庭的环境、背景、结构和功能等客观资料进行了解和评价。主观评估是指用主观测试或自我描述等主观资料了解成员对家庭的主观感受、愿望等。工具评估是利用预先设计的家庭评估工具来评价家庭结构及功能。

目前,全科医疗应用的家庭评估方法有:家庭基本资料的收集、家庭关怀度指数(AP-GAR 问卷)、家庭圈、家系图及家庭适应度及凝聚度评估量表等。家系图主要反映家庭的客观资料,而家庭圈和家庭关怀度指数主要反映成员对家庭功能状态的主观感觉与评价。其中,家庭基本资料和家系图常被记录于健康档案中,是全科医生最常使用的家庭评估方法。

二、家庭的基本资料

全科医生诊疗中需要收集家庭的基本资料,包括家庭成员的基本情况、家庭环境、家庭经济状况及家庭健康信念和行为等。

1. 家庭环境　包括家庭的地理位置、周围环境、居家条件、邻里关系及社区卫生服务状况等。

2. 家庭成员的基本情况　包括姓名、性别、年龄、职业、文化程度、婚姻状况、主要的健康问题及家庭角色等。

3. 家庭成员的经济状况　包括家庭的主要经济来源、开支情况、人均收入、家庭年总收入及家庭成员的消费观念等。

4. 家庭健康信念和行为　包括家庭成员的生活方式(如吸烟、酗酒及锻炼等)、疾病预防、自我保健、家庭的健康观念及医疗保健服务的利用程度等方面。

三、家庭关怀度指数

家庭关怀度指数是检测家庭功能的一种家庭评估的方法。Smilkstein(1978)根据家庭功能的特征设计了家庭关怀度指数测评表,又称家庭功能评估表,是用来检测家庭成员对家庭功能的主观满意程度的问卷。它是主观评估法中比较简便的方法,问题少,评分容易,可粗略、快速地评价家庭功能,易于在基层使用,因而成为全科医生较为常用的家庭评估方法,分为两部分。

第一部分:测量个人对家庭功能的整体满意度,总共 5 个题目,其中每个题目代表一项家庭功能,简称 APGAR 问卷,其名称和含义见表 5-1,问卷形式见表 5-2。

表 5-1　APGAR 问卷的名称和含义

名称	含义
适应度(Adaptation)	家庭遭遇危机时,利用家庭内、外部资源解决问题的能力
合作度(Partnership)	家庭成员分担责任和共同做出决定的程度
成熟度(Growth)	家庭成员通过相互支持所达到的身心成熟程度和自我实现的程度
情感度(Affection)	家庭成员相爱的程度
亲密度(Resolve)	家庭成员间共享相聚时光、金钱和空间的程度

表 5-2　APGAR 问卷

家庭档案号	填表人	填表日期:	年	月	日
		经常	有时	很少	
当我遇到问题时,可以从家人哪里得到满意的帮助		☐	☐	☐	
我很满意家人与我讨论各种事情以及分担问题的方式		☐	☐	☐	
当我希望从事新的活动或发展时,家人都能接受且给予支持		☐	☐	☐	
我很满意家人对我表达感情的方式及对我情绪的反应		☐	☐	☐	
我很满意家人与我共度时光的方式		☐	☐	☐	

表 5-2 中有 5 个题目,每个题目代表一项家庭功能,各有 3 个答案可供选择,若选"经常"得 2 分,"有时"得 1 分,"很少"得 0 分。然后将 5 个问题得分相加,总分 7~10 分表示家庭功能良好,4~6 分表示家庭功能中等障碍,0~3 分则表示家庭功能严重障碍。另外,通过对每个题目得分情况进行分析,可以粗略了解家庭功能障碍的基本原因,即家庭功能的哪一方面出现了问题。

第二部分:了解受测者与家庭其他成员间的个别关系,分为良好、较差和恶劣三种程度。在使用 APGAR 问卷时,要注意两个问题,首先要将问卷通俗化,让填写者清楚理解问卷含义后再填写;其次,正确对待问卷测评结果,注意时效性和主观性的特点。

四、家庭生活周期

家庭与个体一样,具有产生至消亡的过程。家庭生活周期则是指家庭遵循自然和社会规律所经历的产生、发展和消亡的过程。通常经历恋爱、结婚、妊娠、分娩、抚养孩子、孩子成家立业、空巢、退休及丧偶独居、死亡等时期。其中如结婚、分娩、死亡等重大事件不仅对家庭成员的心理发展产生影响,还会对其健康造成影响。Duvall(1997)根据家庭在各个发展时期的结构与功能特征将家庭的发展过程分成 8 个阶段:新婚期、第一个孩子出生、有学龄前儿童、有学龄儿童、有青少年、孩子离家创业、空巢期及退休。事实上,并不是每个家庭都会经历 8 个阶段,离婚、再婚及家庭变故等都会使家庭生活阶段和面临的问题发生改变。

家庭进入不同的时期,伴随的家庭健康问题则不同。全科医生应能够预测并评估家庭生命周期不同阶段中可能出现的问题和危机,然后充分利用家庭资源,及时进行健康教育和提供咨询,采取必要的干预措施,避免出现严重后果,为个人及家庭提供必需的服务。如某年轻女性婚后不久即怀孕并分娩了一个健康的女婴,然后因夫妻双方不适应父母角色、婆媳的喂养观念不同、产后恢复及担心工作岗位等问题经常与家人发生矛盾,夫妻关系紧张,婚姻出现危机,后经全科医生的协调与帮助,成功地解决了第一个孩子出生面对的家庭问题,避免了婚姻破裂。表 5 - 3 描述了家庭不同生活周期中可能面临的主要问题。

表 5 - 3　家庭生活周期及面临的主要问题

家庭生活周期	定义	可能面临的主要问题
新婚	男女结合	家庭角色的学习与适应,夫妻双方沟通及适应新的家庭关系,性生活协调及计划生育指导等
第一个孩子出生	最大孩子介于 0～30 个月	父母角色的学习与适应,养育和照顾孩子问题,生活节奏改变,经济压力增加,母亲产后恢复等
有学龄前儿童	最大孩子介于 30 个月至 6 岁	儿童的安全保护问题,身心发展问题,学龄前教育问题等
有学龄儿童	最大孩子介于 6～13 岁	上学与学业问题,身心发展问题,性教育问题等
有青少年	最大孩子介于 13～30 岁	青少年的教育与沟通问题,性教育问题,与异性的交往及恋爱问题等
孩子离家创业	最大孩子离家至最小孩子离家	父母与子女的成人间关系改变问题,父母与子女分离的适应问题等
空巢期	所有孩子离家至父母退休	家庭关系重新调整为夫妻两人的适应问题,空巢期父母自我兴趣发展问题,与子女沟通的问题等
退休	退休至死亡	社会角色的转变与适应问题,面对老年性各种健康问题,面对配偶和亲友死亡问题,经济和赡养问题等

五、家庭资源

家庭成员及家庭在发展过程中总会遇到各种压力事件,严重时则可导致家庭危机,此时,家庭成员及家庭就会寻求支持,以应对困难,度过危机。家庭资源就是指家庭为了维持其基本功能,应付各种困难和危机状态时所需要的物质和精神上的支持,包括家庭内资源和家庭外资源。而家庭资源的充足与否,直接关系到家庭及其成员面对压力及危机的适应能力。

家庭内资源包括家庭的经济、感情、家庭结构及医疗保健等资源支持,家庭为资源主要包括经济、社会、文化及医疗等资源。具体资源列表见表5-4。

表5-4　家庭内资源和家庭外资源列表

家庭内资源		家庭外资源	
经济支持	家庭对成员提供的各种财务和金钱方面的支持	经济资源	来自家庭之外的收入、福利、保险及赞助等
维护支持	家庭对成员地位、名誉、权利、信心方面的维护和支持	社会资源	亲朋好友及社会团体的支持
医疗处理	家庭为成员提高和安排必要的医疗照顾,维护家庭成员的健康	文化资源	文化、传统及习俗教育等方面的支持
情感支持	家庭成员的相互关怀和照顾,满足家人情感需要	教育资源	教育制度、方式及教育水平等
信息和教育	家庭为成员提供必要的信息,提供医疗咨询和建议,提供家庭内部的健康教育	环境资源	居所环境、社区设施及公共环境等
家庭结构支持	提供适当的空间及生活设施的改变,以适应患病成员的需求	医疗资源	医疗保健机构、卫生保健制度、卫生服务的可及性及可用性
		宗教资源	宗教信仰和宗教团体的支持

全科医生可通过家庭访谈或家访等方式,了解患者家庭资源的状况,评估家庭内、外资源的可利用程度,记录并存入健康档案。当发现家庭资源不足时,全科医生帮助患者寻找可利用的家庭内、外资源来应对家庭压力时间,充分发挥其管理者和协调者的作用。

六、家庭危机

当生活事件作为压力作用于个体和家庭,就会对家庭产生影响,导致家庭功能障碍或进入病态。而家庭对于压力事件的认知程度以及应付压力时间的家庭资源的多少,决定了家庭对面对压力的调适能力。家庭资源充足,家庭可经过良好地调适,恢复原来的平衡状态或者达到一个新的平衡。家庭资源不足或缺乏时,家庭即可能陷于危机状态,又称为家庭危机。通过一定的病态调适,家庭会暂时处于一种病态平衡状态,但如果适应不良,最终会彻底进入终末失衡状态(图5-1)。

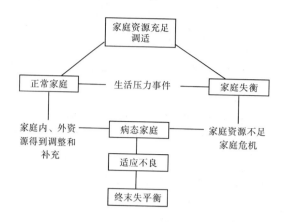

图 5-1　家庭应对压力事件的反应模式

（一）生活压力事件

家庭成员在遇到困难时可以从其家庭中获得支持；相反，家庭成员也可从家庭中承受很多的压力，如家庭中发生的结婚、离婚、亲人死亡、升学或搬迁等生活事件带来的压力。重大的生活事件可造成家庭成员精神紧张，心理压力增大，对疾病的发生发展产生直接或间接的影响。常见的生活压力事件可分为四类：①家庭生活压力事件，如丧偶、夫妻感情破裂、分居或子女出生等；②个人生活压力事件，如患病、违法、生活习惯与环境改变等；③工作生活事件，如退休、工作变动、失业等；④经济生活事件，如大额贷款、生意失败等。

Holmes（1973）对 5000 多人进行了社会心理调查，把人们在社会生活中所遭受到的事件依据机体的承受能力归纳并划分等级，以生活变化单位（life change units，LCU）为指标进行评分，编制了生活事件心理应激评定表。对主要的可能致病的社会生活事件进行定性、定量分析。研究结果表明，如果在一年中生活变化单位超过 200 单位则发生身心疾病的概率非常高，超过 300 单位则第二年生病的可能性达 70%。而且，生活压力事件中 LCU 指数高的绝大部分都来源于家庭内部，如丧偶、子女死亡等。张明园等（1987）编制了生活事件量表（life events scale，LES），该量表参考了国外 Holmes 和 Dorenwend 及国内郑延平和杨德森等编制的量表和调查表，对 10 个省市的 1364 名正常人进行测试，取得了正常人群及不同年龄组的常模，已在国内临床和研究中应用。生活事件量表见表5-5。

（二）家庭危机的原因

一般来说，家庭危机可分为急性危机和耗竭性危机两种。急性危机是指突发并强烈的紧张事件迅速地破坏了家庭平衡时出现的家庭危机，特点是即使危机发生时，家庭能得到新的资源，但也不可避免地出现家庭危机；耗竭性危机是指一些慢性压力事件逐渐堆积，到一定程度时，超过了个人和家庭提供或召集的资源限度时而出现的家庭危机。常见原因可分为以下四类：

表 5 - 5　生活事件量表

生活事件（单位:LCU）	合计	青年	中年	更年	老年	生活事件（单位:LCU）	合计	青年	中年	更年	老年
1.配偶死亡	110	113	112	100	104	34.性生活障碍	37	42	36	32	19
2.子女死亡	102	102	106	97	84	35.家属行政处分	36	31	40	42	36
3.父母死亡	96	110	95	81	60	36.名誉受损	36	37	37	35	33
4.离婚	66	65	68	61	60	37.中额借款	36	32	38	40	33
5.父母离婚	62	73	58	58	54	38.财产损失	36	29	40	43	34
6.夫妻感情破裂	60	64	60	53	56	39.退学	35	44	30	33	33
7.子女出生	58	62	60	49	48	40.好友去世	34	40	33	28	26
8.开除	57	61	52	54	74	41.法律纠纷	34	32	35	34	37
9.刑事处分	57	49	59	62	80	42.收入显著增减	34	28	38	42	23
10.家属亡故	53	60	52	44	32	43.遗失重要物品	33	31	34	39	31
11.家属重病	52	56	53	48	37	44.留级	32	38	29	30	26
12.政治性冲击	51	47	52	51	71	45.夫妻严重争执	32	30	34	29	28
13.子女行为不端	50	51	52	47	46	46.搬家	31	22	36	39	25
14.结婚	50	50	50	50	50	47.领养寄子	31	32	32	29	16
15.家庭刑事处分	50	43	53	54	53	48.好友决裂	30	36	28	25	23
16.失恋	48	55	45	44	42	49.工作量显著增减	30	25	31	35	38
17.婚外两性关系	48	48	52	41	39	50.小额借款	27	23	30	32	20
18.大量借贷	48	43	50	49	53	51.退休	26	18	28	35	29
19.突出成绩荣誉	47	43	49	47	47	52.工作更动	26	25	27	26	25
20.恢复政治名誉	45	41	46	51	46	53.学习困难	25	26	25	23	17
21.重病外伤	43	42	43	46	47	54.流产	25	25	26	25	23
22.严重差错事故	42	42	41	47	44	55.家庭成员纠纷	25	23	25	29	19
23.开始恋爱	41	45	36	38	57	56.和上级冲突	24	21	27	23	30
24.行政纪律处分	40	36	43	42	43	57.入学或就业	24	26	25	23	14
25.复婚	40	42	40	36	35	58.参军复原	23	20	23	32	25
26.子女学习困难	40	34	44	44	29	59.受惊	20	20	21	25	14
27.子女就业	40	29	44	52	39	60.业余培训	20	20	21	22	16
28.怀孕	39	44	38	33	27	61.家庭成员外迁	19	17	20	20	19
29.升学就业受挫	39	41	39	41	26	62.邻居纠纷	18	16	20	21	17
30.晋升	39	28	44	47	40	63.同事纠纷	18	16	20	19	16
31.入党入团	39	29	41	53	59	64.睡眠重大改变	17	12	19	21	25
32.子女结婚	38	34	41	39	33	65.暂去外地	16	12	18	18	22
33.免去职务	37	36	38	36	34						

1. 意外事件引起的危机　如疾病、灾害、意外事故等生活事件引起的危机,是各类危机中最不常发生的一种,但是一般无法预料。这类危机往往是由家庭的外部作用导致的。

2. 家庭发展伴随的危机　如升学、就业、结婚、生育、退休、丧偶、离婚等生活事件引起的危机,是伴随着家庭生活周期各阶段的特征变化而引发的,具有可预见的特点。这类危机中一类是可以预防而避免的,如不道德的事件、离婚、青少年性行为等;另一类则是不易避免的,如结婚、生育、升学、丧偶等。

3. 与家庭照顾有关的危机　某些家庭由于特殊原因需要长期依赖外部力量,如有慢性患者需要医生的长期照顾的家庭、贫困依靠福利救济的家庭等,一旦外部力量发生改变,而家庭没有资源利用,常会产生危机。

4. 家庭结构本身引起的危机　此类危机往往源于家庭内在结构出现问题,可以造成家庭矛盾或引起家庭矛盾恶化。常见于酗酒家庭、暴力家庭,以及常用离婚、自杀或离家出走等来应付普通压力的家庭。危机起因在家庭结构内部,故发生时可以有或无压力事件的触发。在处理这类家庭危机时,全科医生应透过表面现象,仔细探究家庭深层的根本原因。

七、家系图

家系图是以符号的形式来描述家庭结构、家庭成员相互关系、家庭成员疾病及有无遗传联系及家庭重要生活事件等资料的家族树状图谱,便于全科医生迅速掌握家庭的基本资料和健康有关的重要信息。家系图相对较稳定,变化不大,是家庭健康档案的重要组成部分,也是了解家庭客观资料的有利工具。

标准的家系图一般由三代或者三代以上的家庭成员组成,绘制原则如下:

1. 包含至少三代人,包括夫妇双方的所有家庭成员在内。

2. 一般从家庭中首次就诊的患者这一代开始绘制,可以向上下展开,也可以从最年轻的一代开始。

3. 长辈在上,子孙在下;同辈中,长者在左,幼者在右。

4. 夫妻之间,男在左,女在右。

5. 可以在每个人的符号旁边注上年龄、出生日期、重大生活事件、慢性病、遗传病或过敏史等资料。

6. 用虚线圈出在同一处居住的成员。

家系图可在 5～15 分钟完成,图中的内容可不断积累、修改及完善。其绘制中经常使用的符号详见图 5-2,家系图绘制范例见图 5-3。

八、家庭圈

家庭圈是由某一家庭成员描述家体内情感关系的方法,反映的是就诊患者主观上对家庭的看法及其家庭关系网络的认识,是一种主观评价家庭功能的方法。

家庭圈的绘制方法是先让患者画一个大圈,再在大圈内画上若干个小圈,分别代表患者自己和他认为最重要的家庭成员。其中,绘制的大圈往往代表其整个家庭,小圈的大小代表患者认为其和家庭成员在家庭中的重要性的大小,圈越大,表示在家庭中的地位越重要;小圈与小圈之间的距离代表家庭成员之间的联系或亲密程度,距离越远,表示关系越疏远。

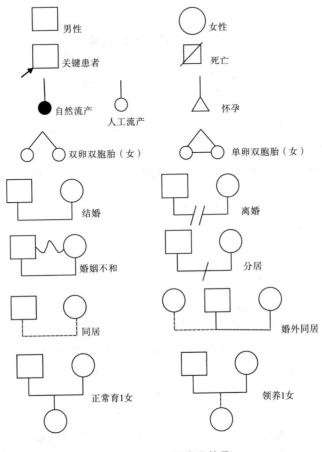

图 5-2 家系图常用符号

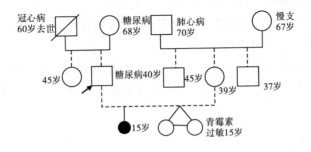

图 5-3 某家庭家系图

绘制家庭圈时,让患者独自完成,一般需 2~3 分钟即可完成。医生可根据患者绘制的家庭圈,就图中发现的问题向患者提问,或让患者向医生解释家庭圈的含义,从而使医生了解患者的家庭状况和家庭问题。图 5-4 表示了两种不同的家庭圈。

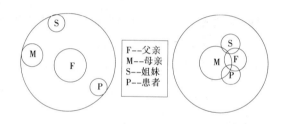

图 5 - 4 两种不同的家庭圈

第四节 家庭保健

家庭保健就是以家庭为单位,在家庭生活场所开展的,以提高家庭及其成员的健康水平和生活质量为目的而进行的各种卫生保健活动。全科医生在提供家庭为单位照顾时考虑了家庭的各种因素,收集了与健康问题相关的家庭资料,并在整个家庭范围内提供咨询、教育、预防和治疗等服务,一般支持的内容包括卫生保健习惯、家庭环境及饮食卫生、心理卫生及体育锻炼等。

一、家庭预防

家庭中存在的压力与家庭成员生病有着直接或间接的关系,因此,家庭是预防疾病及实施预防措施的重要场所。全科医生要认识到家庭跟个人一样是在不断成长和发展的,家庭在每个发展阶段都存在特定的可以预见的家庭问题,故应当把家庭当作一个患者来照顾,在开展家庭医疗保健过程中,根据家庭生活周期预测家庭可能出现的问题,然后提供预防性保健服务。

家庭预防工作的内容与疾病的三级预防是一致的,关于三级预防中家庭可参与的工作内容如下:

1. 一级预防 包括有预防家庭生活方式不合理带来的疾病,如不合理膳食、酗酒、抽烟及缺乏体育锻炼等;开展健康维护,如健康筛查、免疫接种及健康监测等;开展家庭咨询,如性生活指导、婚姻指导、产前保健等。

2. 二级预防 全科医生鼓励家庭成员及时就医,早发现、早诊断及早治疗疾病,同时监督患者合理用药及注意用药安全。

3. 三级预防 对家庭中患有慢性病的成员,督促其遵循医嘱,适应患慢性病所带来的变化,调节患病后的压力,提高生活质量,并对有患重病或有临终患者的家庭产生的危机做出合理调适。

二、家庭咨询

咨询是为咨询对象提供教育、帮助及提高的过程。全科医生开展的家庭咨询是其日常工作的一部分内容,可在家庭中、诊所,甚至户外活动时进行。家庭咨询的内容一般是家庭问题,并且是家庭成员的共同问题,因此,家庭咨询的对象是整个家庭。引起家庭问题的原因是多种多样的,如家庭内资源缺乏、家庭成员间的交往方式问题,以及家庭遭遇感情危机和紧张事件等均可引起。当家庭功能处于良好的状态,家庭资源充足时,家庭本身可以有效地解决家庭问题,而当家庭功能处于障碍的状态时,家庭本身无法有效地解决家庭问题,则会导致家庭危机,因此需要全科医生提供必要的家庭咨询和干预,帮助家庭渡过危机。

家庭咨询的内容涉及家庭生活周期的各个阶段,涉及疾病的整个过程,以及涉及家庭问题的各个方面。家庭咨询的目的是全科医生通过运用自己的相关的专业知识和交往技巧来帮助家庭成员认识问题发生的原因,然后做出正确的决定,最终有效地解决家庭问题。

全科医生作为咨询者不是以权威、决定或解决者的身份去从事咨询活动,因其不可能代替家庭成员去解决问题,最终问题还是要靠家庭本身去解决,所以,应充分发挥家庭成员的主观能动性。另外,全科医生应该具备较广阔的知识面,咨询是一种综合性的服务,需运用各种不同的交往手段,最终可产生多种效应,如咨询者用关心、同情及感情上的共鸣去取得对方的信任,用无微不至的关怀去说服对方主动改变自己的行为。因此,咨询更是一种具艺术性的服务。

1. 家庭咨询的内容　　通常进行的家庭咨询主要有以下几个方面:

(1)家庭遗传学咨询　　包括遗传病在家族中发病的规律、是否婚姻限制或生育限制、预测家庭成员的患病可能等。

(2)婚姻咨询　　夫妻之间的感情发展和相互适应问题,性生活问题,夫妻角色扮演问题及生育问题等。

(3)家庭生活问题　　孩子出生,孩子教育问题,孩子离家,退休,丧偶,独居等。

(4)其他家庭关系问题　　如婆媳关系,父子关系,母女关系,兄弟姐妹关系,继父母关系,养父母与养子女的关系等。

(5)子女教育问题　　儿童期和青春期的生长发育问题,成长过程中与父母的关系适应问题,子女角色适应与交往方式问题,独立性与依赖性是否平衡的问题,人生发展与父母期望是否一致的问题等。

(6)患病成员的家庭照顾问题　　家庭成员所患疾病的预后问题,家庭应作出什么反应,家庭照顾的作用和质量问题等。

(7)严重的家庭功能障碍　　家庭成员间的交往方式问题,家庭遭遇重大的生活事件等。

2. 家庭咨询的作用

(1)教育　　针对整个家庭中所有的家庭成员,全科医生在家庭中扮演着教育者的角色。家庭教育的内容主要包括如何应付家庭生活中的紧张事件、儿童和青少年的生长发育、处理躯体和精神疾患等方面。

(2)预防　　家庭在生活周期的各个阶段都会遇到一些特殊的、需要应付的问题,全科医生完全可以预测到这些问题,然后对家庭开展具有针对性的超前的预防性教育,为家庭提前做好预防性准备,避免家庭问题出现和家庭危机的产生,让家庭成员早期发现问题,主动解决问题。

(3)支持　　这是家庭咨询的核心功能,可以在家庭问题的认知、处理技能、情感表达及资源利用等方面提供指导、支持和帮助,而处于危机状态的家庭最需要的帮助就是全科医生提供的有效的支持。

(4)激励 是家庭咨询的另一个重要功能,可以激励家庭成员改变不良的生活行为方式。

三、家庭治疗

家庭治疗是指对家庭功能、角色及互动模式的调试,涉及心理和行为问题的治疗,是一种广泛的、综合性的家庭关系治疗。当家庭咨询未能解决家庭问题和家庭危机时,全科医生就必须启动家庭治疗。家庭治疗包括家庭咨询的所有内容,但比家庭咨询更广泛、更全面,涉及家庭教育、预防和保健等多方面的工作,通过有效地采取干预措施,改善家庭中的人际关系,使家庭建立起新的相互作用模式,维护家庭的整体功能。

1. 家庭治疗的原则

(1)家庭治疗的着眼点是整个家庭 以家庭的整体为对象对所有家庭成员进行集体治疗,纠正家庭中共有的心理状态。

(2)家庭本身才是真正的患者 而"确诊的患者"所存在的问题只不过是家庭问题的症状而已。

(3)注重感情与行为因素 问题的彻底解决要靠家庭成员之间的相互理解、关爱和坦诚。

(4)家庭治疗的任务 是帮助每个家庭成员了解其家庭病态情感结构,分析家庭问题存在的原因和可能发生的结果,帮助改善和整合家庭功能,让家庭成员认识到家庭问题后自行决定,治疗者不代替做决策。

2. 家庭治疗的组织 家庭治疗要求只要与家庭功能紊乱有关的成员均需参加,甚至包括一些相关的社会成员,如医师、朋友及监护人等。全科医生要事先向家庭成员解释治疗原则,家庭成员要克服担心家丑外扬、互相抱怨及家庭被社会歧视等顾虑和阻力。

3. 家庭治疗的过程 可归纳为5个基本方面:会谈、观察、家庭评估、干预和效果评价,即家庭治疗者通过与家庭成员面对面交往的过程,详细了解家庭的动力学过程,然后结合家庭基本资料及家庭生活事件等评价家庭的功能状况,鉴定家庭问题和家庭危机的性质和原因,最后,帮助家庭制订干预计划,与家庭合作实施干预计划,并评价干预的效果,及时调整干预计划和措施。以上过程可交替进行,让家庭治疗逐渐达到改善家庭功能的目的。

全科医生要提供家庭治疗服务,必须接受专门的训练。然而,全科医生因对部分成员的长期连续服务,往往会对个别家庭或部分成员产生偏见和偏好,在开展家庭治疗时应尽力避免。

四、家访

家庭访视又称为家访,是全科医生为家庭提供的一种重要的服务方式,体现了人性化、连续性、协调性和可及性照顾,也是全科医生主动服务于个人和家庭的重要途径。20

世纪 50 年代,交通和通信都很不发达,家访是许多国家家庭医生日常工作的重要组成部分。后来,随着经济的发展、交通的便利、通讯设备的普及及医院的增多等,家庭医生的家访率逐渐下降。近年来,由于人口老龄化、慢性病的流行及医疗费用的增加等原因,家庭医生的家访率又开始回升。在我国基层医疗机构家庭病床科的医生,就是主要以家访的形式为患者提供服务。

(一)家访的种类

根据家访的目的不同,可将家访分为三个类别:

1. 评估性家访　通常是一次性的,其目的是对有照顾对象的家庭进行评估,常用于有家庭问题或心理问题的患者,以及年老体弱患者的家庭环境考察。

2. 连续照顾性家访　常定期进行,其目的是为患者提供连续性的照顾,主要用于行动受限的家庭病床或患有慢性病的患者,以及临终的患者。

3. 急诊性家访　多为随机性的,目的是临时处理患者或家庭的紧急情况。

(二)家访的必要性

1. 家访能让全科医生了解到真实情况　了解客观的家庭背景资料,才能找到家庭问题的真正原因,发现真正的患者,做出正确的诊断和判断。

2. 家访能让全科医生接触到尚未就诊的患者及健康的家庭成员　能接触到早期的健康问题,可以全面地评价个人的健康危险因素,有利于早期诊断健康问题并提供综合性的预防保健服务。

3. 家访可以满足一些特殊患者及其家庭对医疗保健服务的需求　如老年人、残疾人、慢性病患者、长期卧床患者及临终患者等及其家庭,综合提供人性化、连续性、协调性及可及性的照顾,照顾的效果往往比住院更理想。

4. 家访也有利于指导家庭对患者的照顾　促进患者的康复,有利于观察患者对治疗的反应及遵医行为,有利于评价家庭照顾的效果。

5. 家访扩大了全科医生的服务范围　降低了医疗费用,提高了全科医疗服务的效率和效益。

6. 朋友式的医患关系　是全科医生解决社区中个人及其家庭健康问题的最重要资源。

7. 家访是全科医学教育的关键环节　医学生必须通过多次家访实践,才能确切掌握以个人为中心,以家庭为单位的服务技能。

(三)家访的适应证

1. 某些急症患者　一些一过性的严重疾患或需要立即处理的急症,像心搏骤停、哮喘等,还未转诊到医院前需要尽快作出急性处理。大城市中,通讯和急救网络较发达,急症患者常被家属或急救车直接送入医院急诊室治疗,而在远离医院的地区,基层医生更是急症患者在各种场合(包括患者家中)的急救者。

2. 行动不便　长期困于家中的慢性病患者及老年人,如患严重脑卒中、慢性心血管疾病及关节退行性病变等的患者,因行动不便而无法出门看医生,有利于慢性病的治疗和康复。对于患多种慢性病的老人进行家访可了解其用药及遵医情况,与其照顾者或家属谈话可以发现一些潜在问题。此外,家访还是观察老年人的居所设施、消除易造成老年人跌倒的危险因素、避免老人摔伤的重要途径。

3.有心理社会问题的患者及遵医嘱不良的患者 遇到上述问题的患者,全科医生应该进行家庭访视,了解患者的家庭背景资料,找出问题产生的真正原因。

4.新成为服务对象的患者 对这类患者,首次家访的目的往往是评估其家庭情况,了解可以利用的家庭资源。

5.出院患者的评价和继续治疗方案 大多数住院患者往往在疾病恢复的早期阶段就出院回到家中,但这些患者仍需要继续治疗,并需要家庭提供照顾,才能逐渐康复。全科医生可以通过家访,正确评价患者的恢复情况、遇到的问题、是否遵医嘱及用药反应等,便于及时调整治疗方案。

6.为临终患者及其家庭提供服务 临终会给患者带来痛苦,城市中的许多患者都是在医院的抢救室里度过其临终阶段的,死亡也会给家庭带来巨大的压力。全科医生在整个临终照顾的过程中能发挥重要的支持作用,可以在家访时为临终患者提供临终关怀和必要的医疗服务,并为处于危机中的整个家庭提供必要的支持。

7.有新生儿的家庭 在我国目前的医疗保健体系中,新生儿的母婴访视通常由妇幼保健机构的工作人员来完成。但在新医改的形势下,更趋向于由居民所在的社区卫生服务机构中的全科医生来完成此项工作。

(四)家访的程序

1.评价家访的必要性。

2.确定家访的目的。

3.制订家访的具体计划,包括几次进行,家访的内容和所需要的时间等。

4.实施家访计划。

5.确定和预约下一次家访的时间和内容。

6.家访记录的书写。

7.按照规定的格式书写家访报告。

(五)家访的注意事项

1.家访要选择合适的时间 避免干扰家庭正常的生活,严格控制家访时间,以30分钟至1小时为宜。

2.家访前要有周全的计划和明确的目的

3.家访结束前要做一个简单的家访总结 告知家庭成员家访的结果。

综合测试题

一、选择题

1.下列哪项不是核心家庭的特征
  A.家庭内部资源的可用性大
  B.规模
  C.成员之间的关系较单纯
  D.结构简单

E.相对容易达成一致意见

2.现代社会推崇的家庭权力结构类型是
  A.传统权威型　　　B.分享权威型
  C.工具权威型　　　D.感情权威型
  E.以上都是

3.有关家庭角色的描述,错误的是

A.家庭角色反映了家庭成员在家庭中的位置

B.家庭角色的改变与社会潮流、文化背景有关

C.家庭角色功能的好坏是影响家庭功能的重要因素

D.良好的家庭角色转换功能并不体现较好的家庭角色功能

E.全科医生应对家庭角色有良好的判断能力

4.对"以家庭为单位照顾"描述最佳的是

A.全科医生将家庭访视作为其日常工作中的最主要内容

B.全科医生必须为社区内所有家庭建立家庭健康档案

C.全科医生负责管理每个家庭所有成员疾病的诊疗及康复

D.全科医生应利用家庭资源进行健康与疾病的管理

E.全科医生在接诊患者时首先应了解并记录其家庭情况

5.关系健全的家庭应包含的关系以下哪个不是

A.血缘关系　　　　B.感情关系

C.朋友关系　　　　D.经济关系

E.社会化关系

6.由两对已婚子女及其父母、未婚子女所构成的家庭称为

A.核心家庭　　　　B.主干家庭

C.联合家庭　　　　D.传统家庭

E.现代家庭

7.通常来讲,以下哪类家庭的关系最复杂

A.核心家庭　　　　B.单亲家庭

C.主干家庭　　　　D.联合家庭

E.单身家庭

8.一般而言,哪类家庭对儿童成长最不利

A.核心家庭　　　　B.单亲家庭

C.主干家庭　　　　D.联合家庭

E.群居家庭

9.下列图中虚线内3人组成的家庭属于哪类家庭

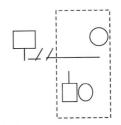

A.核心家庭　　　　B.单亲家庭

C.主干家庭　　　　D.联合家庭

E.混合家庭

10.下列图中虚线内4人组成的家庭属于哪类家庭

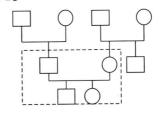

A.核心家庭　　　　B.单亲家庭

C.主干家庭　　　　D.联合家庭

E.混合家庭

11.下列关于联合家庭,叙述正确的是

A.结构相对松散,家庭难以做出一致的决定

B.家庭仅有一个权力和活动中心

C.是由其父母及其未婚子女组成的家庭

D.又称直系家庭或扩展家庭

E.可由一对已婚子女同其父母、未婚子女构成的家庭

12.家庭的内在结构不包括

A.家庭角色　　　　B.家庭人数

C.权力结构　　　　D.沟通类型

E.价值观

13.一般发生在家庭功能不良晚期的沟通障碍是

A.情感性沟通　　　　B.机械性沟通

C.掩饰性沟通　　　　D.代替性沟通

E.直接性沟通

14.某家庭历来都由男性掌握家政大权,这个家庭属于哪种权力结构

A. 工具权威型   B. 感情权威型

C. 分享权威型   D. 传统权威型

E. 转换权威型

15. 决定家庭成员的就医、遵医行为和生活方式形成等的是

A. 家庭评估   B. 家庭照顾

C. 家庭功能   D. 家庭健康观

E. 家庭访视

16. 哪项不是家庭的基本功能

A. 抚养或赡养功能   B. 满足情感需要

C. 社会化   D. 经济功能

E. 预防疾病

17. 一个 4 岁男孩,一向受到家里父母、爷爷奶奶的宠爱,他一不称心就大发脾气、打人、摔东西,家人也只好多哄哄他。如今,他在幼儿园里也常常大闹,致使老师、同学都不喜欢他。该家庭哪项功能最成问题

A. 社会化

B. 满足情感需要

C. 抚养或赡养

D. 满足生殖和性需要

E. 赋予成员地位

18. 家庭对健康与疾病的影响不包括

A. 疾病遗传方面   B. 儿童发育方面

C. 血液类型方面   D. 疾病传播方面

E. 生活方式方面

19. 家庭应在下列哪个儿童发育影响的关键期,要尽量避免与孩子的长期分离

A. 出生至 3 个月

B. 3~4 个月

C. 1~3 岁

D. 3 个月至 4 岁

E. 3~4 岁

20. 有调查显示,父亲吸烟的家庭,其孩子吸烟的比例明显高于父亲不吸烟的家庭,这是家庭对健康的哪方面影响

A. 遗传方面

B. 疾病传播方面

C. 成人发病与死亡方面

D. 疾病预后方面

E. 生活方式与行为方面

21. 根据家庭的不同发展时期,将家庭生活周期分为

A. 3 个阶段   B. 6 个阶段

C. 7 个阶段   D. 8 个阶段

E. 9 个阶段

22. 不属于家庭生活周期发展阶段的是

A. 新婚期   B. 学龄期

C. 恋爱期   D. 退休期

E. 空巢期

23. 以下哪项不是青少年期的特点

A. 第二性征明显

B. 身高、体重快速增加

C. 开始追求独立、自我认同

D. 因上学与父母分离而产生焦虑(这是学龄儿童的问题)

E. 好冒险,但心理与行为尚不成熟

24. 家人对成员的关怀及精神支持,属于

A. 经济支持   B. 维护支持

C. 医疗支持   D. 结构支持

E. 爱的支持

25. 青少年性行为是哪类常见的家庭危机

A. 意外事件引发的

B. 家庭发展伴随的

C. 家庭外在结构问题

D. 家庭内在结构问题

E. 与照顾有关的问题

26. 家庭评估的主要目的是

A. 了解家庭的结构和功能状况

B. 进行家庭生活干预

C. 了解家庭发展历史

D. 了解患者的家庭矛盾

E. 了解家庭的人际关系

27. 家系图是

A. 对家庭结构、遗传史及重要事件的描述

B. 对家庭功能进行描述

C. 描述家庭生活周期

D. 描述家庭资源

E.对家庭人际关系情感的描述

28.家系图一般由几代组成

    A.二代   B.三代

    C.四代   D.五代

    E.没规定

29.以下关于家系图的描写错误的是

    A.一般由三代组成

    B.长辈在上,子辈在下

    C.同辈中,长者在右,幼者在左

    D.夫妇双方的家庭都应包含在内

    E.一般可在5~15分钟完成

30.一对夫妇,孩子刚2岁,妻子产后月经总是不规则并且淋漓不止,夫妻生活几乎没有。夫妻除关于照顾孩子的问题,其他一般不太交流。该家庭目前最主要的沟通障碍是

    A.情感性沟通

    B.机械性沟通

    C.掩饰性沟通

    D.代替性沟通

    E.直接性沟通

31.家庭圈反映的是

    A.家庭问题   B.家庭破裂

C.家庭危机   D.家庭压力

    E.家庭结构与关系

32.有位23岁的女青年,个性非常男性化,恋爱屡遭挫折,心理咨询发现,父母在她2岁时就离婚,其由父亲带大,父亲一直没再娶。这是家庭对健康与疾病哪方面的影响

    A.遗传方面

    B.儿童发育方面

    C.成人发病与死亡方面

    D.疾病预后方面

    E.生活方式与行为方面

33.对患慢性病或行为受限的患者提供定期持续性的家访是属于

    A.评估性家访

    B.随机性家访

    C.照顾性家访

    D.急诊性家访

    E.干预性家访

二、简答题

1.现代家庭的主要功能包括哪几个方面?

2.家庭对健康的影响有哪些方面?

(周卫凤)

第六章 以社区为范围的卫生服务

传统上临床医生关注于个体患者的疾病或健康,临床工作也主要着眼于个体患者疾病的诊断和治疗,很少会从社区人群的角度去考虑疾病的相关问题,这就有可能出现"只见树木、不见森林"。例如流感病例的出现,如果临床医生只是在个体水平上对前来就诊的患者感冒进行诊治,而不从社区人群的水平上去观察这些病例的出现规律,可能就不会意识到人群中已经出现了流感,也不会观察到在人群中的传染性。针对于此种流行所采取的控制措施同样也需要在整个社区人群的水平上来进行,如追查人群中的传染源、隔离密切接触者、限制人员流动、消毒社区环境等。除了传染性疾病外,如高血压、糖尿病、恶性肿瘤等慢性非传染性疾病同样如此。此种病例的发生既有个体的危险因素,也涉及社区人群的某些共同的危险因素。如城市的环境污染可能是导致城市人群恶性肿瘤发生水平升高的主要危险因素,农村普遍食盐摄入量偏高则可能是导致农村居民高血压发生的主要危险因素。因此,医疗保健工作必须把对个体健康的关注与对社区人群健康的关注结合起来。

第一节 社区健康问题

一、社区的概念

社区有各种不同的定义。德国学者汤尼斯曾给社区(community)定义为:"社区是以家庭为基础的历史共同体,是血缘共同体和地域共同体的结合"。20 世纪 30 年代,我国著名社会学家费孝通给社区定义为:"社区是若干社会群体(家庭、氏族)或社会组织(机关、团体)聚集在某一地域里形成一个生活上相互关联的大集体"。WHO 认为一个有代表性的社区,其人口数在 10 万～30 万人,其面积在 5000～50 000km^2。在我国,社区一般分为城市社区和农村社区,城市社区是指街道、居委会,农村社区指乡镇、村。

社区不等同于"行政区域"。两者有联系,也有区别。有联系的是,有的行政区与社区在地域上可能是重合的,如我国城市街道和农村的镇,因为它既是行政区,又由于它的主要社会生活是同类型的,所以,常把它们称为社区。但行政区是为了实施社会管理,依据政治、经济、历史文化等因素,人为地划定的,边界比较清楚。而社区则是人们在长期共同的社会生产和生活中自然形成的,其边界比较模糊。有时同一社区可划分为不同的行政区,而同一行政区却包含不同的社区。

在诸多的社区要素中,社区文化是社区得以存在和发展的内在要素,是人们在社区这个特定的地域性社会生活共同体中长期从事物质与精神活动的结晶。它渗入到社区生活的各个方面,不仅体现在人们的物质生活中,更深入地反映在人们的精神生活中。一个社区的风土人情、风俗习惯、管理方式,社区成员的心理特质、行为模式、价值观念等都体现着社区的文化,它是社区内在凝聚力、认同感和社会资本的基础,从而成为开展社区预防的内在动力。

社区是个人及其家庭日常生活、社会活动和维护自身健康的重要场所和可用资源,也是影响个人及其家庭健康的重要因素。就预防工作来讲,服务的群体一般都是以周围人群为对象的,有它特定的服务半径和范围;许多疾病的传播和流行常带有地域性;当地环境条件的优劣直接影响人的健康。从文化上讲,一定区域有着特定的风土人情,直接影响着人的健康行为等。所以,以社区为范围开展健康促进和疾病防治就有非常明确的针对性。从卫生服务来讲,以社区为范围,则便于医患交往,便于家庭、亲属对患者的照顾。对卫生资源消费来说,加强社区卫生也有利于节约和减轻患者的负担。更为重要的是,通过社区服务网络,能有组织地动员群众参与,依靠社区群众自身的力量,改善社区的卫生环境,加强有利于群体健康发展的措施,达到提高社会健康水平的目的。在社区内还可依靠群众的互助共济解决个人无力承担的疾病问题,这既反映着我国民族的优良传统,也是健全社会健康保障体系的有效手段。

总而言之,社区的构成需要有以下五个要素:①一定数量的人群,即共同的利益、信念和若干共同的问题及需要;②一定大小的地理面积;③满足人生活需要的服务体系;④共同的地理环境和文化背景;⑤有一定的运行制度和管理机构。

以社区为范围的服务,其根本目的是为了满足维护个人及家庭健康的需要,这种服务通常有两种类型:其一顺延性的社区保健服务,是由为个人及家庭提供的服务中延伸出来的;其二是规划性的社区保健服务,是为了更有效地维护个人及其家庭的健康,动用社区资源、制度和实施连续性、综合性、协调性的社区卫生服务计划,改善社区的健康状况。

以社区为范围的服务,一般应用流行病学及统计学方法进行社区调查,找出社区群体中的健康问题及其医疗保健照顾方面的需求,从而拟定出社区的健康计划,动员社区的人力物力资料,通过社区医疗保健工作改善群众的健康问题,并经常不断地对社区内的健康问题和健康计划进行评估,以达到预防疾病、促进健康的目的。

二、社区常见的健康问题

(一)影响社区居民健康的因素

影响社区居民健康的因素非常广泛,概括起来分为环境因素、行为生活方式、生物遗传因素与卫生服务因素四大类。这四个因素彼此又有相互依存关系。

1.环境因素　包括自然环境因素和社会环境因素。自然环境因素中有化学因素、物理因素和生物因素,社会环境因素中有社会经济与发展因素、人口、家庭、文化与教育、风俗习惯、宗教信仰等。

2.行为生活方式因素　生活方式是指个人和社会行为模式,是指人们日常生活中与健康有关的行为,如饮食、运动、吸烟、酗酒、不良性行为等。

3. 生物学因素　随着分子生物学和遗传基因研究的发展,遗传特征、家族发病倾向、成熟老化和复合内因学说等都有了新的科学依据,即人类生物遗传因素是影响健康的重要因素。目前已发现有 3000 多种疾病与遗传致病基因有关,而且遗传性疾病不仅影响个体终身,也是重大的社会问题。针对遗传性疾病的主要预防策略是提倡科学婚配、优生优育,并用法制来管理婚姻和生育,这是民族世代繁衍、增强国民体质、获得健康美好生活的基本措施之一。

4. 医疗卫生服务因素　医疗卫生服务系统中存在的影响健康的因素,包括预防、保健、医疗及康复等方面。卫生服务体系不健全,卫生资源分配不合理,医疗服务质量低下,误诊、漏诊,滥用抗生素和激素,医疗事故和医院内感染等都是不利于人群健康的因素。

(二)社区常见的健康问题

1. 常见的症状　发热、咳嗽、头痛、腹痛、关节痛、腹泻、便秘、尿失禁、失眠、睡眠呼吸暂停综合征。

2. 常见的问题　吸烟、酗酒、吸毒、性乱、家庭暴力、健康知识贫乏、营养不良、记忆力减退、避孕、青少年怀孕问题等。

3. 常见的疾病

(1)呼吸系统疾病　肺炎、上呼吸道感染、气管支气管炎、哮喘、肺结核。

(2)消化系统疾病　胆结石、阑尾炎、胃炎、腹疝、胆囊炎。

(3)泌尿生殖系统疾病　肾结石、盆腔炎、前列腺炎、子宫颈炎、前列腺增生。

(4)循环系统疾病　高血压病、脑梗死、内、外痔、冠心病、脑出血。

(5)妊娠　分娩和产褥期疾病:正常分娩、剖宫产、异位妊娠、人工流产、难产。

(6)眼疾病　结膜炎、眼外伤、白内障、结膜下出血、青光眼。

(7)皮肤病　感染、湿疹、皮炎、病毒性疹、痤疮。

(8)肌肉骨骼系统疾病　肌肉及软组织扭伤、关节炎、脊柱的退行性疾病、肩部综合征、腱鞘炎。

(9)内分泌系统疾病　糖尿病、甲状腺病、骨质疏松症。

(10)恶性肿瘤　胃癌、食管癌、肺癌、直肠癌、乳腺癌、肝癌、结肠癌、宫颈癌、恶性淋巴瘤、白血病。

三、社区重点人群保健

妇女、儿童、老年人等是社区卫生服务的重点人群,如何开展重点人群的社区保健是社区卫生服务一项重要工作。

(一)妇女、儿童的社区保健

妇女是指 15 岁以上的女性,儿童是指 0～14 岁(或 0～12 岁)的人群。妇女和儿童人数众多,约占总人口的 2/3,并且妇女、儿童分布在每个家庭。做好这部分人群的保健工作,关系到人口的大多数,关系到每个家庭的健康和幸福。

妇女一生中要经历青春期、孕产期、哺乳期和更年期等一些特殊的生理时期,在这些时期,妇女全身各个系统,特别是内分泌系统的变化较大,容易发生感染性、损伤性疾病,对环境中的危害因素也比较敏感。儿童从胎儿、婴儿、幼儿、学龄前儿童发展到学龄儿童,形体上、生理上和心理上不断地发生变化,是一生中生长发育最快的阶段,也是奠定身心健康的基础阶段。儿童的免疫防护功能尚不健全,缺乏独立生活和保护自己的能力。因此,妇女儿童都属于高危人群,必须通过全面系统的保健工作,才能保障他们的身心健康,提高健康水平。

1. **儿童期的主要卫生问题**　根据不同年龄段儿童生长发育过程中所表现的不同特点,可将儿童分为婴儿期、幼儿期、学龄前期和学龄期,各期儿童的身心发育特点及卫生问题有所不同。

(1)婴儿期　从出生到1周岁为婴儿期,其中从出生到28天为新生儿期。在婴儿期,由于大脑皮质功能不成熟,全身各器官系统的功能不完善,对高热、毒素及其他有害因素的抵抗力弱,容易发生抽搐、呕吐、腹泻、呼吸道感染、营养不良等问题,婴儿期是整个儿童期死亡率最高的时期。

(2)幼儿期　从满1周岁到3周岁为幼儿期。这一时期由于从母体获得的先天性免疫已消失,自身的免疫功能尚未完善,幼儿期的儿童容易发生传染病和寄生虫感染;由于活动范围的加大,又缺乏自我照顾的能力,因此容易发生意外事故;喂养不当,可能发生营养不良。

(3)学龄前期　从满3周岁到7周岁为学龄前期。这一时期抵抗力比之幼儿期又有所增强,但仍然易发生传染病和寄生虫病、意外事故。如果教养不当可能出现行为异常。

2. **妇女不同生理时期的主要卫生问题**

(1)青春期　青春期是指从儿童到成人所经历的一个转变时期。在医学上通常把青春发育征象的开始出现至生殖功能发育成熟为止的一段时期称为青春期。此期的卫生问题从心理方面来说主要是由于生理的改变可能导致的恐惧、羞怯、焦虑等反应。而如果缺乏经期卫生保健知识,没有良好的卫生习惯有可能发生月经病,甚至妇科感染性疾病等问题。随着性功能的发育,此期的少女朦胧地产生了性意识并渴望探究其中的奥秘,如果缺乏必要的性知识及道德法制观念,不能控制自己的性冲动,容易发生不正当的性行为,甚至触犯法律导致性犯罪,影响健康及今后的生育功能。因此,有必要加强包括青春期生理、心理卫生、性知识及健康行为指导在内的青春期保健工作。

(2)孕产期　孕产期是妇女一生中生理和心理变化较大的时期,也是使妇女暴露于与妊娠和分娩有关的各种危险因素和疾病的时期。孕期妇女全身器官负担加重,易发生各种妊娠并发症,孕妇原有的一些疾病也会因妊娠而加重。由于孕期生理的改变有可能导致孕妇情绪上的相应改变,而孕妇的情绪对胎儿的发育有很大的影响。例如,当孕妇的情绪过度紧张,肾上腺皮质激素就会分泌过多,就可能阻碍胎儿上颌的发育而形成腭裂;长期处于忧郁的孕妇,血液中营养成分不足,常会引起早产或造成胎儿瘦小体弱。严重的生理和心理的改变甚至可能发生流产、早产、死胎甚至难产等异常结局,因此,一定要注意孕期的卫生保健工作。分娩时,易发生的主要问题包括产道的撕裂伤、产后大出血、产后感染等。在产后哺乳期,产妇既要进行自身的恢复,又要担负起哺育和照看新生儿的重任。易发生的问题主要包括生殖道的感染和出血、乳腺炎等。心理上可能会由于角色由青春期女性成为母亲的这种突然转变,照顾和哺养的负担而容易出现心理障碍,如产后抑郁症。在澳大利亚妇女的产后抑郁症发生率高达20%,国内的一项研究也报道产后抑郁症的发生率为20.26%。

(3)更年期　更年期是妇女从生育功能旺盛走向衰退的过渡时期,是一个逐步变化的过程,一般可以分为绝经前期、绝经期以及绝经后期。通常更年期的全过程为8～12年。更年期妇女在生殖生理上的主要特征是性腺功能逐步衰退,月经周期紊乱,经量减少最终进入绝经期。由于激素分泌的变化,可能出现自主神经(植物神经)功能紊乱、血管舒缩异常,雌激素的减少可能导致骨质疏松,易骨折。妇女进入更年期,使多年的平衡被打乱,而新的心理平衡又需要重新建立。因此,势必带来心理上的重大变化,而且由于体内激素的改变使这一时期的妇女常发生精神状态的改变,如出现悲观、抑郁、烦躁不安、失眠、神经质等更年期综合征的表现。心脑血管疾病、恶性肿瘤的发病率增高。

3.妇女、儿童社区保健措施

(1)建立和健全社区妇幼保健网　妇幼保健网是指由妇幼保健专业机构形成的组织系统,是进行社区妇幼保健工作的组织保证,是开展社区妇幼保健工作的组织基础。我国原有的城乡三级卫生保健网可以作为社区妇幼保健的网络,尚不健全的应该健全。

(2)开展社区调查　通过社区调查了解所在社区妇女儿童的人口数、年龄构成、健康状况、主要危险因素及卫生保健需求,以便制订社区妇幼保健工作计划,有针对性地开展社区妇幼保健工作。

(3)提供社区妇幼保健服务　根据社区调查的结果,针对社区内妇女、儿童的健康状况和卫生问题,以及卫生保健的需求提供相应的服务。服务的内容应该包括有关妇女、儿童预防保健知识的宣传教育和健康咨询,开展青春期性教育与咨询,婚前检查与咨询,计划生育咨询与技术服务,计划免疫,对妇女、儿童进行定期的健康检查,妇女、儿童疾病的防治等,也包括对妇女、儿童开展系统管理。

(4)建立非正式支持组织　社区保健强调社区群众的有效参与,可以在社区中成立一些非正式组织如妇女小组等以促进社区妇女的有效参与。世界卫生组织指出:没有一个国家能够提供正式的卫生保健及社会服务足以取代非正式支持系统的作用,即使它想做也做不到。妇女小组等非正式组织是社区专业保健机构与社区群众的中介,是社区保健活动中的骨干力量,在传播卫生保健知识、转变人们的行为方面具有重要的作用。

4.妇女、儿童保健系统管理　近年来,为了更好地为社区中的妇女、儿童提供保健服务,对妇女、儿童的保健进行主动的系统管理,以真正保证社区妇女、儿童的健康,在国内开展了主要针对7岁以内的儿童,重点是新生儿和3岁以下婴幼儿的儿童保健系统管理,以及孕产妇保健系统管理。

(1)儿童保健系统管理　儿童保健系统管理的运行程序,在城市是以街道或居委会为单位,由所在辖区的医疗保健机构承担工作,并根据其能力大小实行就近划片包干责任制。在农村依靠三级妇幼保健网络,以乡为单位,实行分级分工负责制,乡村配合,共同做好0～7岁,重点是3岁以内的儿童保健系统管理工作,疑难儿转县(市)级以上医疗保健机构处理。其保健系统管理措施包括：①建立儿童保健系统管理的保健卡（册）：婴儿出生后即建立系统保健卡（册），做到一人一卡（册），并交由承担系统保健的机构管理。②开展新生儿访视：婴儿出生并返家后，由妇幼保健人员到产妇家中随访，做好记录，填写系统保健卡（册）。在新生儿期要求访视 3~4 次，至少应访视 2 次（初访、满月访），对体弱儿应酌情增加随访次数，并专案管理。访视中，了解和观察一般情况外，要进行全身检查，指导合理喂养和护理。③定期健康体检：儿童保健系统管理要求对 0~6 岁儿童，重点是 3 岁以下婴幼儿进行定期的健康体检。时间为 1 岁以内每季度 1 次，1~2 岁每半年 1 次，3~6 岁每年 1 次，体检时填写保健卡（册、表）。有条件的地方可适当增加体检次数和项目。体弱儿应专案管理。④生长发育监测：为了及早发现生长缓慢现象，适时采取干预措施，保证儿童健康成长，儿童保健系统管理要求根据实际情况推广使用小儿生长发育监测图来进行生长发育监测。这种方法指标单一，简便易行，只需连续地测量小儿体重，绘出体重曲线，即可动态观察婴幼儿生长发育趋势。要求 1 岁以内测体重 5 次，1~2 岁测 3 次，2~3 岁测 2 次。⑤体弱儿的管理：对儿童保健门诊和系统管理中发现和筛选出的体弱儿要进行专案管理。体弱儿是指低体重儿（出生体重 <2500g）、早产儿、弱智儿、佝偻病活动期、Ⅱ度以上营养不良、中度以上缺铁性贫血、反复感染，以及患先天性心脏病、先天畸形、遗传代谢病等疾病的儿童。对体弱儿要采取针对性措施，定期访视，指导家长正确护理喂养，注意保暖，防治感染等。要督促患儿就医，建立专案病历，制订治疗方案，定期复诊治疗。待恢复正常情况和疾病治愈后，转入健康儿童系统管理。⑥健康教育：在儿童保健，特别是系统管理中，健康教育是必不可少的，要采取多种形式，利用各种媒介大力宣传优生、新生儿护理、科学喂养、营养、疾病防治、健康行为等儿童保健知识和儿童优教知识，提高广大群众的保健意识，养成良好的卫生习惯，适时利用医疗保健服务，促进儿童健康成长。

（2）孕产妇保健系统管理　孕产妇系统管理是指孕产妇怀孕 3 个月前检查 1 次，3 个月后每 4 周检查 1 次，7 个月后每 2 周检查 1 次，9 个月后每周检查 1 次。凡经确诊为怀孕的孕妇应填写孕产妇系统管理保健手册，定期到所属医院或社区保健机构进行产前检查、保健。妊娠到 36 周后持保健手册到医院住院分娩，出院后母婴一同转入社区保健机构进行产后 3 天、7 天、14 天、28 天、42 天随访检查登记，发现问题及时预防和处理。如发现孕妇有高危因素时，按高危妊娠专案管理。其具体管理工作包括：①健康教育：采用多种形式开展健康教育工作，普及围生期保健知识，使群众懂得和掌握各期的保健要求，提高孕产妇的自我保健能力，动员社会和家庭都关心和支持母婴安全工作。②早孕保健：做到早发现、早检查、早确诊，如发现高危孕妇应及时转诊和处理，避免病毒感染和接触有害物质，避免乱服药打针，建立孕产妇保健卡或围生期保健卡。③产前检查：健全产前检查制度，提高孕 12 周前检查 1 次的初检率，孕 20~26 周检查 3~5 次，以后每周（农村每月）1 次，直至分娩。提高产前检查的质量，加强对孕妇健康和胎儿生长发育的观察指导，进行必要的化验检查，防治妊娠高血压综合征、胎位异常等。认真填写有关的表与卡，绘制妊娠图。④高危妊娠筛查、监护和管理：通过产前检查及时筛出高危孕妇，进行专门登记和重点监护，按其危险程度及早转上级医疗保健单位诊治，并全面衡量其危险严重程度,选择最有利的分娩方式,属妊娠禁忌证者,应尽早终止妊娠。⑤产时保健:严格执行接产操作常规,加强产程观察,预防和正确处理难产,提高接产质量,严格掌握手术指征。防治滞产感染、出血、窒息、冻伤,加强高危产妇的分娩监护等。⑥新生儿保健:掌握新生儿健康状况,对急危重症新生儿进行重点监护严密观察。正常新生儿要早吸吮、早抱奶、促进母乳喂养。严格消毒隔离制度,防止交叉感染。儿科医师应进产房协助抢救新生儿,产前、产后对母亲传授新生儿喂养和护理知识。⑦产褥期保健:严格执行产褥期护理常规,防止产褥感染。开展产后访视,做到产后和出院后初访,半个月和满月时再各访 1 次,产后 42 天做全面检查 1 次。指导产褥期卫生,进行新生儿卡介苗初种。⑧建立孕产妇死亡及围生儿死亡评审制度:定期对社区内的孕产妇死亡、围生儿死亡情况及原因进行调查分析,找出围生保健工作的薄弱环节,明确工作的努力方向,制订改进措施,促进工作的发展。

(二)老年卫生

老年人的标准目前世界上尚不统一。一般多以 60 岁及以上或 65 岁及以上作为老年人。1982 年联合国召开老龄问题世界大会,建议年满 60 岁者为老年人。我国学者也建议以 60 岁作为我国老年人的起始年龄界限,其中 69 岁以下者为低龄老人,70 ~ 79 岁者为中龄老人,80 岁及以上者为高龄老人。

1. 老年人的主要卫生问题

(1)老年人随着年龄的增长,功能则逐渐衰退,表现为:体表外形改变,器官功能下降,机体调节控制作用降低。因此,患病率以及疾病的严重程度也较高。据 1993 年全国卫生服务调查资料显示,老年人的 2 周患病率(250‰)和慢性病患病率(540‰)以及住院率(61‰)均远高于其他年龄的人群。而且,约 70% 的老年人同时患有 2 种或 2 种以上的疾病。老年人 2 周因病持续天数是全人口平均值的 2 倍多。半年活动受限率(81‰)和受限日数(14.2 天)也分别是全人口平均值的 2.6 倍和 1.3 倍。老年人患病无特异症状,往往以健康功能损害为主要表现。

(2)在心理上,老年人丰富的生活经历使他们在漫长的生活中形成了一些对事物的固定看法,他们晚年可能由于家庭及社会环境的变迁等因素影响,会表现出一些不同性质的行为障碍,如孤独感、多疑感、自卑感、抑郁感以及情绪不稳、脾气暴躁等。

2. 老年人社区保健措施

(1)建立和健全老年社区保健网 社区开展老年保健系统管理工作需要社会、社区各部门的支持和配合。因此,社区医师作为开展社区老年保健系统管理工作的主角,需要与社区内卫生及非卫生部门通力协作,建立和健全老年社区保健网,共同做好社区老年人的医疗保健工作。除卫生部门外,我国的老年保健组织行政机构还有老龄委员会,从中央到省、市、县、乡各级都建立了老龄工作办事机构,以及民政部门,从中央民政部到省、市级民政厅局,县级民政局,乡镇民政干事,组成了负责管理老年人福利事业的机构。

(2)建立健全老年人健康档案 老年人社区保健的服务对象是社区内所有老年人,每个老年人因健康状况和生存质量的差异,所需的服务项目和内容是不同的。因此,必须对老年人的健康状况、生存质量以及潜在的卫生服务需要进行调查,并对调查获得的资料进行科学的分析和评价,在此基础上建立老年人健康档案,为开展社区老年人的分级管理及制订社区医疗保健计划提供依据。

(3)开展社区老年人的系统管理工作　不同年龄老人生理功能的衰退程度不同,不同老年人表现在生命活力、患病情况、生活自理能力上有差异。因此,有必要通过对社区内的老年人登记建册,进行健康检查,将社区内的老年人,根据其生活自理能力、年龄、患病情况等方面的差异,逐个进行分析,划分为不同的类型,分别给予不同的医疗保健监护,实行分级的系统管理和提供从健康教育、心理咨询到住院、门诊治疗、日常生活护理等一系列系统的、连续性的卫生保健服务,才能真正达到主动服务、预防为主、适宜服务、避免浪费、提高效率的社区保健宗旨。

(4)建立社区非正式支持组织　社区非正式支持组织是指社区内的一些对老年人具有帮助和支持作用的群众组织。因为,对老年人的照料不能仅限于疾病,而应包括整个老年幸福生活。要考虑物质、精神、社会、自然环境等因素相互依存的关系。老年社区保健也不应仅限于提供医疗卫生服务,还应包括其他社会服务。社区非正式支持组织通过组织老年人开展各种有益身心健康的文体活动、互助互济活动等在老年人社区保健工作中发挥巨大的作用。

(三)临终关怀

人的生命是有限的,每个人自出生之后必然会经历一个生长发育、成熟老化、最终走向死亡的过程。千百年来,人总是"趋生避死"寻求各种长生的方法,但死亡是人生历程的一种自然过程,不以人的意志为转移。无论是由于疾病还是人体的自然老化使人的生命功能发生不可逆的退行性改变,最终都会导致死亡。怎样让临终的患者安然地离去、越来越多的人认同是卫生保健工作的一个组成部分。

临终关怀(hospice)是指对因病生命垂危或因衰老生命处于临终阶段的人给予生理、心理方面的特殊医疗照顾及关心,并对其家庭成员给予慰藉和支持的一整套医疗保健措施。"hospice"一词原意为旅行者中途休息的地方,现将其用于临终关怀是将人的生命本身看作是一趟旅行,死亡是生命旅程中的休息,需要得到关心和照顾。所以,"hospice"既指临终关怀,也用于指对临终患者关怀照顾的场所,即临终关怀院。

临终关怀的基本思想是要帮助临终患者了解死亡是生命过程的一个部分,坦然面对和接纳死亡;以同情心对待濒死患者;以必要的手段减轻临终患者的痛苦,包括生理和心理方面的痛苦;尊重临终患者的权利,维护他们的生命尊严;并为临终患者的家庭成员提供帮助和支持。因此,临终关怀服务包括为临终患者的服务及为患者家庭的服务两个方面。

1. 为临终患者的服务　处于临终阶段的患者一般来说既有肉体上的痛苦,如疼痛、便秘、呕吐、呼吸困难、治疗导致的不适等,更有精神上的痛苦,包括紧张、恐惧、悲观、抑郁等,也有因疾病造成家庭经济困难、给家庭成员造成负担的内疚感。因此,对临终患者的服务既包括控制患者症状,减轻患者痛苦,也包括给予他们心理方面的疏导,精神上的安慰和关心。

(1)控制症状,减轻痛苦　大多数人都很珍惜自己的生命,临终期的患者和家属即使明白死亡已经不可避免,也会抱有一些幻想,盼望患者能够出现"绝处逢生"的奇迹,不放弃各种治疗和抢救的希望。然而,对于临终期的患者目前的医疗技术常常已无"回天之力",过分的治疗不但不能提高效果和希望,还可能增加患者的痛苦,这时他们更需要的是通过控制症状减轻痛苦。因此,对处于临终状态的患者病痛的处理原则是采取主动的防治,使病痛消失,不再出现,而不是被动地压抑或控制。这就包括尽量避免有可能导致疼痛的各种检查和治疗方法,如各种导管的插入,导尿管也是在必要的时候才使用;通过对患者的关心和安慰减轻患者的恐惧和焦虑感,使他们感到自己正处于医疗的控制之下,心理得到安慰,提高对疼痛的耐受力,可以减轻疼痛的感觉;对于临终期的患者合理、有效、足量地使用止痛药,包括吗啡类止痛药,帮助患者解除疼痛的折磨也是必要的。

(2)心理护理　临终患者的心理过程是复杂的,有的患者对疾病和死亡感到紧张和恐惧,有的患者却表现为愤怒不平,感到命运对自己不公,还有的人表现的是抑郁、焦虑等情绪。他们既不愿意承认自己病情严重的事实,又希望医师能告诉自己实情,心理处于一种矛盾的状态。医务人员应该根据不同患者的心理问题采取不同的疏导方法,使他们感受到关心和帮助,并且根据不同患者的性格和心理承受能力决定是否告诉病情真相,帮助患者接受死亡的事实。

2. 为临终患者家庭的服务　从患者患病到死亡,不仅患者本人痛苦,患者家庭成员同样十分痛苦,甚至比之患者本身承受更大的压力和痛苦。患者家庭成员经常是首先知道患者病情的人,许多时候他们不敢告诉患者实情,必须压抑自己的悲伤,不能有所流露。因此,他们既要在护理患者的过程中承受经济、体力、精力上的消耗,还要承受很大的悲伤和心理压力。并且,患者死亡之后,陷入悲痛的家庭依然存在。死亡与其说是对死者的不幸,不如说是对生者的不幸。失去亲人的悲伤对家庭成员来说是更为长久的痛苦。因此,临终关怀不仅要照顾患者,也要照顾患者家属。为临终患者家庭的服务一般包括帮助家庭成员接受死亡的事实,疏导家庭成员的心理,帮助处理丧事,协助解决实际困难,使他们感受到关心和安慰,以便能更快地重新建立自己正常的生活。

第二节　社区调查

社区调查(community survey)是全科医生进入社区开展社区卫生服务时采用的常用方法,借此了解这个社区,获取组织这个社区保健和为个人及其家庭提供服务所需的基础资料。它是了解社区健康状况及其变化规律、人群卫生服务需求、社区卫生服务状况及可用卫生资源的有效方法,是进行社区诊断、社区预防、社区干预、社区治疗等工作的重要前提。

制订计划开展社区卫生调查的基本目的就是通过充分了解影响人群健康的自然条件、社会经济状态、行为等因素,同时以相应的人群健康状况、特征及变动趋势为依据,进行综合分析。明确和推测人群中现在和将要出现的卫生问题,从而做出"社区诊断",以达到控制疾病,促进健康的目的。

另外,在缺乏现存资料来源时,开展社区基础的调查工作尤为重要。尽管国家、省、市、县所提供的宏观健康状况等卫生分析资料相当重要,但关于特定社区的情况,常常只能通过调查才能获得。调查不但是制订卫生政策和卫生计划的重要手段,而且还是丰富和完善社区卫生工作者知识体系,增长卫生工作才干的主要途径。

一、社区调查基本步骤

(一)明确调查目的

这是社区卫生调查中的一个重要问题。要研究的问题往往是未曾充分阐明的,社区卫生工作者对于这些问题的性质和规模并非一开始就十分明确。所以,在调查之前需要反复斟酌,查阅和分析有关的各类资料,必要时须走访有关机构,听取同行们的意见,召集有关人员进行充分讨论,为什么需要这类信息,弄清调查目的及其必要性。而且还要对所需信息的精度作出粗略的估计。

(二)确定调查对象与样本含量

社区卫生调查一般以户为调查单位,若采取抽样调查,对抽中的样本家庭中实际居住的全部成员进行调查。有时按调查目的对社区特定人群进行调查,如研究社区内已婚妇女生育情况,则该社区的已婚妇女为调查对象,如研究某社区新生儿出生时的体重情况,则该社区新生儿为调查对象。

调查中样本太大或太小均不合适。太小则研究结果不稳定,太大则又浪费人力、物力等。开展一次专项调查所需样本量与研究方法和相关要求有关,主要有以下几方面:

1. 允许误差的大小　允许误差大则样本可小些。

2. 对调查结果的精确度要求(即 α 与 β 值)　要求精确度高,则样本要大。

3. 调查对象的总体中　如各单位间差异大,则样本应大;如各单位间齐性高,则样本可小。

4. 所调查疾病的预期患病率高　则样本可小;反之,则样本应大。

各种调查研究方法所需样本的大小,参见有关专业书籍。

(三)确定调查内容和调查方法

确定要调查的内容是否关于人的行为、社会规范和各种看法主张等,是用访谈法还是用查阅临床记录的方法来获得所需信息,能否利用其他原有的记录,或者吸收别人的研究结果以满足自己的研究要求。根据调查内容和调查目的选择适当的方法,如普查或抽样调查等。

(四)设计和制订出调查表

调查表要求简练有效,过于烦琐会降低效果。调查项目的含义必须明确,不致使人误解,以保证答案统一。笼统多变或模棱两可的调查项目应尽量避免。填写调查项目的答案应力求简明,一般可用是否式、选择式、数字式等。必要时须编制填写调查表说明。

调查表一般分为一览表和单一表。一览表是把很多调查单位列在一张表上。这种调查表适用于调查项目较少的社区卫生调查。单一表为每一个调查单位填写一份调查表。这种调查表可容纳较多的调查项目。如调查项目较多,可由若干张表组成一份单一表。

调查表的结构通常由三部分组成：第一部分为有关调查单位一般情况的项目；第二部分是根据调查目的所拟定的特殊需要项目；第三部分为调查者的记事项目，如调查者姓名，调查年、月、日等。

（五）组织人员及其实施前的准备工作

组织人员及其实施前的准备工作包括聘请调查人员和监督人员，开展现场预试调查，必要时对拟定好的调查表还要做修改，确定调查起止日期，明确调查任务分工。同时还要做好调查实施前的准备工作：①向调查单位及有关人员做好宣传教育；②调查员培训；③仪器校正；④药品、试剂鉴定；⑤调查经费预算，安排质量抽查和进度检查；⑥正确处理无答复者、拒绝回答者及失访者。

（六）调查资料的整理分析

调查资料的整理分析包括资料的编码（输入计算机用），制表，编索引，填写统计表格，选择适当的统计学方法，分析找出各种有意义的因素，必要时可进行显著性检验。

（七）报告结果

其中包括提出新的建议和见解，介绍有关的概念和方法，以便给社区卫生决策提供参考依据。

调查设计是调查工作中最重要的部分，一个完善的调查设计可使我们增加获得所需信息的可能性。但如果在设计上出现错误会使调查工作失败。因此，调查设计中的每一步都必须认真对待。

二、社区调查技巧

开展社区卫生调查，对调查员的素质要求很高，不仅要求调查员掌握调查目的、内容和方式方法，更要求具有较强的沟通能力、应变能力，能够根据调查对象的心理状况、行为方式等个性化特征迅速地将调查对象拉向自己。因此，调查技巧的高低，直接关系到能否取得准确数据，是关系调查成败的关键。

调查前的准备工作中，首先应对调查员进行培训。要求调查员入户前认真学习熟悉调查表，要认真对待此项工作；入户调查时态度和蔼，语言恰当。同时与社区居委会进行沟通，说明此项活动的目的和意义，争取得到居委会的配合与支持。具体技巧方面应注意以下几个方面：

1. 如何使被受访者接受　首先要树立良好的第一印象，要有好的仪表和精神面貌。良好的印象出自访问调查员的自身修养、气质和文化素质，调查员要衣帽整齐、举止端庄；须持有并主动出示相关证件，自我介绍，表明身份，说明来意；讲文明、有礼貌、说话和气，使用规范语言。

其次，要说好开场白。好的开场白是提高被访问人配合主动性的关键。因此，开场白要简明扼要、意图明确、重点突出、亲和力强。具体包括：我是什么人（即说明调查员的身份）、我想干什么（来访目的）、为什么要进行这次访问（即调查的性质和大致内容），并解释说明不会占用对方太多时间、对数据安全及保密性的保证，以及表示希望得到对方的理解与支持等。

第三,如何应对拒访。因为被调查对象对社区卫生调查工作不了解,或是对调查中涉及调查内容心存疑虑,或者是访问的时间选择不当等,都可能造成调查暂时被拒访。调查员要确定拒绝或不情愿的原因并采取相应对策。被调查者的顾虑主要有以下几点:"这项调查是谁搞的?""为什么要调查我家?""你们要调查些什么?""谁将看到我的资料?""我能否看看别人是怎么填报的?"等。作为调查员就要针对被调查对象提出的问题逐一向调查对象解释,同时要积极向被调查者宣传,消除被调查者的疑虑。另外,调查员应当避免可否的问话,例如:"我可以占用您几分钟时间吗?"或者"我可以问您几个问题吗?"这类问题,因为这种情况容易让被调查户误解或钻空子,从而拒绝参与或不情愿接受访问。因此,调查时必须用肯定的语言进行访问。

2.如何询问问题 在入户调查工作中,被调查对象可能出于各种的原因,不愿意或未能真实地反映有关调查信息,所以,调查员入户调查时要讲究方式方法,并掌握和运用一定的询问技巧,根据实际情况随机应变,在遵守有关清查制度规定和要求的同时,往往可使清查登记工作达到事半功倍的效果。

(1)态度友善 访问中调查员应始终面带微笑,保持和蔼亲切、热情诚恳的谈话语气,营造轻松和谐的谈话环境。

(2)表述清楚 调查员应清楚明朗地说出调查表中各个问题,说话时切勿太慢或太快,确保被访问人清楚听到提问内容。

(3)内容全面 如果调查员没按调查表的顺序提问,或访问中途遇到拒答的问题,应在访问的过程中记录下来,在访问结束前进行核查,看看调查内容是否完成。

(4)适当解释 被访问人误解了问题或对问题理解不太清楚,调查员应用通俗的语言,帮助被访问人准确理解问题。

(5)循序渐进 所谓"循序渐进"即假如我们能让别人接受我们提出的小请求,则再让他接受更大请求的可能性,会比以前没有向其提出过请求的情况下的可能性来得大。随着访问的进行,被调查者的戒备心理和抵触情绪会有所减少,此时再向被调查者询问一些敏感性方面的情况,被调查者配合的可能性和程度就会大大增加,从而有利于调查工作的顺利完成。

(6)选择时机入户 调查员要根据不同的调查对象,确定入户时间。一般地讲要选择调查对象休息时间入户,如中午和晚上。并要注意回避他人,因为调查员访问的调查表中的很多内容涉及被调查者的个人信息和隐私,所以为了使被调查对象畅所欲言,应尽可能地选择一个无其他人在场的时机或环境进行访问登记。在有其他人在场的情况下,可以用一种较为委婉的方式建议另外寻找一个谈话地点。

(7)紧扣主题 访问中交谈的内容要紧扣调查表中有关指标,专心听取对方意见。当被调查者口若悬河离题太远时,调查员应寻找适当的时机,采取适当的方法,有礼貌地将话题重新引回调查表中有关调查内容,从而节省工作时间。

3.如何处理特殊情况 经过调查员的耐心解释和宣传后,被调查住户仍坚决表示拒绝调查。这种情况调查员应及时与居委会等机构沟通交流,争取取得配合与支持。若被调查者不在,调查员也应该与接待自己的人建立友好的关系,通过其了解和确定找到并访问被调查者的最佳时间。

总之,只有善于观察与思考,结合不同调查对象的实际情况,采用灵活机动、巧妙的入户技巧,才能把入户调查登记工作做实、做细、做具体,这样才能确保调查数据的真实、客观、可信。

第三节 社区诊断

每个社区拥有自身的特征和健康问题,正如提供完整的个人医疗保健一样,社区为范围的医疗保健的一个突出特点是在社区场所向居民提供"长期负责式的照顾"。全面了解社区居民健康问题的本质,评价社区的特征及健康需要,即进行社区诊断,制订并实施社区保健计划。

一、社区诊断的概念

社区诊断(community diagnosis)是社区服务组织通过社区卫生调查收集社区有关健康问题的资料和社区卫生资源以及卫生服务的提供与利用情况,并进行科学、客观、系统、全面分析,评估社区人群的健康状况,确定影响社区人群的主要健康问题及其影响因素,了解社区卫生资源和卫生服务提供与利用情况,为制订社区干预计划提供依据的过程。生物医学模式注重的是临床诊断,即以疾病的诊疗为目的,以患者个体为对象;而社区诊断是社会-心理-生物医学模式下的产物,是以社区人群及其生产、生活环境为对象,以社区人群健康促进为目的。社区诊断是开展社区干预的重要前提,并贯穿于社区卫生服务的整个过程,是其不可缺少的一部分。

社区诊断是制订社区卫生服务计划、组织社区保健的前提。如在一个社区开展社区医疗服务时,首先必须了解这个社区,获得组织社区卫生保健和为了个人及其家庭提供服务所需要的社区基础资料。只有通过社区诊断才能确定社区中的主要健康问题和资源的可用程度,确定社区健康问题的优先顺序和策略。

社区诊断是开展社区卫生服务工作中非常重要的第一步,是制订社区卫生服务规划的重要依据。这好比临床医生治疗患者,首先需要做出正确的临床疾病诊断,而后才能开出具有针对性的治疗处方。全科医生要想提供良好的社区卫生服务,也必须对社区卫生状况做到"情况清、问题明",要在认真了解社区健康问题现状及卫生服务需求的基础上,做出一个准确、全面的社区诊断,从而有针对性地开出"社会处方",制订出科学有效的卫生服务规划和具体措施(表6-1)。

二、社区诊断的目的

社区诊断的目的是确定社区的主要公共卫生问题,找出它们的影响因素,根据社区居民的意愿、资源的可利用情况和社区关心的程度,确定本社区健康综合干预的优先问题与重点人群,为社区综合干预效果的评价提供基线数据,并评价卫生计划的执行情况。

就像医生治疗患者一样,社区卫生服务团队首先要有一个正确、完整的社区诊断,才

表6-1 社区诊断与临床诊断的比较

项目	临床诊断	社区诊断
对象	个体患者	社区居民及社区环境
时间	疾病发生以后	任何时候
问题表现	症状、体征	健康问题和状况
地点	各级医院	社区
目标	疾病的诊疗	社区人群的健康促进
方法	临床推理	流行病学调查和统计学分析
	病史询问	社区专题调查
资料来源	体格检查	社区卫生日常工作记录
	实验室检查	社区卫生常规统计报表
行动措施	确定疾病名称	发现社区主要健康问题、确定解决问题的优先顺序
	找出原因	找出健康问题的主要影响因素
	制订个人治疗	制订社区卫生计划

可能合理地制订有效的COPC(以社区为基础的照顾)的实施计划,合理配置与科学利用社区的有限卫生资源,开展良好的社区卫生服务。一般来说,社区诊断的目的主要包括:

(一)摸清本社区人群的主要的健康问题、社区环境条件及卫生服务需求

摸清社区人群所存在的主要健康问题,是开展社区卫生服务最重要的基础。没有对社区健康状况的了解,就不可能有正确的工作思路和方法。此外,还要明确社区的环境状况,因为社区人群的健康与社区环境因素是密切联系的。社区开展的卫生服务工作必须适合社区居民的卫生服务需要,了解居民的卫生服务需要,并以此为中心提供医疗保健服务,才能使社区卫生服务具有持久的生命力。

(二)摸清造成这些公共健康问题的可能原因和影响因素

这是制订有效防制措施的前提。现代医学对病因的认识已经进入"多病因论"阶段,疾病的发生往往是多种因素共同影响的结果。同一种疾病,在不同条件的社区人群,危险因素的暴露种类以及暴露程度可能并不一致,因此,应该全面综合地调查和分析影响本社区居民健康的各种因素,如生物学、物理化学以及社会学因素,从中找出主要的影响因素。

(三)确定本社区卫生服务需要优先解决的健康问题

一个社区人群所面临的公共卫生问题可能是多方面的,但受到国家经济发展水平和卫生资源供给量的限制,不可能在同一时间解决所有的问题。因此,必须贯彻"有所为、有所不为"的策略,根据一定的原则来确定某些可以优先解决的问题,进行重点干预,以使有限的卫生资源最大限度地发挥作用。

(四)确定本社区卫生服务工作的重点人群

根据确定的可优先干预的健康问题及其影响因素,可以确定重点人群、高危人群,这是实际工作的主要对象。在社区诊断中,要查明这些高危人群的患病情况、对危险因素的暴露情况,针对他们的具体情况制订干预措施。

(五)为社区卫生服务效果的评价提供基线数据

通过一次社区卫生调查,经过综合分析后做出社区诊断报告,为社区卫生服务工作提出具体的工作计划和干预措施。在计划实施以后,还要对其产生的实际效果进行评价,一般可通过干预前后社区健康问题的改变情况来进行评价,实际上这又是一次社区诊断的过程。因此,社区诊断不是一劳永逸的,在社区卫生服务工作中,应定期进行社区调查与社区诊断,随时根据社区健康问题的实际情况调整工作计划。

三、社区诊断的基本内容

面对一个社区,围绕疾病和健康问题,如何在现有的政治经济条件和文化背景下,对社区的医疗保健现状作出确定的"社区诊断"。对社区的观察,不是简单的地域空间观察,社区是一个综合的立体的概念,包括地域范围内的人群,人群所在的社会环境和自然环境,且与健康和疾病存在的联系。故对无论是哪种概念上的社区观察,都是综合性工作,需要多方面的知识,其基本内容包括人口状态、死因谱、疾病谱、气象因素、生态环境、社会环境、生活习惯、民族文化历史、生产水平、经济收入等也都在记录、观察范围之内。社区诊断内容务必广泛、深入,这是社区诊断研究的基础。但研究者从哪些问题着手,先观察什么,后观察什么,取决于研究工作的需要和能力。社区观察内容及指标应包括:

(一)反映社区经济的主要指标

社区年生产总值、人均收入、就业率、人均居住面积、15岁以上人口文盲率、识字率、初中学生升学率等。

(二)反映社区卫生条件指标

居住条件、基本卫生设施(卫生厕所、安全饮用水等)、摄入的主要营养素量、大气、水、土壤污染等指标。

劳动卫生条件:劳动强度,接触有毒、有害职业人口比例,企业基本劳动保护投放,定期查体和休息制度,职业病与职业中毒的发病率等。

(三)反映社区人群健康指标

1.人口指标　人口数、性别比、人口构成。

2.生育指标　粗出生率、育龄妇女生育率。

3.发育营养状况指标发病率　患病率、因病伤缺勤率、伤残率、畸残率,精神病、麻风病、结核病现患率以及疾病顺位情况(前五位)。

4.死亡及寿命指标粗死亡率　婴儿死亡率、围产期死亡率、婴幼儿死亡率、五岁以下儿童死亡率,以及主要死亡原因顺位(前十位);平均期望寿命、健康寿命、劳动寿命、去死因寿命等。

(四)反映社区卫生服务需要量内容

1.医疗需要量指标　每千人两周患病人数、每千人两周患病日数、每千人两周卧床人数、每人每年卧床日数、每人每年休工日数。

2.卫生资源指标　每万人口医生数、每万人口护士数、每万人口药剂师数、每人每年卫生事业费(元)、卫生费用占有国民收入比例(%)、每年人口床位数、千元以上医疗设备数、医务人员学历、年龄构成。

3.卫生服务利用指标 每千人口两周就诊人数、每千人口两周就诊次数、每千人口一年住院人数、每千人口一年住院日数、患者利用卫生服务比例,以及门诊人次、住院人次、住院使用率、周转率、大型设备利用程度。

(五)反映社区卫生行为方面内容

卫生行为方面由于涉及不同地域、不同文化层次、社会阶层、生活习惯以及心理因素较多,对健康影响的行为难以量化,对群体而言有吸烟率、人均吸烟量、经常饮酒人在人群中的比例、人均酒精消耗量、刷牙者人口比例以及不良性行为等。

(六)其他指标与资料

社区地形地貌,气象资料,生产劳动情况以及该社区与另一社区差异性所导致人群健康与疾病的特点。

四、社区诊断的步骤

社区诊断是"社区卫生保健工作发展周期"中的一个重要环节,按照该工作周期开展的社区卫生保健工作是具有一定步骤、循序渐进、周而复始的工作,具体包括以下四个步骤:

1.明确社区诊断的目的 社区诊断应有明确的目的,可以是社区主要健康需要或需求,也可以是评价社区综合防治效果等。社区卫生服务者依据影响健康的相关因素来进行多角度、系统的分析,找出影响该社区居民健康的关键问题,并选择不同的诊断内容。

2.信息的收集 明确了社区诊断的目的后,社区卫生服务者需要收集从个人、家庭到社区各个层面多角度的信息,作为制订社区卫生政策和措施的依据。

(1)社区健康状态及问题 如社区中人口特征,包括人口数、年龄结构及性别分布,人口消长趋势,平均寿命等;发病情况如各种疾病的发病率和患病率,社区疾病谱的变化及其影响因素;死亡情况如死亡率、死因谱、婴儿死亡率、孕妇死亡率资料及其背景因素;健康行为或疾病的危险因子,如吸烟、酗酒、含咖啡因的饮料、高脂血症,无定期健康检查或筛检及预防注射率等,以及社区居民对健康的认识、信念和求医行为等。

(2)社区自然环境状态 如自来水普及率,周围环境(水、空气、土壤)的污染情况,家庭或工作地点的卫生状况等。

(3)人文社会环境状态 如教育水平、经济结构与贫富,社区内家庭结构分布及休闲环境等。

(4)社区资源 机构性资源,包括公、私立医疗机构性资源,如诊所、卫生所、医院、疗养院等;其他地方行政单位,公私立福利机构,如家庭扶助中心、基金会等;社区团体,如工会及结社、教育机构、宗教团体及公共设施等。要了解这些机构的潜能、可近性及可利用性。人力资源,包括各类医务人员,如医师、护士、药师、营养师、理疗师、检验师等,以及卫生协理人员,如宗教人士、学校教师、行政人员、居委会工作及民间团体人士等。应注重这些人员的工作能量及对社区卫生关怀的程度,注重平日与其保持联系,建立合作关系。经济资源,包括社区整体的经济状况、产业性质、公共设施及交通状况等。注意经济分布及可供利用的情况。社区动员潜力,包括社区居民的社区意识、社区权力结构及运用、社区组织的活动、社区负责人与居民对卫生事业的关心程度及社区人口素质与经济能力等。

3. 信息的分析　主要是对信息进行卫生统计和流行病学分析。

4. 做出诊断并写出诊断报告　根据分析的结果,发现社区的主要健康问题及其影响因素,确定优先干预的内容。社区诊断报告一般包括社区基本情况、调查内容、调查方法、调查人群、调查结果与分析、发现的主要问题及原因、解决问题的策略和方法、干预的可行性分析等。

第四节　社区干预

社区干预往往是一项入户行动,或者在社区人群聚集活动场所进行。人们已普遍认识到,对于很多疾病采取社区预防、控制等社区干预措施有着重要意义。

一、社区干预的概念

干预指通过一系列有计划、有组织的活动,改变人们的行为和生活方式,降低危险因子水平,创造有利于健康的社会和自然环境,从而达到预防疾病、促进健康、提高生活质量的目的。社区干预是指充分利用社区资源,在社会各部门的参与下,针对不同的目标人群,在不同的场所开展疾病防治和健康促进的活动,通过改变生活方式和生活环境,使个体和社区增强控制影响健康诸因素的能力,创造有利于身心健康的环境,达到预防疾病,促进健康,提高生活质量的目的。根据我国目前的实际情况,在社区开展的较大规模医学干预涉及心脑血管病、肿瘤、糖尿病、儿童行为问题等,针对的主要危险因子有吸烟、不平衡膳食、高血压、缺乏运动等。

社区干预的主要特点如下:①一体化。社区一体化干预主要包括以下含义:由于慢性疾病具有共同的危险因子,所以同一干预手段可预防多种疾病;一级、二级和三级预防相结合;采用多种策略;社会多部门共同参与。②强调社区的参与和增强社区自身发展的能力。③不同社会和文化背景的阶层共同受益。社区干预必须依赖现有的社区组织,得到社区的广泛支持才能够得以顺利地实施,社区参与是开展以社区为基础的健康促进的基本条件。

二、社区干预的原则

制订并实施改善健康状况方案,排除或减少健康危险因素,从而达到健康改善的目的。对健康问题产生的原因及其影响因素进行综合的分析,针对问题产生的原因从根本上采取综合干预的措施,即对相关问题、疾病产生的环境因素、社会因素、心理因素等进行干预。以促进良性健康效果。着眼于人的异常感觉和表现,通过综合分析,推测原因、性质与部位,并概括、判断为某种性质的症候,再进行有针对性的治疗。其独到之处在于,当人刚刚出现症状而尚未查明确切的病因和病理变化时即可进行治疗,特别是无需等到人体出现阳性病理指标改变,就能够对亚健康状态进行及时而有效地干预,阻止其向疾病的转变。

(一)以"患者"为中心

在生物医学模式指导下,传统的医疗卫生工作是以"疾病"为中心。临床医生只关心疾病本身,而不考虑患者的心理、情绪、家庭和社会背景。社区医疗要贯彻生物 – 社会 – 心理医学模式的指导思想,在对待具体患者的时候,不能只见疾病不见人。要了解该患者是一个怎样的人? 他对自己健康问题的认识态度如何? 他需要医生提供什么样的服务? 只有在了解上述情况的基础上,才能全面客观地认识患者疾病产生的原因、问题的性质,才能找到最适合患者的治疗方案。

(二)以家庭为单位

随着现代社会家庭观念、家庭结构与功能的改变,家庭对个体健康的影响也愈发受到重视。社区医生需要了解患者的家庭背景,才能更好地为患者的健康服务。

(三)以社区为范围

要在社区的背景上观察健康问题,要同时关心社区中的求医者、未求医者和健康者,要动员社区一切资源,只有这样才能更好地维护社区居民的健康。

(四)坚持中西医结合的医疗方法

社区医疗的服务对象中较大一部分是属于老年慢性病患者,对这些慢性病患者在西医治疗的同时,常常需要运用中药、针灸、推拿、按摩等中医治疗手段。

三、社区干预的措施

社区干预实施应按计划进行,干预实施的关键在于事先有良好的社区诊断、合理可行的计划,领导重视,部门合作,能提供适宜的技能培训,有良好的组织管理,且在干预的同时进行评价,对活动进行适当调整。

(一)社区动员

通过社区动员,不仅可争取社区对干预活动的人、财、物的支持,还可增加人群的参与率。在社区医学干预中如果没有人群的广泛参与,很难使全社区的面貌发生改变。为了做好社区动员,应进行以下工作:对社区进行认定和描述、获得对项目投入的承诺、创造项目的组织管理机构、建立干预网络、进行信息传播。

(二)争取领导层的支持与参与

应将开展干预活动的意义和可行的方案对领导讲清楚,争取领导的支持和参与。这方面我国有许多成功的例子。如天津开展慢性病干预,多年来得到市领导的重视和经费支持;北京为了开展学生营养午餐活动,得到市最高层领导的支持。

(三)发展部门间的合作

除卫生部外,政府、非政府组织、群众团体、老年社团等组织之间都应该保持良好的合作。部门间合作要注意以下几点:①确定可行、可见的目标。部门领导间应进行信息交流,部门成员间达成共识,推动部门成员间的合作活动,对强调的重点要求作出决定。②解决资源问题。③获得良好开端。如成立组织,良好分工,建立信任,采取切合实际的行动,力争成功。④进行信息交流和培训,对活动进行调整。⑤要考虑到不同参与部门的需求。

(四)动员社区人群

广泛参与进行社区医学干预时,应动员社区人群广泛参与,促进知识、态度、行为的改变,促使健康的生活方式不断融合到社区文化和社区的共识之中。使全社区人群发生知识、态度、行为的改变而产生的作用远大于医院诊治发生的作用。例如,芬兰北卡累利阿项目使社区2%的人群体重下降,相当于6万人体重得到降低,远超过去医院就诊的作用;美国1964—1978年,年吸烟率净下降1%,估计将来可减少吸烟相关的早逝人口20万。在主张对全人群进行动员和干预的同时,并不排除对重点人群或高危人群采取干预策略,根据具体情况,二者可互相补充。在开展社区医学干预、动员人群广泛参与时,也并非任何活动都是将人群扩大得越大越好。

(五)健康教育

健康教育可利用各种渠道进行,提高受众的知识水平,促进其态度和行为的改变。可采取的渠道包括传媒传播(电视、报纸、电台、传单、宣传画等)、人际传播(会议、面对面宣传)和组织传播(发文件等)。目前,健康教育特别强调社会市场学的应用。

(六)发展个人和家庭技能

在干预中只进行知识教育是远远不够的,还要发展技能,以便将知识付于实施。通过提供信息、示范、咨询,帮助人们选择健康的生活方式,提供改变行为的必要技能,如戒烟、选择健康食品、体育运动技能等。

▶▶▶ 综 合 测 试 题 ◀◀◀

一、单项选择题

1. 对"以社区为基础的照顾"描述正确的是
   A. 对辖区内全体居民进行健康登记
   B. 在居民社区内设立全科医学诊室
   C. 以一定的人群健康需求为基础,提供个体和群体相结合的服务
   D. 对社区内所有的居民进行健康状况普查
   E. 组成医-护-公卫团队每日巡回于居民区

2. 社区构成要素的主体是
   A. 一定数量的人群
   B. 一定的地域范围
   C. 社区生活服务设施
   D. 社区文化
   E. 管理机构与制度

3. 关于影响社区居民健康的因素,错误的描述是
   A. 社区个体行为完全取决于社会或社区中的主流文化、信仰、风俗和价值观
   B. 高收入的个体和群体不一定比低收入者更健康
   C. 社区组织提供服务的质量、数量和方式等直接或间接影响社区成员的健康
   D. 人口稠密地区更易造成传染病的流行
   E. 行为生活方式是慢性病的主要危险因素

4. 实施COPC的核心是
   A. 社区诊断   B. 社区参与
   C. 制订COPC计划   D. 权利增长
   E. 以上都不是

5. 关于社区诊断,叙述不正确的是

A.社区诊断又称社区需求评估

B.社区诊断与流行病学诊断没有区别

C.了解居民的卫生需求属于社会学诊断内容

D.社区诊断的目的在于明确需优先解决的卫生问题

E.社区诊断要了解现有的社区发展政策

6.社区诊断的重点是

A.明确社区内最难解决的健康问题

B.了解社区可利用的资源

C.确定社区内需优先解决的卫生问题

D.了解社区解决卫生问题的能力

E.为政府及卫生行政部门等制订社区卫生相关政策提供重要依据

7.社区诊断的资料来源不包括

A.健康档案记录

B.社区出生登记资料

C.询问病史

D.横断面调查资料

E.环境监测记录

8.北方某社区老年人需求评估结果显示,常见的健康问题按患病率高低排序为:超重和肥胖、高血压、骨骼与关节疾病、糖尿病、慢性支气管炎。按照重要性、可干预性和效益性的原则,确定需优先解决的健康问题是

A.超重、肥胖与高血压

B.超重、肥胖与糖尿病

C.高血压与糖尿病

D.高血压与骨骼、关节疾病

E.高血压与慢性支气管炎

9.下列哪种方法不是确定社区优先问题的常用方法

A.心理评估技术

B.选题小组访谈法

C.流行病学方法

D.卫生统计学方法

E.人口统计学方法

10.下列哪项不属于社区干预计划的短期目标

A.健康知识的知晓率提高20%

B.糖尿病患者糖化血红蛋白的控制率提高30%

C.参与COPC活动的人数提高10%

D.高血压并发症的发生率降低5%

E.纳入糖尿病病例管理的人数提高15%

11.下列哪项不是确定社区需优先解决卫生问题的原则

A.普遍性

B.严重性

C.治疗费用高,预防控制成本低

D.具有有效而简便的预防控制方法

E.综合性

12.实施COPC的目的主要在于

A.社区诊断　　　　B.社区动员

C.社区干预　　　　D.社区参与

E.明确社区及人群的特征

13.COPC提供群体服务的常用技术不包括

A.社区需求评估技术

B.健康促进技术

C.临床诊断

D.人口统计技术

E.管理技术

14.社区诊断的主要内容有

A.社会学与流行病学诊断

B.行为与环境诊断

C.教育与组织诊断

D.管理与政策诊断

E.以上都是

15.社区资源是指

A.组织机构资源　　B.人力资源

C.物质资源　　　　D.社区动员的潜力

E.以上都是

二、简答题

1.影响社区健康的因素主要有哪些方面?

2.试比较社区诊断与临床诊断的区别。

（于　昊）

第七章　以预防为导向的卫生服务

第一节　临床预防服务

现代预防观念也已从单纯的病因预防,发展到了全方位的三级预防,包括对疾病的早期诊断、在疾病各期进行预防性治疗和病后康复等措施的研究。

临床医务工作者在医疗卫生服务过程中实施预防与治疗一体化的综合性保健服务已成为当今最佳的医学服务模式。未来的医务工作者必须同时具备能为个人、家庭、社会提供综合性整体预防医疗保健服务的能力,不仅能对个体患者进行正确合理的治疗,更重要的是能加强人群的预防保健措施,预防疾病,使人群健康长寿。全科医生除了承担传统的诊断、治疗疾病和护理患者等任务以外,还担负有重要的预防保健任务,即临床预防的任务。

一、全科医生的预防策略

"以预防为导向的卫生服务"是全科医学的原则之一,据此,全科医生在卫生服务中,除了做好对已患病者的治疗外,还要针对就医者年龄、性别、家族史、个人危险因素等具体情况,做好针对性的预防服务,即全科医师在提供医疗服务过程中,能够在人健康时、由健康向疾病转化过程中以及疾病发生的早期主动地提供预防性服务,将其服务定位于社区中的已病者、高危人群和健康人群。全科医师立足于社区,故在时间、地理位置、专业、服务方式、医患的关系以及医患的互相了解信任的程度等方面表现出明显优势,成为实施临床预防服务的最佳承担者。具体表现为:

（一）全科医学专业背景

全科医生是既掌握临床知识又懂预防保健知识,他们提供的是"预防、医疗、保健、康复、健康教育和计划生育技术"六位一体全方位的服务,为提供有针对性的预防服务打下了良好的基础,同时全科医师具有很强的社会工作能力,能做多方面的社会人际协调工作。

（二）服务可及性

全科医疗直接面向社区居民,同社区居民的接触机会多,相处时间长,就诊、咨询、检查、治疗都可以不受时间的限制;同时也为全科医师提供了很多预防性服务的机会,因此,全科医师有条件也很方便实施临床预防服务。

（三）服务内容和服务方式

全科医师工作在社区,可以为个人、家庭和社区提供一体化、持续性、综合性、全过程的基础医疗保健服务,可以接触到健康人、无症状者和患者,接触到疾病发生、发展的各个时期,适时地开展三级预防服务,拥有足够的时间访问个人及家庭,或在诊所与患者直接交谈,取得对方信任,了解预防和治疗的效果,及时给以正确的建议。

(四)在服务特点上

全科医生是"从生到死"的全过程服务,贯穿了人生的各个阶段和疾病的各阶段。持续性的服务使得全科医生在任何时候和任何地方都能提供最合适最准确的预防服务。

二、临床预防服务的特点

(一)临床预防的概念

临床预防(clinical prevention)又称个体预防(individual prevention),是预防医学的重要组成部分,是医务工作者在临床医疗卫生服务过程中在对导致健康损害的主要危险因素进行评价的基础上,对患者、健康者和无症状"患者"实施的具体的个体预防干预措施。是在临床环境条件下向患者、无症状"患者"和健康人提供的以第一级预防和第二级预防为主的治疗与预防一体化的卫生保健服务。在具体实施上,尤其注重不良行为生活方式等危险因素的收集和纠正,强调医患双方以相互尊重的方式进行健康咨询并共同决策,以及疾病临床前期的早期诊断和早期治疗,推行临床与预防一体化的、连续性的卫生保健服务,以达到减少或消除致病危险因素、维护与促进健康的目的。

随着慢性病预防工作的深入开展,临床预防的重要性将日益突出。医务工作者在医疗服务过程中针对就医者个体存在的主要卫生问题开展健康咨询和教育,提出个体化的健康"处方",帮助就医者建立健康的生活方式,可以有效地减少和阻止疾病的发生;利用就医者诊疗的机会通过简便的检查及时筛选出无症状的患者,能及时阻止慢性病的进程,可大大提高慢性病的治疗效果。临床预防已成为一项基本的、不可缺少的医疗卫生保健服务。

(二)临床预防的特点

临床预防与预防医学、临床医学紧密关联,临床预防虽是预防医学的一个重要组成部分,但更多地使用临床医学的方法与手段,对象更个体化,较少使用群众运动和法律手段来达到目的;与临床医学一般仅限于消极应付已病患者的疾病诊疗相比,临床预防更积极地关注疾病的预防,并对有病或无病者均提供预防照顾。具体表现为:

1. 以临床医务工作者为主体。

2. 是临床环境下防治结合的综合性医疗卫生服务。

3. 主要针对慢性病的临床个体化预防。

4. 强调社会、家庭、患者共同参与,个体与群体相结合的预防。

5. 是综合性的三级预防,并更加注重第一级和第二级预防的结合。

6. 是以个人主动负责为主的预防。

(三)临床预防所需的知识与技能

在社区卫生服务机构从事医疗卫生服务的人员除了在诊所对个体实施具体的预防干预措施外,还应参加社区人群健康危险因素的干预规划。因此,临床医学专业人员,尤其是全科医师应该掌握相应的临床预防知识和技能,包括以下几点:

1. 掌握鉴别和评价个体疾病危险因素的方法与技能。

2. 能应用生物行为和环境的方法,纠正或减少疾病和(或)损伤的危险因素;并能有针对性地为患者提供健康咨询,提出个体化的健康"处方"。

3. 掌握组织管理和协调能力。将临床预防与医疗工作结合,并成为开展个体健康促进活动的倡导者。

4. 对社区各类人群包括职业群体实施危险因素评价。减少人群健康危险因素,并通过传媒,成为一名在社区实施健康促进活动和利用预防策略信息和资源的倡导者。

5. 评估用于减少个人和社区危险因素的技术的有效性。了解相关信息,成为医生、工厂和政府对临床预防服务的发展和评价的顾问。

三、临床预防服务的内容和方法

临床预防服务的对象主要是健康人和无症状患者。因此,在选择具体的预防措施时应考虑采用能够对健康者和无症状患者实施的方法,并且是临床医务工作者在日常临床医疗卫生服务工作中能够提供的预防服务内容。目前,常用的内容和方法主要有:对就医者的健康教育与健康咨询、筛检、免疫预防、化学预防、周期性健康检查和健康危险因素评估等。

(一)健康教育与健康咨询

对就医者的健康教育是医务工作者从预防为主和促进健康的观点出发,在具体的医疗实践过程中通过问诊和观察等方式,收集就医者主要存在的健康危险因素的基础上,对个体进行有针对性的健康教育,提高自我保健意识,并与就医者共同制订改变不良行为生活方式的计划,促使他们自觉采纳有益于自身健康的行为生活方式,消除或减轻影响健康的危险因素,并随访执行计划的情况等一系列的有计划、有组织的系统教育活动。最终达到改善生活环境、提高生活质量、预防疾病、促进健康、延长寿命的目的。

健康咨询是对患者进行健康教育的一种交流形式,是一种特定的预防干预方式,是医务工作者日常医疗实践的组成部分。通过健康咨询和健康教育改变就医者的不良行为生活方式是预防疾病最有效的方式,是临床预防最重要的内容之一。具体见本章第二节。

(二)筛检

1. 筛检的概念　指运用快速、简便的试验、体格检查或实验室检查等方法,在健康人群中发现外表健康而可能患有某种疾病的患者或有健康缺陷的人,以便早期诊断,及时治疗。此外,筛选还可用于发现处于高危因素的人群,以便早期发现并及早采取措施消除和控制这些危险因素,达到早期避免疾病的发生。

筛检可以是问卷、常规体格检查,内窥镜与 X 线等物理学检查,也可以是血清学、生物化学等实验室检验,甚至是基因分析等高级分子生物学技术。目前多应用于慢性病、癌症等早期检查,如高血压、高血清胆固醇及结直肠、前列腺、乳房、宫颈、鼻咽等部位癌症。

2. 筛检的原则　由于筛检是一项预防性的医疗卫生服务活动,服务对象是外表健康的人群,且筛检项目往往要消耗大量的人力、物力资源。因此,在制订人群筛检计划时要明确目的,综合考虑其必要性、可行性和实际价值,权衡利弊得失,慎重选择筛检项目,选择最有必要、最有价值又最可行的筛检项目。可参考下列几项原则:

(1)拟筛检疾病应是患病率或死亡率高,影响面广的疾病,或易致伤残、严重的生理缺陷。

(2)筛检方法简便、易行、低廉,具有较高的灵敏度、特异性、重复性好、无创伤性。

(3)对被筛查与诊断出的病例应有可被接受的治疗方法。

(4)拟筛检出的疾病病史明确,具有较长的可识别的潜伏期或早期症状期。

(5)应对可疑病例提供诊断和治疗方便。

(6)筛查应符合成本效益。

以上原则应根据不同情况来考虑,有时不完全满足于上述各项要求,应权衡利弊得失。筛检计划应是一个连续的过程,还应进行定期检查。

3.筛检方法 根据筛检对象的范围可分为:整群筛检和选择性筛检。整群筛检是指对一个地区的整个人群进行筛检,将患某病可能性较大的个体筛检出来。选择性筛检是在某范围内重点选择高危人群或具某种特征的人群进行筛检。

根据筛检项目的数量可分为:单项筛检和多项筛检。单项筛检是用一种筛检方法,仅检查某一种疾病,如用宫颈涂片方法对 30 岁以上有性行为的妇女检查宫颈癌等。多项筛检是指同时采用多种筛检方法筛检多种疾病。

4.筛检结果的处理

(1)应及时反馈筛检结果 对待筛检结果的判定,要在详细采集病史和围绕病史提供的诊断方向全面查体的基础上,结合可疑的病史和临床体征等线索进行全面分析。

(2)异常筛检结果的处理 对异常筛检结果应作出必要的解释、咨询和健康教育,还应作出可能需要的进一步诊断性检查的建议,以便作出明确的早期诊断或排除假阳性结果。

(3)初步防治方案和适当的随访 根据特异性较强的筛检结果,在不伤害患者健康的前提下,提出初步的防治方案后,还应恰当地安排随访,以便发现新的早期症状、体征或并发症,并可修正和证实治疗的合理性。

(4)必要时应请专家会诊,或者再转诊到上级医疗机构进行进一步的检查、诊断和治疗。

(三)免疫预防

免疫预防是将抗原或抗体等生物制品通过适当的途径和方法接种输入到人体内,使机体产生特异性的免疫力(细胞或体液免疫),以提高人群免疫水平,预防传染病的发生和流行。从免疫预防角度而言,人类的传染病可分为能用疫苗预防的和暂时不能用疫苗预防的两类。

具体见本章第三节。

(四)化学预防

化学预防是指对无症状的人群使用药物、营养素(包括矿物质)、生物制剂或其他天然物质作为第一级预防措施,提高人群抵抗疾病的能力,以防止某些疾病发生。如在疟疾流行时,易感者服用抗疟疾药乙氨嘧啶、伯氨喹等。但已出现症状的患者服用上述任何一种物质来治疗疾病不在化学预防之列。

常用的化学预防方法有:对有特效防治药物的传染病,给易感者采用的预防性服药措施;对育龄或怀孕的妇女和幼儿补充含铁物质来降低罹患缺铁性贫血的危险;孕期妇女补充叶酸降低神经管缺陷婴儿出生的危险;绝经后妇女使用雌激素预防骨质疏松症和心脏病;补充氟化物降低龋齿患病率;用低剂量阿司匹林预防心肌梗死、心脏病、脑卒中以及可能的肿瘤等。

(五)周期性健康检查

1. 周期性健康检查的概念　运用格式化的健康筛检表格,由医务工作者根据来就诊患者的年龄、性别、职业等健康危险因素为个人设计的健康检查计划。它着眼于第一、二级预防,以无症状的个体为主要对象,以早期发现临床前期疾患及危险因素并进一步加以防治为主要目标。周期性健康检查比筛检更具有科学性、系统性和针对性,许多疾病已在无症状期或个人毫无觉察的情况下被诊断发现。

周期性健康检查不同于以往年度体检或因某种需要而进行的体检。周期性健康检查项目确定的依据是 1989 年美国预防服务专家组出版的第 1 版《临床预防服务指南》,该指南提供了包括周期性健康检查和其他预防措施的临床预防服务方案,1996 年又出版了第 2 版。"临床预防服务指南"是事先设计好的格式化表格,其所列检查项目充分考虑了不同性别、不同年龄对卫生保健的不同需求(即检查项目和间隔时间因性别和年龄而异),注重以证据为依据来筛选和确定检查项目,同时考虑了成本 – 效益;其目的为确定疾病的危险因素,或早期(即在症状前期)发现疾病,为就医者制订终身的预防保健计划。虽然该指南中的某些内容并不完全适合我国国情,但在全面性、权威性和特异性等方面值得我国医务工作者在为个人设计周期性健康检查计划时参考。

2. 周期性健康检查的内容　周期性健康检查是按年龄和性别等因素进行的以预防为导向的服务措施,对于老年人、儿童和妇女围产期保健都有相应的特殊检查内容。加拿大等国实施的周期性健康检查内容从产前检查,新生儿出生第 1 周开始,直到 75 岁以上的人群,共分为 16 个年龄组(包括:产前检查,出生后第 1 周、2~4 周、2 个月、4 个月、6 个月、9 个月婴儿检查,12~15 个月、17 个月幼儿检查,2~3 岁、3~5 岁、10~11 岁、12~15 岁儿童检查,16~44 岁、45~64 岁、65~75 岁和 75 岁以上人群检查),对每个年龄组人群提供了建议采取的疾病筛检项目、预防措施、采用的方法、最佳时间间隔以及有关建议等。

近年来在我国虽已普遍实行妇女儿童保健系统管理,主要针对 7 岁以内的儿童,重点是对新生儿和 3 岁以下婴幼儿以及孕产妇保健进行系统管理,某些地区针对成年人群开展了周期性健康检查项目,主要内容有:身高、体重;血压、血糖、血脂;甲胎蛋白 + B 超;直肠指检 + 隐血试验;乳房自查、临床检查 + 乳房摄影;胸透和摄片;眼底检查;甲状腺检查;HBsAg;肝、肾功能检查;心电图;内科心、肺、腹部等检查。但大多数地区仍主要采用年度体检的方法来评价个体和人群的健康状况,至今还没有统一的周期性健康检查的表格和各年龄段"临床预防服务指南"。

　　3. 注意的问题

　　(1)适当调整检查项目。周期性健康检查计划表中的项目应根据当地具体情况及服务对象的年龄、性别、患病种类、病情,特别是存在的主要危险因素及影响程度等进行调查并调整检查项目。

　　(2)在为个人设计周期性健康检查计划时,必须参考服务对象所在地有关疾病的流行病学资料,再根据被检查对象的具体健康状况(过去、现在以及预计未来的健康状况)、存在的主要危险因素等,确定是否有必要做某项筛检或采取何种预防措施。最后,设计出具体的周期性健康检查表,包括一系列检查项目或预防措施。同时,注明采取各项检查或预防措施的时间间隔,并随时记录实施情况。

　　(3)在我国尚未全面开展周期性健康检查的现况下,有必要进行定期体检或评价个人的健康状况。

第二节　社区健康教育

　　健康教育是通过信息传播和行为干预,帮助个人和人群掌握卫生保健知识,树立正确的健康观念,自愿采取有利于健康的行为和生活方式的教育活动与过程。社区健康教育是指在社区中利用社区资源针对不同人群开展的健康教育活动与过程。社区健康教育是全科医生进行社区动员的主要手段,也是与社区居民建立密切联系、对社区居民的健康进行分类管理的基本方法。有效的社区健康教育既可以取得良好的社会效益,也可以通过引导社区居民采取正确的健康消费观念,取得良好的经济效益,是一个投入小而收益大的卫生服务项目。

一、社区健康教育目的和意义

　　开展社区健康教育,首先有助于宣传社区卫生服务,让居民了解社区卫生服务的有关政策、目的、方式、优越性、对居民的作用等。其次,转变社区居民的健康观念。发动和引导社区居民树立健康意识,关心自身、家庭和社区的健康问题,积极参与社区健康教育与健康促进规划的制订和实施,养成良好的卫生行为和生活方式,以提高自我保健能力和群体健康水平。再次,普及自我保健知识,为就医者提供有关的健康信息,帮助就医者了解导致自身健康损害的主要危险因素或病因使就医者自觉采取有益于健康的行为,去除不良的行为生活方式;帮助就医者了解已患疾病的性质、发生、发展和转归,加强自我管理和遵医行为;并充分发挥就医者及其家庭成员在预防疾病、促进健康方面的作用。最后,在社区内开展丰富多彩的健康教育和健康促进活动,有助于丰富社区居民的生活,营造有利于健康的社区环境和社区意识,激发社区居民对卫生服务的需求,鼓励社区居民积极参与健康教育和健康促进活动。

　　同时,全科医生在对就医者进行健康咨询的过程中,要善于收集就医者在健康方面存在的主要问题,帮助就医者寻找影响自身健康的各种因素,尤其是影响健康的主要不良行为生活方式及形成原因等;在此基础上,针对就医者的主要问题开展有针对性的健康教育,在使就医者认识其危害性的基础上,与就医者共同制订具体的有针对性的改变不良行为生活方式的计划,促使他们日后自觉采纳有益于自身健康的行为生活方式,戒除影响健康的危险因素,并进一步随访和督促就医者执行计划的情况,最终达到预防疾病、促进健康、提高生活质量的目的。因此,临床医师在对就医者进行诊治时,应开具两张处方,一张为传统的治疗处方,另一张为有针对性的预防保健处方。

二、社区健康教育的内容

社区健康教育的内容因不同地区存在的主要卫生问题不同而有所不同,临床医师,尤其是全科医生应根据本地区常见健康问题的实际情况结合不同对象的需求、文化层次和理解能力开展不同形式的、有针对性的教育。当前我国临床预防医疗实践中,开展较多的健康咨询项目有:控制体重,劝阻吸烟、酗酒、纵欲和滥用药物;开展有规律的体育锻炼和运动;合理(平衡)膳食指导;指导女性乳房自我检查;创造良好的生活和工作环境;讲究精神心理卫生;建立和培养良好的行为生活方式和卫生习惯;预防意外伤害和事故;预防人类免疫缺陷病毒(HIV)感染以及其他性传播疾病等。总的来说,可以归纳为以下三个部分:

(一)健康观念

1. 健康意识教育　什么是健康,健康对人类生存和发展的重要性,政府、社区、家庭和个人对维护健康承担的责任与能力等。

2. 卫生公德、卫生法律、法规教育　《中华人民共和国食品安全法》《中华人民共和国环境保护法》《中华人民共和国传染病防治法》和《公共场所卫生管理条例》等。

(二)健康知识教育

1. 身体保健知识教育　重要器官如心、肺、肝、胃、肾的位置、生理功能与保健,口腔卫生与用眼卫生知识。

2. 疾病防治知识教育

(1)高血压　冠心病、脑血管病、癌症、糖尿病等慢性非传染性疾病的预防、症状和体征、治疗、护理、康复等知识。

(2)各种急性传染病的症状　预防方法以及疫情报告、隔离、消毒等知识。

(3)家庭急救与护理　包括冠心病、脑血管病急性发作,触电、溺水、煤气中毒的急救,心脏和人工呼吸操作方法,烧伤、烫伤、跌打损伤等意外事故的简单处理方法等知识。

3. 生活卫生知识教育

(1)饮食与营养卫生　常见食物中毒的特征及简单处理。

(2)家庭用药和医学常识　常用药的保管和使用方法,体温计、血压计的使用方法等。

(3)防治四害知识　苍蝇、老鼠、蚊子、蟑螂等。

(4)日常生活卫生常识　按时作息、体育锻炼;室内采光、通风、温湿度对健康的影响;厨房、厕所卫生等。

4.精神卫生知识教育　包括心理状态与健康和疾病的关系,如何消除社会心理紧张刺激、调节情绪、保持心理平衡等。如何正确处理同事之间、婆媳之间、夫妻之间、父母与子女之间的关系,如何教育独生子女等。

5.安全知识教育　主要包括预防交通事故、煤气中毒、溺水、劳动损伤等意外伤害的安全教育。

6.中老年保健知识教育　包括中老年的生理特点和心理特点,中老年人的饮食、运动、学习、工作、娱乐、休息等方面的保健知识,中老年人常见病的防治知识等。

7.生殖健康知识教育　包括生殖卫生、计划生育、优生优育优教知识,妇女经期、孕期、产期、哺乳期的生理卫生特点和保健知识,妇科常见病防治知识等。婴幼儿的喂养、护理方法,母乳喂养的好处,婴幼儿的常见病、多发病防治知识,儿童卫生习惯的早期训练和培训等。

8.环境保护知识教育　环境对健康的影响,生活垃圾的处理,噪声、空气污染对人体健康的危害及预防方法,提倡植树种草养花绿化美化环境,结合健康教育普及有关生态学知识。

9.卫生服务指南　包括了解并自觉利用社区卫生服务和医疗卫生防疫机构提供的卫生服务,主动参与健康普查、健康咨询、健康教育、健康促进活动;主动接受预防接种;有病及时就医常识;遵从医嘱,坚持治疗等。

(三)健康行为部分

1.个体行为　饭前便后洗手;每天早晚刷牙;定期洗澡、理发、剪指甲;服装整洁;勤晒被褥;讲卫生、讲公德,如不乱扔乱倒、不随地吐痰等;不吸烟、不酗酒等,养成良好的饮食卫生习惯有利健康的生活方式;每天进行一次锻炼;按时让孩子参加计划免疫;主动学习卫生知识(如通过广播、电视、卫生科普报刊杂志等学习知识)。

2.群体行为　室内整洁、无异味;办公室内有禁止吸烟标志或劝阻吸烟的宣传品;厨房通风良好、灶具干净、碗筷干净、生熟食品分开;厕所整洁;阳台封闭规范;遵守交通规则,避免意外事故;积极组织有益于身心健康的文娱体育活动。

在广大农村地区,基本卫生条件较差,卫生知识贫乏,不健康的生活方式、行为习惯较为普遍,农民因病返贫时有发生。家庭是农村生活、生产的基本单位,指导农村家庭提高健康水平,养成健康的卫生习惯、行为,是农村健康教育的重点内容。包括:宣传社会事业、社会活动、法律等知识,开展心理健康教育,教育农民处理好家庭与社会、政府的关系,使其能够适应社会发展;进行有关食物与营养的教育;进行卫生与健康方面的教育,尤其是要突出农村易发重大疾病的防治知识和科学的生活起居;教育农民安全使用农药,减少农药化肥的用量,保护自然和环境,保证食品卫生。应该以家庭主妇、中小学生、村干部和传统领袖(族长、长者等)和富裕户、乡镇企业就业人群、农村流动人口为重点教育对象。

三、社区健康教育计划的设计、实施与评价

社区健康教育的计划设计,包括对社区健康教育整体规划或某个具体项目的设计。

计划设计是一个组织机构根据实际情况,通过科学的预测和决策,提出在未来一定时期内所要达到的目标及实现这一目标的方法、途径等所有活动的过程,包括计划、实施、评价的全过程。这是所有健康教育活动中不可缺少的三个重要组成部分,是相互制约、相互联系、密切结合的整体。

(一)社区健康教育计划设计

社区健康教育项目计划是在全面部署社区健康教育整体规划的基础上,针对社区重点人群中需优先解决的健康问题,科学地制订社区健康教育项目计划,是社区健康教育工作的重要内容。

1.社区健康教育计划设计的原则

(1)广泛参与 强调社区干部和群众积极参与项目的制订及其全过程,这是保证项目成功的一个重要原则。

(2)目标明确 每一项健康教育计划设计都必须有明确的目的和目标,所要达到的目标必须是明确的和可以测量的。

(3)遵循实际 要根据人力、财力、物力因地制宜地制订计划,在制订规划前必须做周密细致的深入调查研究,不仅是健康问题,还包括社会问题、群众的思想、习俗、传统观念、兴趣、文化水平、经济状况,以及工作中可能遇到的困难和障碍等。

(4)突出重点 计划的重点必须突出,切忌面面俱到,否则,势必造成目标含混不清,干预分散,有限的资源不能集中使用,而使计划难以出效果,同时也难以进行效果评价。

(5)适度弹性 在制订项目计划时,要尽可能预见到实施过程中可能遇到的或发生的情况,留有余地,并事先预定应变对策,以确保计划的顺利实施。这可谓"弹性计划"。

2.计划设计的程序 参照国外成功模式,结合我国健康教育实际,社区健康教育项目计划的程序可归纳为以下7个步骤:①社区健康需求评估;②确定需要解决的社区健康问题;③制订健康教育目标和指标;④确定健康教育(干预)策略;⑤安排项目活动日程;⑥制订监测与评价方案;⑦项目经费预算。

(1)社区需求评估 在制订健康教育规划时,必须做好社区需求评估,发现社区最主要的健康问题,为计划的制订提供必要的资料、数据与依据。社区需求评估包括社区诊断与流行病学调查。具体有以下几种方法:

①召开座谈会:通过邀请当地卫生行政部门、爱国卫生机构、预防保健机构、社区管理机构的领导、专家、技术人员以及群众代表等参加座谈讨论,集中大多数人的意见和基层群众的要求,分析、研究、确定社区的主要健康问题。

②分析文献资料:从当地卫生部门、统计部门公布的信息资料、专题报告、或发表的调查研究文献中获取有关社区人群健康状况、健康危险因素等方面的资料,分析研究,找出社区存在的主要健康问题。

③流行病学调查:发现哪些是社区最严重、最主要的健康问题和需要优先解决的健康问题,并分析哪些行为因素和环境因素是引起这些健康问题的危险因素及其影响最大的因素是什么,特别是行为危险因素在社区人群中分布的情况。

(2)确定需要解决的社区健康问题 真实地反映社区存在的群众最关心的健康问

题,以及反映各种特殊人群存在的特殊健康问题,列出需要优先开展健康教育的问题(疾病)及其相应的、可干预的危险因素或原因,根据以下原则来决定健康教育项目。

①普遍性:较高的发病率、患病率和就诊率,涉及较多的人口,包括潜在危险人群、危险人群和患病人群。

②严重性:严重影响居民的健康、生活和生活质量,给居民造成严重的痛苦和威胁。

③迫切性:与这些健康问题有关的大多数居民都迫切要求了解相关的知识、采取有效的行动、参加有关的活动、掌握必需的技能,同时,愿意付出一定的努力,并进行合理的投资。

④可干预性和有效性:这些健康问题与居民的主观因素和行为因素(生活方式)有关,可以通过健康教育和行为干预降低这些问题的发生率或危险性,或减少患病的可能性。

⑤可接受性:健康教育的内容、方法、方式、形式都是社区居民乐于接受的,居民也有能力和资源采取有关的措施。

⑥经济性:符合最低投入得到最大产出的原则,包括社区卫生服务机构能够投入一定的人力、物力和财力,社区居民能投入一定的经费,政府承担一定的费用,医疗保险部门也给予一定的补偿,最后使各方的投入都能得到最佳的效益。

(3)制订健康教育目标和指标　当项目确定后,就要针对项目计划干预的内容,确定干预人群、范围、计划所要达到的目标以及为实现目标要求而制订的各项指标。指标即具体的目标,是目标要达到的具体结果,要求是明确的、具体的、可测量的而又必须达到的。指标包括5个要素:对谁? 什么变化? 多长时间? 变化程度多大? 如何测量这种变化? 一项健康教育计划通常包括三方面的指标,即教育指标、行为指标和健康指标。

①教育指标:是指为实现行为改变所应具备的知识、态度、信念和技巧等,是反映健康教育计划近期干预效果的指标。②行为指标:是指健康教育计划实施后,干预对象特点行为变化的指标,也是反映计划中期效果的指标。③健康指标:是指通过健康教育计划的实施,反映干预对象健康状况改善情况的指标。由于要使干预对象的健康状况改变往往是一个较长的时期,所以,健康指标反映的通常为远期效果,包括发病率的降低、健康水平和生活质量、平均期望寿命的提高等。

一项健康教育计划应该设计什么指标、多少个指标,没有统一规定,也不是所有计划都要具备知识、行为、健康这三项指标。要根据计划的内容、对象、时间以及期望产生的效果来定。

(4)确定健康教育(干预)策略　在确定目标后,就要确定达到目标的方式、方法和途径,即干预策略。教育(干预)策略主要包括以下几项内容:

①确定教育方法:根据受教育者的接受程度,教育方法的简便程度以及效率与效益等来确定使用何种教育方法。按干预手段和目的的不同,可将教育方法分为信息传播类、行为干预类和社区组织方法三大类。

②确定教育内容:计划中的教育内容,应针对受教育群体的知识水平、接受能力、项目的目的和要求来确定,要讲究教育内容的科学性、针对性、通俗性和实用性。

③确定教育材料:健康教育活动教育材料主要有视听材料和印刷材料两大类。可购买出版发行物,也可自行编印。不论选择哪一种教材,其内容设计都必须符合教育(干预)内容的要求。

④组织与培训:确定组织网络和执行人员,搞好培训,是执行计划的组织保证。

(5)安排项目活动日程　健康教育项目计划、实施大致分为四个阶段:调研与计划设计阶段、准备阶段、执行阶段和总结阶段。

①调研与计划设计阶段:包括基线调查、确定教育对象、制订教育目标、设计监测和评价方案等。

②准备阶段:包括确定教育内容、选择教育方法、制作教育材料、建立教育网络、培训教育执行人员、准备物质、材料等。

③执行阶段:包括争取领导和社会支持,各种传播、教育(干预)手段的运用,对活动过程进行监测和评价等。

④总结阶段:包括收集、整理、分析资料、数据,撰写活动执行情况和项目总结报告,找出存在的问题和不足,提出今后改进的意见。

(6)设计监测与评价方案　在项目的设计阶段就要考虑评价问题。对监测与评价的活动、指标、方法、工具、时间、监测与评价负责人等作出明确的规定。

(7)项目经费预算　根据项目的活动,分别测算出每项活动的开支类别即所需费用,然后汇总,列出整个项目的预算。

(二)社区健康教育项目计划的实施

社区健康教育项目计划的执行,就是按照计划设计的要求,有序而有效地组织实施社区干预等活动,以保证计划目标得以实现。在落实执行计划中,应重点做好五项工作:制订实施计划表、建立实施组织、实施质量控制、培训执行人员、配备材料与设备。

1.制订实施时间表　为了使项目活动有步骤地落实进行,在计划执行之前,应该制订项目各项工作的时间表。明确规定工作内容、要求、实施时间、地点、负责人、经费预算等内容。如在执行计划中有特殊要求,也应在时间表内列出或说明。

2.建立实施组织　实施组织通常包括项目领导小组与项目技术小组。项目领导小组负责审批计划设计方案,组织项目计划的实施,审批项目计划经费预算,提供政策支持,协作解决计划执行中的重大疑难问题。项目技术小组协调、组织各类人员落实、实施计划,定期检查和监测,确保计划的顺利执行。

建立项目执行组织,应充分利用社会动员和行政干预的功能,协调社区内各有关部门的关系,采取多部门合作方式,这是保证计划顺利实施的重要组织措施。

3.实施质量控制　质量控制主要是对实施过程进行监测和评估来完成。通过包括记录与报告、现场考察与参与、审计、调查等方法来对计划工作的进度、计划活动内容、计划活动情况进行监测,对目标人群的知、信、行及有关行为危险因素变化情况以及经费使用情况进行监测。

4.培训执行人员　要短时间、精内容、强针对、重技能的培训项目执行人员,使其全面了解计划执行的目的、意义,掌握计划活动的内容、方法和要求,学习项目工作相关的专业知识和技术,提高工作水平与技能。

5.配备材料与设备　按照计划的各项活动要求选择订购或自制教材。健康教育设备主要包括:办公设备,如电话机、计算机、打印机、其他办公用品等;音像设备,如照相机、摄像机、录像机、录音机、电视机、VCD等;教学设备,如幻灯机、投影仪、黑板等;医疗仪器,如身高体重计、血压计,以及交通工具等。

(三)社区健康教育项目计划的评价

健康教育项目计划的评价是全面监测计划执行情况,控制计划实施质量,确保计划实施成功的关键性措施,也是评估项目计划是否成功,是否达到预期效果的重要手段。评价贯穿于计划实施的全过程。根据评价的内容、指标和方法的不同,可将项目计划的评价分为过程评价和效果评价两大类。

1.过程评价　过程评价是对计划的全过程进行的评价,包括监测、评估计划执行中的各项活动是否按计划要求进行;计划实施是否取得预期效果;及时发现计划执行中的问题,有针对性地对计划以及干预方法、策略等进行修订,使之更符合客观实际,保证计划执行的质量和目标的实现。

(1)过程评价的主要内容包括

①教育干预是否适合于教育对象,并为他们所接受。

②教育干预是否按照计划方案的方法、时间、频率进行,干预的质量如何。

③教育材料是否按计划方案要求发放至目标人群,教育覆盖率是否达到要求。

④目标人群是否按计划要求参与健康教育活动,存在的主要问题及原因。

⑤信息反馈系统是否健全,各项监测记录全面、完整、系统,符合质量要求。

⑥计划实施过程有无重大环境变化和干扰因素,对计划执行的影响如何。

(2)过程评价的指标　项目干预活动的类型、干预次数、每次持续的时间,健康教育材料拥有率,干预活动覆盖率,干预活动暴露率等。

(3)过程评价的方法

①观察法:直接观察各项健康教育活动,并进行评价。

②会议交流法:按阶段召开计划管理人员、执行人员会议,交流、讨论各方面的信息,对计划执行情况进行阶段性评价。

③调查法:可采用批抽样法保证质量对目标人群的有关情况进行定量调查,也可进行快速评估法对计划实施情况作定性调查、评估。

④追踪调查法:以跟踪工作日志的形式对各项活动进行调查,主要跟踪记录活动的日期、内容、目的要求、活动地点、持续时间、活动组织者、目标人群参与情况等。

2.效果评价　效果评价是针对健康教育项目活动的作用和效果进行评估。根据干预变化的时效性,可分为近期、中期和远期效果评价。

(1)近期效果评价　近期效果评价主要是对知识、信念态度的变化进行评估。主要指标有:卫生知识知晓率、卫生知识合格率、卫生知识平均分数、健康信念形成率等。

(2)中期效果评价　中期效果评价主要是指目标人群的行为改变,评价的指标如下:健康行为形成率、行为改变率。

（3）**远期效果评价** 远期效果评价是对健康教育项目计划实施后产生的远期效应进行评价，包括目标人群的健康状况、生活质量的变化。主要评价指标有：反映健康状况的指标和反映生活质量的指标。

反映健康状况的指标：①生理指标：包括身高、体重、血压、血红蛋白、血清胆固醇等。②心理指标：包括人格测量指标（E.M.P.L 量表）、智力测验指标（智商）、症状自评量表（SCL-90）等。③疾病与死亡指标：包括发病率、患病率、死亡率、病死率、婴儿死亡率、平均期望寿命等。

反映生活质量的指标：包括生活质量指数（PQLI）、ASHA 指数、功能状态量表（ADL）、生活质量量表（LSI）等。

第三节　社区计划免疫

一、计划免疫的概念及意义

（一）计划免疫的概念

计划免疫是根据传染病的疫情监测结果和人群免疫水平的分析，按照科学的免疫程序，有计划地使用疫苗，对特定人群进行预防接种，提高其免疫水平，最终达到预防、控制并最终消灭相应传染病的目的。

计划免疫要有明确控制乃至消灭针对传染病的目标，要选择安全、有效的疫苗，并制订科学的免疫规划和免疫策略，建立一个有效的组织来系统实施及制订科学的技术措施来加以保障，并建立有效监测、评价系统，以达到高水平的预防接种率和免疫成功率。

（二）计划免疫的意义

预防传染病是计划免疫工作的目标，从免疫预防的角度来说，人类的传染病可以分为用疫苗可以预防的传染病和目前暂时不能用疫苗来预防的传染病两大类。哪些传染病是可以用疫苗来预防呢？除被消灭的天花及目前 EPI 所针对的结核、脊髓灰质炎、百日咳、白喉、破伤风、麻疹外，还有乙型肝炎、风疹、腮腺炎、流行性脑脊髓膜炎、流行性乙型脑炎等都属于可以用疫苗来预防的传染病。人体经过免疫注射后，可产生相应的体液免疫和细胞免疫，获得巩固持久的免疫力，从而有效地抵制致病性微生物的侵入。计划免疫是预防传染病的最经济、最简便、最有效的措施，通过对易感人群的免疫接种，可迅速提高人群的免疫水平，降低人群对相应疾病的易感性，同时具有减少和消除传染源的作用。

二、儿童计划免疫程序

（一）免疫程序制订

免疫程序是根据疫苗的生物学特性和免疫效果、相应传染病的流行情况，以及对公众的危害程度和国家或地方对传染病控制规划等因素综合考虑后制订的。免疫程序包括两个方面：一是指需要接种疫苗的种类，以及接种的先后顺序和要求；二是指某种疫苗的初次免疫月(年)龄、针次间隔和加强免疫的时间。

1. 初次免疫的起始月龄　产生理想的免疫应答和受传染病威胁的起始月龄是免疫起始月龄确定时首先要考虑的两个因素。月龄过小,婴儿免疫机能形成不完善,影响免疫应答,因而一般不应过早对婴儿接种活疫苗。但是,推迟接种月龄,虽可得到较高的抗体阳转率,但势必增加了部分婴儿暴露于某些传染病的危险。一般是取发病风险不太高,而对疫苗又能产生较为充分免疫应答能力的最低月(年)龄为初始免疫月龄。如我国麻疹接种初始月龄为 8 个月。

2. 接种剂量　合适的接种剂量不但直接影响免疫反应,同时也影响免疫效果。剂量过大,由于抗原的剂量超过机体免疫反应的能力,会使机体产生免疫麻痹,不但影响免疫效果,还会因剂量过大加重免疫反应的临床过程。剂量过小,不足以刺激机体免疫系统产生免疫应答,造成免疫失败。

3. 接种次数　灭活疫苗一次接种抗体水平低,维持时间短。因而常需要接种 2～3 次才能获取较为巩固的免疫力。活疫苗相当于一次轻微感染,有的活疫苗 1 次免疫就可产生理想的免疫应答。

4. 接种间隔　接种 2 次或 3 次同种疫苗,每次之间必须间隔一定时间。两针之间间隔时间长产生免疫应答反应比间隔时间短为好,特别是含有吸附剂的疫苗。过长的时间间隔虽然能产生较好的免疫应答,但推迟了产生保护性抗体的时间性,增加了暴露于传染病的风险。所以,儿童"四苗"的接种应尽量在 1 周岁内完成。

5. 加强免疫　基础免疫完成后,在适当时间加强免疫,以刺激机体免疫应答并维持较高的抗体水平。

(二)儿童免疫程序

儿童免疫程序是指儿童基础免疫所需疫苗的种类,以及接种的先后次序和要求。1986 年我国卫生部颁布的儿童基础免疫程序中规定的疫苗有:卡介苗(BCG)、口服脊髓灰质炎活疫苗(OPV)、百白破混合制剂(DPT)、麻疹疫苗(MV)。要求婴儿在 12 个月内完成基础免疫,并在适当时候进行免疫强化。1992 年卫生部决定将乙型肝炎(HBV)疫苗纳入计划免疫管理。自 2007 年起,在已全国范围使用的乙肝疫苗、卡介苗、脊灰疫苗、百白破疫苗、麻疹疫苗、白破疫苗等 6 种国家免疫规划疫苗的基础上,以无细胞百白破疫苗替代百白破疫苗,将甲肝疫苗、流脑疫苗、乙脑疫苗、麻腮风疫苗纳入国家免疫规划,对适龄儿童进行常规接种,以预防乙型病毒性肝炎、肺结核、脊髓灰质炎、百日咳、白喉、破伤风、麻疹、风疹、流行性腮腺炎、流行性乙型脑炎、流行性脑脊髓膜炎和甲型肝炎(表7－1)。

为了保证儿童及时得到接种,城市应在儿童出生后 1 月内建卡;农村应在 2 月内建卡;流动人口寄居 3 月以上的儿童也应及时建卡。由于疫苗一般有怕光、怕热的特点,这些因素可使蛋白质变性、多糖降解和微生物灭活而影响疫苗的活性。因此,疫苗必须在冷藏条件下妥善保存和运输,才能保证其效价。

表7-1 我国儿童计划免疫程序

疫苗名称	接种对象月(年)龄	接种剂次	间隔时间
乙肝疫苗	0、1、6月龄	3	出生后24小时内接种第1剂次,第1、2剂次间隔28天
卡介苗	出生时	1	卡介苗接种不得超过2个月
脊灰	2、3、4月龄,4周岁	4	第1、2剂次,第2、3剂次间隔28天
百白破	3、4、5月龄,18~24月龄	4	第1、2剂次,第2、3剂次间隔28天
白破	6周岁	1	
麻风、麻疹	8月龄	1	
麻腮风	18~24月龄	1	
乙脑减毒活	8月龄,2周岁	2	
A群流脑	8~18月龄	2	第1、2剂次,第2、3剂次间隔3个月
A+C流脑	3周岁,6周岁	2	第1、2剂次间隔3年;第1剂次与A群流脑间隔12个月
甲肝减毒	18月龄	1	
乙脑灭活	8月龄(2剂次),2、6周岁	4	第1、2剂次间隔7~10天
甲肝灭活	18月龄,24~30月龄	2	第1、2剂次间隔6个月

(三)预防接种反应

疫苗安全性是保证计划免疫规划得以成功的重要条件。目前使用的疫苗在出厂前均经国家生物制品鉴定机构进行过严格鉴定,合格产品才能出厂。但大规模的接种中,难免有极少数人在接种后出现不同程度的反应甚至异常反应。

1.一般反应 是由疫苗本身固有特性导致机体出现的一过性的生理功能障碍。主要表现为局部炎症反应(如接种部位的红肿热痛等)和体温升高等全身反应,一般持续1~2天可自行消失,不需要做任何处理;较重的全身反应可对症治疗。如果接种人群中强反应所占比例超过5%,则应暂停使用该批疫苗,同时报请上级卫生机构处理。

2.异常反应 是指合格的疫苗在实施规范接种过程中或者实施规范接种后造成受种者机体组织器官、功能损害,相关各方均无过错的药品不良反应,如晕厥、过敏性休克、变态反应性脑脊髓膜炎、过敏性皮疹、无菌性脓疡、血清病、血管神经性水肿等。异常反应发生的概率极低,但如遇到异常反应时应及时抢救,同时注意收集有关情况进行分析,并向上级卫生机构报告。

3.偶合其他疾病 指接种对象所患疾病的出现时间与预防接种时间巧合,而被误认为是接种反应,应注意鉴别诊断。

4.接种事故 常因疫苗质量不良、消毒及无菌操作不严或接种技术(部位、剂量、途径等)错误等引起。

第四节　社区计划生育

计划生育是我国的一项基本国策,我国从 20 世纪 50 年代中期开始提倡计划生育,已有近 60 年历史,实践证明,实行计划生育有利于发展社会生产力,有利于增强我国的综合国力,有利于提高人民的生活水平,不仅在过去十分必要,即使在经济处于快速发展和社会转型的今天仍然十分必要。

一、计划生育的概念及意义

(一)计划生育的概念

计划生育指通过生育机制有计划地调节人口的增长速度,包括节制生育以降低人口增长、鼓励生育以促进人口发展两个方面。我国从总体上讲是一个人口发展速度过于快速的国家,就我国的实际情况而言,计划生育指的是节制生育,降低人口发展速度。

实行计划生育,是民族文明和社会进步的重要标志之一。它不仅关系到夫妻、子女、家庭的切身利益,而且关系到国家的建设、民族的兴旺,是一个全局性的问题。

(二)实行计划生育的重要意义

计划生育是我国婚姻法的一项基本原则,这是由社会主义制度下人口再生产的性质和我国的人口状况决定的。有计划地控制人口增长,对我国实现"四化"具有很重要的意义。

1. 实行计划生育有效地遏制我国人口的过快增长　计划生育是发展社会主义经济的需要,中国作为世界人口大国,必须自觉地、有计划地调节人口再生产,正确处理消费与积累,生产和需要以及经济和社会发展中的各种比例关系,以促进社会主义现代化建设和我国社会的可持续发展,提高人民的物质文化生活水平。

2. 实行计划生育促进了人们婚姻生育、家庭观念的转变　传统的"早婚早育""多子多福""重男轻女"等观念正在为越来越多的育龄群体所摒弃,而建立幸福、美满、和谐的小家庭,追求现代、科学、文明的生活方式,已经成为不可阻挡的时代潮流,妇女的早婚比例下降,平均初婚年龄提高,家庭规模逐渐缩小。在中国现有经济发展水平和人民生活条件下,家庭规模的缩小和抚养子女人数的减少,显然大大减轻了家庭的经济负担和家务负担,提高了家庭的生活质量。

3. 实行计划生育促进人口素质的提高和人口的全面发展　不断提高人口素质是人口发展的客观规律,实行少生,就有条件做到优育。父母将有更多的精力和财力用到对子女的抚养教育上,有利于孩子的全面发展和孩子成长质量的提高。人口素质的提高,不只是对孩子本人和家庭有利,也是整个中华民族兴旺发达、全社会和谐发展的需要。

二、社区计划生育的内容

计划生育的工作重点在社区,全科医生提供以人为中心的医学服务,要让服务对象有知情权和选择权,以便能自主地做出包括避孕方法在内的有关生殖问题的决定。

(一)社区计划生育管理

1.生育管理　掌握和了解社区育龄妇女妊娠和生育情况,按照计划生育的有关政策和要求,对不同户口性质的人群不同胎次的妊娠和生育执行有关的规定和处理。具体内容包括:建立已婚育龄妇女保健卡,按生育情况如未育、已育一孩、二孩及多孩等情况,对其进行分档管理;了解和掌握育龄妇女妊娠情况,以便准确估计年度出生数量;发现不符合规定的妊娠,及时按照有关政策和规定做相关处理工作。

2.节育管理　节育管理是计划生育社区管理的工作重点,将孕后管理转变为加强孕前管理,为防止计划外生育,避免无计划生育,减少人工流产。具体包括:①建立已婚育龄妇女节育(避孕、绝育)登记卡,记录已婚育龄妇女的节育方法及避孕药具的领取时间和数量。②根据不同情况进行分类指导和采取不同节育措施。短期的采用子宫帽、避孕套和服用短期避孕药物等。长期避孕节育措施是采用宫内节育器,输卵管、输精管结扎和粘堵术,皮下埋植,服用长效避孕药物等。③定期随访,询问避孕药具是否存在不良反应,以及是否需要及时采取处理措施。④抓好节育手术质量。

(二)对"知情权"和"选择权"的指导和帮助

育龄夫妇有义务落实国家的计划生育政策,通过咨询,可根据自己的健康状况以及其他政策规定,做出正确的避孕选择,全科医生要给予必要的指导和帮助,让每一对需要避孕的夫妇都能获得一种或几种适合自己需要的、安全和有效的措施。

(三)咨询与宣传

计划生育咨询工作非常重要,在咨询中做好计划生育宣传。具体包括:①坚持以避孕为主,将避孕落实在怀孕之前,以提高节育率和避孕有效率,减少意外怀孕和人工流产。②推广综合节育措施,要让每一对夫妇从自身的特点出发,选择最合适自己的节育措施。帮助服务对象充分了解其方法,并记忆要点。③开展基层知识教育,促进群众婚育观念的转变,提高实行计划生育的自觉性。④利用新闻媒体、发宣传册、入户等形式开展计生宣传,提高宣传教育覆盖面。⑤集中性宣传与经常性宣传相结合,不失时机开展大型宣传活动,同时要坚持经常化,常抓不懈。⑥建立健全宣传网络,发挥宣传员作用,形成全社会关心、支持宣传计划生育工作的好局面。

(四)随访

全科医生应配合计划生育专职人员掌握所辖区内的育龄妇女人数、年龄结构、节育措施、使用方法以及并发症等情况,并利用信息系统,通过经常性随访考核评估,促进工作的规范化。

三、社区计划生育健康指导

(一)常用节育方法及其选择

1.宫内节育器(缩写为 IUD)　也叫避孕环,是一种放置在子宫腔内的避孕器具,属于长效避孕措施。将其放置于育龄妇女的宫腔内,通过机械性刺激及化学物质的干扰而达到避孕的目的,不抑制排卵,不影响女性内分泌系统,因而避免了一般药物避孕的不良反应。宫内节育器一般是采用防腐塑料或金属制成,有的加上一些药物(如可释放出女性素或消炎痛等）。

（1）禁忌证　①妊娠或可疑妊娠。②患有非常严重的全身性疾患，如：严重贫血、心力衰竭等。③生殖器官炎症的人群，譬如：盆腔炎、重度子宫颈糜烂和阴道炎等炎症。④频繁来月经，而且量多，或阴道有不规则出血的症状。⑤生殖器肿瘤，如卵巢癌、子宫肌瘤等。⑥子宫颈口过松，重度撕裂，或者严重子宫脱垂者，即使放环后也很容易脱落，此人群不适宜上环避孕。⑦生殖器官畸形，如双角子宫、子宫纵隔、双子宫等。⑧人工流产时出血多或可能组织残留或有感染者。⑨产后恶露未尽或会阴伤口未愈合。⑩有铜过敏史，不可放带铜 IUD。

（2）放置时间

①月经未净时放置，月经来潮第 3～5 天放置。

②月经干净后放置，以月经干净后 3～7 天，没有性生活史去放环为宜。

③分娩后即刻放环，这时放置手术简单易行，又可及时落实避孕措施，但需经产科医生检查准许后才可放置。

④产后 42 天放置，即在产后 42 天左右做健康检查的同时放置。

⑤剖宫产手术满半年，情况正常，也可以考虑放环。

⑥人工流产或钳刮手术后立即放环。

⑦自然流产或人工流产刮宫后正常月经恢复后放环。

⑧哺乳闭经者需排除怀孕情况。

⑨以前放置的环年限已满，要求换环的，可在取环的同时放入一个新环。也可以在下次月经干净后再放入一个新环。但是必须记住在取环后这一个月要注意避孕。

⑩在无防护性行为之后的 5 天内放置，可用于紧急避孕。

（3）副作用

①子宫穿孔：上环导致子宫穿孔的机制并不明确，一般认为可能是子宫大小不合或医生操作不当造成。除此之外，当女性剧烈运动的时候，体内的节育环由于物理惯性作用也有可能对子宫造成损伤。不明原因的子宫收缩也有可能挤压节育环而造成子宫穿孔。

②损伤其他脏器：少数情况下，宫内节育器造成子宫穿孔后会进入腹腔，从而造成节育器的异位。节育器可能异位于膀胱内、盆腔、肠系膜上。

③经量过多：一部分宫内节育器含有铜离子，而铜离子具有细胞毒性和溶血作用，从而造成经量过多，这属于正常现象。

④宫外孕：宫内节育器改变子宫内的环境从而起到避孕效果，只在子宫内起局部作用。

⑤子宫内膜纤维化病变：宫内节育器本质上属于人体内的异物。而人体内的异物会造成局部组织的机械损伤和慢性炎症以及纤维化病变。

⑥带环怀孕。

⑦酸痛：放环后一部分妇女会出现下腹或腰背部的酸痛不适。

2. 甾体激素避孕药　在国内，在各类激素避孕药里面，目前人工合成的复方口服甾体类避孕药应用最广泛,依从性最高,它是通过抑制下丘脑－垂体－卵巢功能,对女性的激素有规律的作用,停用后又能恢复月经,从而达到暂时避孕的目的。这种药主要用于防护措施失败或根本无防护措施的性交后,为了预防非意愿妊娠发生时候使用。根据制剂的成分、剂型、用法和给药途径等特点,分为以下几类:短效口服避孕药、长效口服避孕药、速效口服避孕药、紧急避孕药和注射避孕药、缓释避孕药等。

(1)短效口服避孕药 这类药物以孕激素为主,配合少量雌激素。分为单相片和多相片。常见品牌:妈富隆,达英－35,敏定偶,口服避孕药0号,1号,2号以及复方18－左炔诺孕酮。

①避孕原理:减少宫颈黏液并改变它的性状阻止精子的穿透,抑制下丘脑释放促性腺激素释放激素(GnRH),减少卵泡刺激素(FSH)和促黄体生成激素(LH)的分泌,从而抑制排卵;抑制子宫内膜增殖,把腺体及间质的内分泌期提前,促使子宫内膜分泌不良,从而不利于受精卵着床。避孕有效率:几乎是100%。

②服用方法:一个月用量的包装,每天服用一粒,在月经后第5天开始连续口服20天或21天。过了经期第5天后,又开始新的一轮服药。避孕药只能有规律地服用才发挥作用。每天在同一时间服用避孕药才是明智之举。如果确实漏服了一粒,次日在通常的时刻可以服用两粒,随后像通常一样继续服药。可是,如果连续漏服了两粒,则应该在余下的月经周期里采用另一种避孕方法。

③禁忌证及不良反应:心血管疾病患者和高危人群应当慎用避孕药,并需要进行医疗咨询。此外,对肝胆疾病、糖尿病患者,以及吸烟者和肥胖人群是否适宜采用避孕药,也需要进行相应的评估。另外,服用这类避孕药后可能有头晕、呕吐、恶心、乳胀、白带多等一些类早孕反应、月经过少或闭经等副反应,如果症状严重,可以考虑更换制剂。

(2)长效避孕药 口服长效雌激素的主要成分为炔雌醇环戊醚,配伍不同的孕激素。

①避孕原理:这种药能够在胃肠道被吸收,然后储藏于脂肪组织内缓慢释放从而起到长效抑制排卵的作用,孕激素促使子宫内膜转化为分泌反应,内膜表现为以雌激素效应为主的增殖期改变,作用消退后会引起撤退性出血。外源性甾体激素通过反馈抑制下丘脑－垂体－卵巢轴功能起抗排卵作用。

②服用方法:每月服用一次。首次在月经第5天服一片,间隔20天左右,在月经第25天再服一片。以后,每隔1个月服一片。

③禁忌证及不良反应:由于长效避孕药雌激素含量过多,育龄妇女副作用较大,已退出国家免费提供的避孕药具目录里,趋于淘汰。

(3)注射避孕针

①避孕原理:通过对下丘脑或以上水平的作用来影响促性腺激素的释放,另一方面可以使宫颈黏液变得黏稠,使输卵管的蠕动减慢,影响受精卵的运行。避孕效果:非常有效,约为99%。

②使用方法:避孕针剂每月或每3个月注射一次,注射部位为臀部或上臂。通常只含有孕激素,哺乳期也可以使用。

③禁忌证及不良反应:小部分的育龄妇女使用长效避孕针后,可能会出现月经紊乱、

恶心、头痛、头晕等副作用,这时为了减小药物毒性,可选用维生素 B、维生素 C 以及国家免费提供的炔雌醇来缓解症状。一般几个月后症状都会消失。生育恢复缓慢(至少 1 年),体重增加。

(4)速效口服避孕药 炔诺酮片和甲地孕酮片。使用时间不受限制,但是持续时间短。药物激素含量高,副作用明显,连续使用不应超过半个月。

甾体类药物能够改变凝血系统的某些遗传性,使得凝血酶原因突变,增加了发生静脉血栓的危险性。长期服用激素避孕药,在一定程度上能够降低卵巢癌、结肠癌、直肠癌的发病危险,但是雌激素能够放大乳腺癌的危险因素,使得患乳腺癌、肝癌、子宫颈癌的危险性增加 30% ~60%,雌激素还会抑制蛋白脂酶的活性并刺激肝脏加速脂肪的合成,这就可能提高了血清中三酰甘油、磷脂等的密度,雌激素还会抑制胰岛素的过量产生,引起胰岛素耐性,从而使血糖含量增加,因此,有糖尿病家族史妇女或直接患有糖尿病的妇女不宜服避孕药。除此之外,还可能引起偏头痛、呕吐、恶心、体重增加等不良反应。

随着第三代女用甾体激素避孕药,如国家免费提供的复方醋酸环丙孕酮片,逐渐使以上的危害减少,只要能够加强对避孕药使用的医疗指导,做到因人而异,口服避孕药目前仍是相对安全的避孕方法。长期的实践还证明,口服避孕药除了能高效避孕外,对女性的身体还有一系列其他的有益作用,包括:能够减少良性乳腺肿瘤的发生,减少卵巢癌、子宫内膜癌的发病率,防治月经异常和痛经,减少缺铁性贫血的发生以及保持骨密度等。

3.屏障避孕和杀精子剂 用物理的方法(机械阻挡)不让精子进入子宫颈口,如女用避孕套、阴道隔膜、宫颈帽等,称为屏障避孕法。用化学制剂在阴道内灭活精子,如避孕栓,称为杀精子剂。

(1)女用避孕套 又称阴道衬袋(vaginal pouch),是一种由聚亚胺酯塑料制成的菲薄的预润滑鞘袋,其两端各有一个环。封闭的一端被置入阴道,内环扣着子宫颈,而另一个环仍保持于阴道外。女用避孕套对预防性传播疾病起着保护作用。

(2)杀精子制剂 由杀死精子而达到防止受精的化学物质制成。它的种类有泡沫剂、乳膏、凝胶剂、片或栓剂等,其成品在药店有售。单独使用有效率最低,只有 80%。一般辅助其他方法使用。某些女性对某些品牌的杀精子制剂有过敏反应。

(3)阴道隔膜 又称子宫帽,一种碗状、由橡胶制成的有各种尺寸的装置;它被放置于靠近子宫颈,起机械性阻塞精子作用,以防止其进入子宫。至少放置 8 小时,但 24 小时后必须取出。为了增加其避孕效果,阴道隔膜要与杀精子膏或凝胶剂一起使用。正确选择和使用是成功的关键。必须在医生的帮助下,选择合适的尺寸。有生殖器炎症,对橡胶过敏者不宜使用。

(4)宫颈帽(cervical cap) 由柔软的橡胶制成,有数种型号。宫颈帽必须由医生帮助选用,这将保证使用时尺寸合适和安放位置得当。使用时必须至少放置 6 小时。闭式宫颈帽,可放置 1 ~3 天;阀式宫颈帽可放置 20 多天,一个月放一次即可。避孕效果:单独使用 90.6%,如果合并使用杀精子剂,相当有效。生殖器炎症治愈后适用。

4. 贴片避孕 透皮避孕贴剂是一种小的、薄的、有黏附性的塑料方块。

①避孕原理:贴剂通过皮肤向血液连续7天释放雌激素和孕激素,避免了甾体激素在肝脏的首过代谢效应。这种避孕方法能够快速起效、终止,耐受性好,但透皮速率低影响避孕效果。

②使用方法:每周使用一个贴剂,将其贴在手臂、肩膀、躯干、腹部或臀部连续使用三周为一个周期。在第四周,停用一周。使用简便,但价格不菲。

③禁忌证及不良反应:在育龄妇女中使用极少,有20%的妇女有皮肤刺激,发生头痛、乳房胀痛和痛经。

5. 自然避孕法 自然避孕法是不用任何药具,也不使用任何医疗手段,而是通过观察女性本身月经周期中出现的变化,识别排卵前后的易受孕期,进行周期性禁欲,达到避孕的目的。其中使用较为普遍的有日期推算法、基础体温测量法和宫颈黏液观察法。

(1)日期推算法 从避孕方面考虑,可以将妇女的每个月经周期分为月经期、排卵期和安全期。安全期避孕就是在排卵期内停止性生活的一种避孕方法。这是一种传统的避孕方法。据国外统计,采用日历法避孕的失败率达14.4%~47%。因此,这种方法仅适用于月经周期正常、长期生活在一起、并能正确掌握推算安全期的人使用。对于月经周期不规律者、探亲期夫妇以及生活环境改变的妇女等使用这种方法是不可靠的。

(2)基础体温测量法 基础体温(basal body temperature, BBT)又称静息体温,是指妇女经过6~8小时的睡眠以后,比如在早晨从熟睡中醒来,体温尚未受到运动饮食或情绪变化影响时所测出的体温。生育期的妇女排卵的月经周期中基础体温呈双相型,排卵前基础体温较低,低于36.5℃左右,为低温相;排卵后因孕激素影响,体温上升0.3℃以上,为高温相,一直维持到下次月经来潮前。根据基础体温的周期性变化决定安全期,以达到避孕的目的。

建议使用专门的基础体温计,睡前将其放在枕边可随手拿到之处,于次日睡醒,尚未起床活动时,放在舌下测量五分钟,并记录在基础体温表上。测量基础体温的方法虽然简单,但要求严格,还需要长期坚持。一般需要连续测量3个以上月经周期才能说明问题。在月经期,如遇有感冒、发热、腹泻、失眠、饮酒、使用电热毯等情况,往往容易影响基础体温,在测量时要注意,同时注意要特别标记说明。

(3)宫颈黏液观察法(比林斯自然避孕法) 20世纪70年代,澳大利亚的约翰和伊芙莲比林斯两位医生根据妇女生殖系统周期性生理变化的特点,首创宫颈黏液观察法来测定排卵期,用以指导避孕。这种方法称为"比林斯自然避孕法",并已得到世界卫生组织的推荐。近几年来已有100多个国家推广使用"比林斯法"。女性体内成熟卵子自卵巢排出后仅能存活1天,精子排入女性生殖道后仅能存活1~3天。因此,将妇女排卵前后定为易受孕期,其余为不易受孕期。这样在易受孕期内避免性生活,即在卵子排出后存活的时间内避免与精子相遇,达到避孕的目的。不过本法只适用于月经周期规律、正常的妇女。

宫颈黏液由子宫颈管里的特殊细胞所产生,随着排卵和月经周期的变化,其分泌量和性质也跟着发生变化。女性可以通过观察自身宫颈黏液性状及外阴部感觉的周期性变化,来确定易受孕期及不易受孕期。

宫颈黏液在卵巢激素的作用下,呈现周期性变化。外阴随宫颈黏液的周期性变化,出现干燥、潮湿和润滑三种不同感觉。也可以根据擦拭外阴的黏液,直接观察宫颈黏液性状。在正常月经周期中,月经过后的最初几天,外阴呈干燥感觉,无黏液出现;此后随着体内雌激素水平的升高,外阴开始出现少量黏液,先为混浊、黄白色黏稠的黏液,外阴有潮湿感;几天后,随体内雌激素水平的进一步提高,出现透明、稀薄如蛋清样能拉成长丝的黏液,且量增多。这种黏液可以引导精子穿过子宫颈上游至宫腔。这时候外阴潮湿感更明显,并具有润滑感。润滑感的最后一天称为"黏液高峰日",出现在排卵前2天至排卵后3天。此时为排卵期,也就是易受孕期。排卵后在孕激素的作用下,宫颈黏液又变得混浊、黏稠,外阴又逐渐出现干燥的感觉。此时起到下次月经来潮前及月经后的干燥期至黏液出现时为止,这两个阶段为不易受孕期。

正确使用比林斯自然避孕法,避孕率可达到90%以上。如果在使用此方法的前一个月经周期暂时停止性生活,就可以对黏液的分泌情况做清楚、详细的观察和记录。再结合基础体温测定排卵日期,那么避孕的效果会更准确。

6.绝育术 明确决定不打算要任何(或更多)孩子的男女可以选择所有避孕方法中最安全的方法,也就是去做绝育手术。这个手术的结果应该看作是最后的选择。

(1)输精管结扎术 男性的绝育术,相对来说是一种较简单和较安全的手术,在门诊部至多需要十几分钟就可以完成。它涉及切断和结扎输精管。输精管被切断和结扎后,精液不再含有精子,它们被身体所吸收。其他的各个方面,则没有任何改变。

(2)输卵管闭塞术 又称输卵管结扎术,女性的绝育术。需要切断和结扎或烧灼输卵管。因为两条输卵管是位于体内的,女性绝育手术比男性绝育手术要复杂得多。腹腔镜下的外科新手术简化和缩短了手术过程。

7.避孕失败的补救 避孕失败3天内,可口服紧急避孕药;避孕失败5天内,应放置宫内节育器。避孕失败,且月经过期,已确定妊娠,可用人工方法终止妊娠。妊娠早期,可药物流产和手术流产。妊娠中期,可药物引产、水囊引产。

(1)药物流产 具有损伤小,痛苦轻,无需手术,使用方便,副作用小等优点,完全流产率达90%~93%,但存在出血时间长和出血量较多的问题。适合宫内妊娠≤49天,年龄18~40岁,不适合人工流产,或剖宫产半年内以及哺乳期妇女。过敏体质、严重贫血、异位妊娠、嗜烟酒、长期服用抗结核、抗抑郁或抗癫痫药物的人群为禁忌人群。

服用米非司酮,25mg/12h,连续3天,第4天上午服用米索前列醇600μg。须在医务人员的监护下使用,严密观察副反应:子宫收缩痛、消化道症状、出血、感染等。若用药后胎囊自行完整排出,或未见完整排出,但经B超检查未见妊娠图谱,出血自行停止,尿检阴性,子宫恢复正常,月经自然来潮,则为完全流产。若胎囊自然排出,仍出血过多或时间过长,经B超显示宫内有残余物,则为不全流产。若用药8天内未见胎囊排出,经B超检查证实胎囊继续增大、胎心搏动存在,则需要通过手术流产。

(2)手术流产 负压吸宫术,适合妊娠6~10周;钳刮术,适合11~14周。禁忌证为:各种疾病的急性阶段或严重的全身性疾病如心力衰竭、血液病等;生殖器炎症,如盆腔炎、滴虫性阴道炎、宫颈急性炎症等；妊娠剧吐，酸中毒未纠正；术前相隔4小时2次体温在37.5℃以上。

手术流产并发症：①术中并发症：子宫出血＞200ml，子宫穿孔、宫颈裂伤、漏吸或空吸、空气或羊水栓塞等；②术后近期并发症：吸宫不全导致阴道出血达15天以上，子宫复旧不良、感染、宫颈管或宫腔粘连、宫腔积血等；③盆腔慢性炎症、月经异常、继发不孕、子宫内膜异位等。

（二）全科医生在节育工作中的作用

为实现性生活的安全、和谐、幸福，全科医生应配合社区计划生育人员帮助不同年龄特征、生育状况、健康状况的育龄夫妇，选择适合自己的节育措施。

1. 未婚女性　推荐选择对月经周期和生育影响小，不易感染的方法：避孕套，短效口服避孕药和自然避孕法。不宜使用：宫内节育器，长效避孕药、避孕针剂和皮下埋植剂。

2. 已婚未育女性　根据希望怀孕的时间进行选择：常规口服避孕药和宫内节育器。不宜使用：安全期避孕法，杀精剂和长效避孕制剂。

3. 哺乳期女性　以保护自己和孩子为首要原则，推荐使用避孕套、只含孕激素的避孕药和宫内节育系统曼月乐。不宜使用：含雌激素的短效和长效的避孕药、安全期避孕。

4. 独生子女父母　以宫内节育器和曼月乐为佳，不想再次生育可选用节育术。不宜使用：安全期、口服避孕药、屏障避孕法。

5. 更年期妇女　曼月乐、避孕套、避孕栓。不宜使用：口服或注射避孕药，皮下埋植和自然避孕法。

第五节　社区健康体检

维护健康最重要的是预防疾病发生，而不是治疗疾病。预防疾病的前提是及时掌握个人健康信息和相关疾病的发生规律，并进行疾病危险性评价，让被评估者准确地了解自己的健康状况和潜在隐患，积极参与自身健康管理，采取行动改善健康；而体检正是了解自身身体状况的最基本方式。

一、社区健康体检的意义

通过定期健康体检，人们可以从常规化验数据的量变中，看出身体质变的信息，从而指导修正调节机制，维持机体内外环境平衡，做到"早预防、早诊断、早治疗"，将疾病消灭于萌芽。因此，定期定点、规范合理的体格检查是必需的，中年以上人群尤其重要，而且不同年龄、性别、家庭史、职业、生活地区的人，应有所侧重，体检不同的项目，这样才能及时检出危险因素，使疾病得到最佳的诊治机会。

二、社区健康体检的实施

（一）确定社区健康体检目标

在以老年人、慢性病患者等为重点人群的基础上，逐步扩展到一般人群。按社区范围进行健康体检,并建立健康档案。档案建立按照属地管理的原则,即社区对所属辖区内的常住居民建立健康档案,做到无病早预防、疾病早发现、早干预、早治疗,为重点疾病干预工作奠定基础。

(二)确定社区健康体检的范围与内容

根据当地卫生服务政策,确定参加社区健康体检的人群,并为其建立健康档案。按照《国家基本公共卫生服务规范》,结合当地实际情况,社区居民基本健康检查项目服务一般主要包括以下内容:常规物理体检(一般状况、脏器功能、查体),血常规、尿常规、空腹血糖(末梢血),心电图、腹部 B 超、胸部透视。

1. 儿童　一般针对社区 6 岁以下儿童,重点是婴幼儿。体格检查对象的年龄越小,体检次数越多。体检后要进行发育评价,发现缺点进行矫治,发现疾病及时治疗。儿童体格检查内容包括问诊、体格发育测量及全身各系统的检查。新生儿问诊重点:母亲妊娠期健康情况、分娩情况、小儿出生后一般健康状况。婴幼儿期问诊重点:喂养情况(母乳喂养或人工喂养或混合喂养),辅食添加情况,断奶时间,有无佝偻病早期症状,小儿会坐、爬、站、走的月龄,小儿视力、听力、语言发育情况,是否患过某急性传染病及预防接种完成情况。学龄前期问诊重点:小儿神经精神发育情况、食物内容、饮食习惯、家庭或托幼机构教养情况。体格发育测量包括身高、体重、头围和胸围测量。全身各系统检查由儿内科医生检查。

2. 妇女　一般针对社区已婚育龄妇女,包括乳房检查、白带常规、血常规、子宫附件、B 超、宫颈刮片脱落细胞检查等。

3. 老年人　一般是社区 65 岁或以上老年人群,进行常规物理体检、血常规、尿常规、肝功能、肾功能、空腹血糖、心电图、腹部 B 超、胸部透视等健康体检项目。

(三)社区健康体检的组织与实施

1. 确定社区健康体检的对象　根据社区实际情况,以及当地政策规定,确定社区健康体检的对象,如 65 岁以上老年人、高血压患者、糖尿病患者、精神病患者、0～6 岁儿童、孕产妇及育龄妇女、35 岁以上亚健康人群。

2. 确定各种体检对象的体检项目

3. 根据事先制订的体检流程,组织社区居民参加健康体检　所有体检人员应有序进行,一般需要携带身份证或户口簿到各卫生服务站或者卫生室办理健康体检登记手续,一般项目体检(包括物理检查诊断部分)必须是在居民居住所在社区卫生服务站或者村卫生室进行。辅助检查(包括各类人群所规定检查项目内容),必须由社区卫生服务站或卫生室执业医师或助理医师进行基本的一般项目检查并建立居民健康档案后,需要进行辅助检查(包括所有各类人群所规定检查项目内容),由执业医师或助理医师出具检查单。

4. 建立或实时更新居民健康档案　针对还未建立健康档案的居民,应该在体检的同时建立健康档案,已建立健康档案的居民,应同时或及时更新其健康档案。

5. 统计分析居民体检结果　对居民体检结果进行统计分析,对社区的健康情况进行诊断,并针对各种人群提出一定的健康教育措施。

综合测试题

一、单项选择题

1. 以下哪项不是二级预防的措施
   A. 子宫颈涂片检查
   B. 给儿童接种卡介苗
   C. 在内科门诊检测所有就诊者的血压
   D. 乳腺癌自查
   E. 对有乳腺癌家族史的患者每年做乳腺X线检查

2. 哪项不属于一级预防工作
   A. 高危人群保护
   B. 接种卡介苗
   C. 戒烟的健康教育
   D. 鼓励社区居民平衡膳食
   E. 病例发现

3. 缺血性卒中患者服用小剂量阿司匹林,此方法属于(并发症预防)
   A. 化学预防
   B. 临床早期预防
   C. 临床期预防
   D. 免疫预防
   E. 机会性筛检

4. 对临床预防描述不正确的是(临床预防主要是二级和三级预防)
   A. 以临床医务工作者为主体
   B. 其对象是患者群体
   C. 其主要对象是健康者和无症状者
   D. 强调社区、家庭、患者共同参与
   E. 旨在早期发现和治疗疾病

5. 临床预防方法不包括
   A. 健康教育
   B. 筛检
   C. 免疫预防
   D. 化学预防
   E. 临床治疗

6. 关于筛检描述错误的是
   A. 早期发现患者
   B. 及时发现高危人群
   C. 对象是患病人群
   D. 可为研究疾病自然史提供依据
   E. 为流行病学监测提供参考资料

7. 关于周期性健康检查描述不正确的是
   A. 利于早期发现疾病
   B. 针对性强
   C. 检查计划表中的内容不因人的性别和年龄而异
   D. 有利于合理利用卫生资源
   E. 检查项目和时间间隔都预先经过科学评价

8. 社区筛检项目选择的条件不包括
   A. 所查疾病或健康问题必须是社区中的重大卫生问题
   B. 对检查出来的问题有有效的治疗方法
   C. 所检查的疾病有较长的潜伏期
   D. 高危个体是周期性健康检查的唯一对象
   E. 设立检查项目时考虑成本效益

9. 有关筛检和周期性健康检查的描述,错误的是
   A. 主要针对社区的慢性患者群
   B. 筛检是从无症状者中查出某病的患者
   C. 周期性健康检查是终身健康检查计划
   D. 周期性健康检查是多项筛检表的整合
   E. 周期性健康检查更具备系统性和针对性

10. 某社区卫生服务站的医生在其门诊服务中,对具有糖尿病高危因素的患者,采用快速血糖仪对糖尿病进行筛检。筛检结果如下表

筛检结果	有病	无病	合计
阳性	80	15	95
阴性	20	85	105
合计	100	100	200

该方法属于

A. 普通筛检　　　　B. 多项筛检
C. 普查　　　　　　D. 随机性筛检

E.选择性筛检

二、简答题

1.社区健康教育计划设计的程序包括哪几步？

2.开展社区健康体检有何意义？

（晏志勇　李凤阳）

第八章 社区居民健康档案的建立与管理

居民健康档案是医疗卫生机构为居民提供疾病预防、健康保护及健康促进等健康管理服务过程的规范、科学记录，是以居民个人健康为核心、涵盖各种健康相关因素、贯穿整个生命过程、实现信息多渠道动态收集的健康管理信息资源，也是记录居民健康状态的系统性文件。居民健康档案是基层卫生医疗服务不可缺少的工具，开展社区卫生服务，首先要建立居民健康档案，《国家基本公共卫生服务规范》中已经将逐步在全国范围内统一建立居民健康档案并实现规范化管理纳入国家基本公共卫生服务项目。

社区居民健康档案是记录社区内居民、家庭及群体的健康信息，包括三种基本类型：个人健康档案、家庭健康档案和社区健康档案。社区居民健康档案的建立是社区卫生服务工作的重要依据，是居民享有均等化公共卫生服务的重要体现，也是社区卫生服务工作中收集和记录社区居民健康信息的重要工具，对社区慢性病综合防治和开展持续性健康管理等社区卫生服务工作起着基础性作用，并为各级政府及卫生行政部门制定卫生政策提供重要的参考依据。因此，社区居民健康档案的建立与管理在全科医疗保健服务中起着重要作用。

第一节 建立社区居民健康档案的目的和意义

健康档案是指一个人从出生到死亡整个过程中健康状况的发展变化和所接受的各项卫生服务记录的总和，由个人基本信息表、健康体检表、各年龄段的保健记录、疾病治疗记录及家庭和社区情况记录等组成，是满足社区居民的预防、医疗、保健、康复、健康教育及计划生育技术服务等"六位一体"的卫生服务需求。建立社区居民健康档案的目的和意义如下。

一、建立社区居民健康档案的目的

2009 年 12 月，卫生部《关于规范城乡居民健康档案管理的指导意见》中明确指出：以科学发展观为指导，按照深化医药卫生体制改革总体要求，将建立、使用和管理居民健康档案作为建立健全基本医疗卫生制度的重要举措，创新基层医疗卫生机构服务模式，完善服务功能，逐步实现人人享有基本医疗卫生服务的目标。到 2009 年底，按照国家统一建立居民健康档案的要求，农村居民健康档案试点建档率达到 5%，城市地区居民健康档案建档率达到 30%；到 2011 年，农村达到 30%，城市达到 50%。到 2020 年，初步建立起覆盖城乡居民的，符合基层实际的，统一、科学、规范的健康档案建立、使用和管理制度。

以健康档案为载体,更好地为城乡居民提供连续、综合、适宜、经济的公共卫生服务和基本医疗服务。

二、建立社区居民健康档案的意义

建立和完善全科医疗的健康档案具有十分重要的意义。一份完整的健康档案是居民良好照顾的基础,也是医生增加临床经验以及提高科研能力的重要工具。强调以问题为导向的社区居民健康档案记录了个人以及家庭所有健康问题的资料,包括生物、心理、社会因素对家庭及其成员健康的影响,反映了预防、治疗、保健和康复一体化卫生服务的全部过程,其意义是多方面的。

1.掌握居民的基本情况和健康状况的基本工具　对于居民个人来说健康档案是自我保健不可缺少的医学资料,它记录了居民疾病的发生、发展、治疗和转归的全过程。全科医生和社区居民可通过所检查资料和数据的前后比对,来发现自己健康状况的变化、疾病发展趋向及治疗效果等情况,有利于采取针对性的保健措施。同时,建立了健康档案的居民可以在本辖区的社区卫生服务机构得到方便、及时和免费的公共卫生服务。另外,携带健康档案去医院看病,给医生诊治疾病也带来很大的方便,还可避免重复检查,减少医疗费用。

2.开展全科医疗服务的必备工具　对于全科医生来说系统完整的健康档案可为其提供居民全面的基础资料,可以全面了解居民个体及其家庭问题,是全科医生及时作出正确的临床决策的重要基础。其次,也便于定期对妇女、儿童、老年人及高血压、糖尿病慢性病患者等重点人群进行随访和健康指导。与此同时,健康档案规范地记录了全科医疗卫生服务活动和居民存在的健康问题,较为全面地反映了社区居民心理、社会方面的问题,具有连续性和逻辑性,有利于培养全科医生的临床思维和处理患者的能力,为全科医生的全科医学知识的学习、业务培训和积累社区医疗保健等工作经验提供了详细的信息资料。

3.为全科医学教育和科研提供信息资料　在我国,发展社区卫生服务是解决普通居民健康问题的有效途径,是人人享有卫生保健的基础。我国的社区卫生服务刚刚起步,尚缺乏高素质的社区医疗卫生服务人才。为了让全新的卫生服务模式建立完善并顺利发展,只有通过全科医学的继续教育培训,而社区居民健康档案的规范化建立可以为全科医学的教育提供生动的教学内容,也为全科医疗团队开展维护社区居民健康的科研活动提供信息。

4.为解决社区居民主要健康问题提供依据　对于社区卫生服务机构来说可以通过建立个人、家庭和社区健康档案,全面了解和掌握社区居民的健康和疾病构成情况,并通过对社区居民疾病谱、死因谱等资料进行统计分析,及时发现社区居民主要健康问题,所以,社区居民健康档案是社区卫生机构掌握社区卫生问题和有效配置卫生资源的最佳途径。社区卫生服务管理和政策研究机构则可制定出切实可行的区域卫生服务规划和计划,并进行卫生服务效果、效益评价。

5.评价全科医疗服务质量和全科医生技术水平　居民健康档案的完整性、准确性和逻辑性在一定程度上能够反映全科医生的理论知识、思维判断及实践能力等综合素质的水平,也是考核和评价全科医疗服务质量的重要依据。

6.可作为重要的医疗法律文书　社区居民健康档案记录内容和形式全面准确、客观公正,可以克服门诊病历过于简单、医疗及法律效力差等缺点,成为社区全科医疗服务领域内重要的医疗法律文书,为处理医疗事故和医患纠纷等一系列社会问题提供重要的法律依据。

第二节　社区居民健康档案种类与内容

一、健康档案的种类

居民健康档案包括个人健康档案、家庭健康档案和社区健康档案三类。建立城乡居民健康档案工作应当在县(市、区)卫生行政部门的统一领导下由社区卫生服务中心、社区卫生服务站和乡镇卫生院、村卫生室等城乡基层医疗卫生机构具体负责。通过开展国家基本公共卫生服务、日常门诊、健康体检、医务人员入户服务等多种方式为居民建立健康档案,并根据服务提供情况做相应记录。

二、健康档案内容及记录方式

居民健康档案内容主要由个人基本信息、健康体检记录、重点人群健康管理及其他卫生服务记录等组成,其内容包括个人健康档案、家庭健康档案和社区健康档案三个部分。建立居民健康档案是一项长期工作,需要不断补充、更新和完善。初次建档时,要按照《国家基本公共卫生服务规范(2011年版)》有关要求填写相关内容,重点填写居民健康档案封面各项内容,个人基本信息表各项内容,健康体检表中的一般状况、生活方式、脏器功能、查体、现存主要健康问题、主要用药情况等内容。以上重点内容也是初次建档的必填项目,且将作为卫生部门考核建档质量的重要依据。

《城乡居民健康档案管理服务规范》中指出,服务对象为辖区内常住居民,包括居住半年以上的户籍及非户籍居民,以0~6岁儿童、孕产妇、老年人、慢性病患者和重性精神疾病患者等人群为重点。确定建档对象流程图和居民健康档案管理流程图见图8-1,8-2。

(一)个人健康档案

个人健康档案是指一个人从出生到死亡的整个过程中健康状况的资料和接受的各项卫生服务记录的总和,包含普通居民健康档案和特殊人群健康档案。特殊人群健康档案主要是针对65岁以上老年人、高血压和糖尿病等慢性疾病患者、0~6岁儿童、妇女、残疾人及重性精神疾病患者而建立的档案。其记录方式有以问题为导向的健康档案记录方式和以预防为导向的健康档案记录方式。

1.以问题为导向的健康档案记录方式(problem oriented medical record,POMR)　又

称为以患者为导向(中心)的健康档案记录方式,是 1968 年由美国 Weed 等人首先提出,目前已成为世界上许多国家全科医疗中记录个人健康问题的基本方式。后来,POMR 方法得到进一步完善,1970 年由 Bjorn 添加了暂时性问题目录,1977 年由 Grace 等人又添加了家庭问题目录。该记录方式是将患者有关的健康资料按问题归类,以问题为导向记录患者的病情变化、诊断及治疗等,直至记录至该问题解除,故具有个体健康问题简明、条理性强、重点突出,便于计算机数据处理等很多优点。

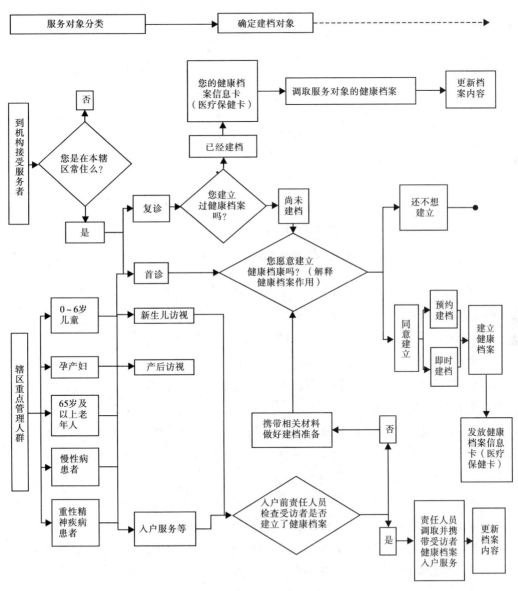

图 8-1 确定建档对象流程图

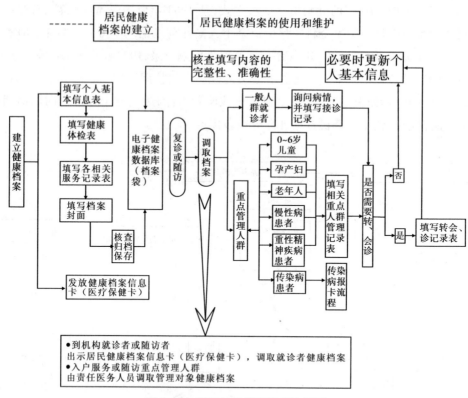

图 8-2　居民健康档案管理流程图

POMR 主要由患者的基本资料、问题目录、问题描述及进展记录（SOAP）、病情流程表、随访记录表及转/会诊记录等方面组成。

（1）患者的基本资料　包括：①人口学资料，如年龄、性别、种族、职业、文化程度、婚姻及社会经济状况等；②行为资料，如吸烟、饮酒、饮食习惯、运动及就医行为等；③临床资料，如既往疾病史、家族史、药物过敏史、免疫接种、周期性健康检查记录及心理评估资料等。个人基本信息表见表 8-1。

（2）问题目录　是健康档案的主要内容，所记录的问题是指过去曾经影响、现在正在影响或将来还要影响居民个人健康的异常情况。内容可以是明确或不明确的诊断，可以是无法解释的症状、体征或实验室检查结果，也可以是经济、社会、心理或行为等问题。

问题目录包括主要问题目录和暂时性问题目录。主要问题目录是记录慢性问题和尚未解决的问题，暂时性问题目录是记录急性、短期或自限性问题。问题目录常以表格形式记录，按年代发生的顺序将确认后的问题逐一编号记录至表格中。记录原则为：①问题目录按健康问题的诊断日期的顺序编号排序，一个问题只有一个序号，不同问题有不同的序号，一般只有当问题性质改变时，序号才会改变。②目录中的所有问题，都应是已经确定并实际存在的，还没有确定的问题不放在问题目录中。主要问题目录和暂时性问题目录举例列表分别见表 8-2,8-3。

表 8-1 个人基本信息表

姓名： 编号 □□□ - □□□□□

性别	0. 未知的性别 1. 男 2. 女 9. 未说明的性别 □		出生日期	□□□□ □□ □□
身份证号		工作单位		
本人电话		联系人姓名	联系人电话	
常住类型	1. 户籍 2. 非户籍 □	民族	1. 汉族 2. 少数民族_____ □	
血型	1. A 型 2. B 型 3. O 型 4. AB 型 5. 不详 / Rh 阴性：1. 否 2. 是 3. 不详 □/□			
文化程度	1. 文盲及半文盲 2. 小学 3. 初中 4. 高中/技校/中专 5. 大学专科及以上 6. 不详 □			
职业	1. 国家机关、党群组织、企业、事业单位负责人 2. 专业技术人员 3. 办事人员和有关人员 4. 商业、服务业人员 5. 农、林、牧、渔、水利业生产人员 6. 生产、运输设备操作人员及有关人员 7. 军人 8. 不便分类的其他从业人员 □			
婚姻状况	1. 未婚 2. 已婚 3. 丧偶 4. 离婚 5. 未说明的婚姻状况 □			
医疗费用支付方式	1. 城镇职工基本医疗保险 2. 城镇居民基本医疗保险 3. 新型农村合作医疗 4. 贫困救助 5. 商业医疗保险 6. 全公费 7. 全自费 8. 其他_____ □/□/□			
药物过敏史	1. 无 有：2. 青霉素 3. 磺胺 4. 链霉素 5. 其他 □/□/□/□			
暴露史	1. 无 有：2. 化学品 3. 毒物 4. 射线 □/□/□			

既往史	疾病	1. 无 2. 高血压 3. 糖尿病 4. 冠心病 5. 慢性阻塞性肺疾病 6. 恶性肿瘤_____ 7. 脑卒中 8. 重性精神疾病 9. 结核病 10. 肝炎 11. 其他法定传染病 12. 职业病_____ 13. 其他_____ □ 确诊时间 年 月/ □ 确诊时间 年 月/ □ 确诊时间 年 月 □ 确诊时间 年 月/ □ 确诊时间 年 月/ □ 确诊时间 年 月
	手术	1. 无 2. 有:名称1_____时间_____ / 名称2_____时间_____ □
	外伤	1. 无 2. 有:名称1_____时间_____ / 名称2_____时间_____ □
	输血	1. 无 2. 有:原因1_____时间_____ / 原因2_____时间_____ □

家族史	父亲	□/□/□/□/□/□_____	母亲	□/□/□/□/□/□_____
	兄弟姐妹	□/□/□/□/□/□_____	子女	□/□/□/□/□/□_____
	1. 无 2. 高血压 3. 糖尿病 4. 冠心病 5. 慢性阻塞性肺疾病 6. 恶性肿瘤 7. 脑卒中 8. 重性精神疾病 9. 结核病 10. 肝炎 11. 先天畸形 12. 其他			

遗传病史	1. 无 2. 有:疾病名称_____	□

续表

残疾情况		1. 无残疾 2. 视力残疾 3. 听力残疾 4. 言语残疾 5. 肢体残疾 6. 智力残疾 7. 精神残疾 8. 其他残疾_____	□/□/□/□/□/□
生活环境*	厨房排风设施	1. 无 2. 油烟机 3. 换气扇 4. 烟囱	□
	燃料类型	1. 液化气 2. 煤 3. 天然气 4. 沼气 5. 柴火 6. 其他	□
	饮水	1. 自来水 2. 经净化过滤的水 3. 井水 4. 河湖水 5. 塘水 6. 其他	□
	厕所	1. 卫生厕所 2. 一格或二格粪池式 3. 马桶 4. 露天粪坑 5. 简易棚厕	□
	禽畜栏	1. 单设 2. 室内 3. 室外	□

注:摘自卫生部《国家基本公共卫生服务规范(2011年版)》

表 8-2　主要问题目录

问题序号	问题名称	发生时间	诊断时间	记录时间	处理	长期用药	结果	解决时间	ICPC编码	医生签名
1	2型糖尿病	2009.1.1	2010.5.3	2010.5.3	调整饮食、控制血糖	注射胰岛素	好转	2010.6	T90	
2	…									
3	…									

表 8-3　暂时性问题目录

问题序号	问题名称	发生时间	诊断时间	记录时间	处理	结果	解决时间	ICPC编码	医生签名
1	感冒	2012.3.1	2012.3.3	2012.3.3	休息多饮水	痊愈	2012.3.10	R74	
2	…								
3	…								

为了规范化管理,健康问题的名称也需按照统一的系统分类来命名,国际疾病分类(ICD)不能完全涵盖,现多采用1997年 WONCA 推荐的基层医疗国际分类系统(international classification of primary care,ICPC),该系统使得全科医生在日常工作中记录的资料达到随时统计分类的效果,从而为全科医生和全科医疗管理者提供社区患者就诊原因、健康问题及健康问题干预内容的分类资料。

(3)问题描述及进展记录　是POMR的核心部分,也是患者就诊情况的详细记录,问题目录中的每一问题都应按SOAP的形式进行描述,具体书写示例见表 8-4,SOAP中"S、O、A、P"各自代表的含义如下:

S,代表患者的主观资料(subject data):是患者或就医时的陪伴者提供的主诉、症状、疾病史、家族史及社会生活史等资料。要求尽量使用患者的语言来描述并记录,避免加入医生的主观看法。

O,代表患者的客观资料(objective data):是观察者(一般指医务人员)记录诊疗过程中观察到的各种真实的数据,包括体检结果、实验室检查结果及心理行为测量结果等。

A,代表对健康问题的评估(assessment):是问题描述的关键部分。完整的评估应包括诊断、鉴别诊断、问题的轻重程度及预后等。健康问题的评估不同于以疾病为中心的诊断模式,其内容可以是疾病,但也可以是社会、生理、心理问题或不明原因的症状。

P,代表对问题处理的计划(plan):是针对每一问题而提出的计划,内容一般包括诊断、治疗、预防保健、康复及健康教育等方面的计划。计划中不仅限于开出药物,而是要体现出以患者为中心、预防为导向,以及生物－心理－社会医学模式的全方位考虑的计划内容。

表8－4　SOAP 书写范例

日期 (　年　月　日)	S－O－P (主观资料、客观资料、评估)	P (问题的处理计划)
2012.10.5	S:间断头晕 6 年,加重 2 年。6 年前诊断为"高血压",2 年前 CT 示"脑梗死"。父母去世,疾病史不详,一个哥哥死于"高血压伴脑出血",其女儿患有"高血压"。饮食偏咸,喜油腻食物,运动少	1.诊断计划 (1)检查超声心动图、颈动脉超声、脑 CT (2)测定血糖、血脂、尿常规、肾功能、尿微量球蛋白,必要时查葡萄糖耐量试验 (3)检查眼底
	O:身高 170cm,体重 80kg,血压 190/100mmHg,未闻及颈动脉杂音,心率 90/min,双下肢轻度凹陷性水肿,四肢肌力 V 级,肌张力正常,生理反射正常,病理反射阴性。2 月前体检肝肾功能和心电图均正常	2.治疗计划 (1)规律口服降血压药物,监测血压,纳入高血压社区规范管理 (2)低盐低脂饮食,控制热量 (3)运动指导
	A:根据患者高血压和脑梗死病史、主诉和体格检查结果。 诊断为:高血压 3 级(高危) 陈旧性脑梗死	3.患者指导 (1)高血压有关知识及危险因素教育 (2)生活方式和行为指导,帮助患者改变不良生活习惯 (3)患者家属健康教育 医生签名:
2012.12.28	继续记录 SOAP	

(4)病情流程表　通常以表格的形式描述病情或某一主要问题在一段时间内的发展变化情况的摘要,对该问题有关的一些重要指标的动态变化过程做一个概述,内容包括

症状、体征、实验室检查结果、用药、疾病转归及转会诊结果，也包括饮食治疗、行为与生活方式改变和心理测验结果等方面。病情流程表一般是在某一问题进展一段时间后，将所收集的资料做一个图表化的总结回顾，可概括出问题进展的清晰轮廓，以便及时掌握病情情况，对病情发展和干预做出及时应对，修订患者治疗和健康教育计划等。

需要指出的是，病情流程表主要针对慢性病和某些特殊疾病的观察和处理记录，并非所有患者的健康档案都要记录，对不同的健康问题其病情流程表的记录项目也可不同。病情流程除按表格记录外，也可按照SOAP形式描述。以一位原发性高血压患者为例，具体记录见表8-5。

表8-5 病情流程表

时间	1月10日	2月10日	月 日
症状 体征	头痛、头晕2个月余 面红 血压170/105mmHg 脉搏95/min $A_2 > P_2$	头痛、头晕、胸闷1天 血压150/90mmHg 脉搏90/min 心电图:心肌缺血 $A_2 > P_2$ S_1减低	
检查结果	尿蛋白(-) 眼底动脉节段性变性缩窄	尿蛋白(-) 眼底动脉节段性变性缩窄	
处理措施	低盐、低脂饮食、口服氢氯噻嗪	低盐、低脂饮食,适当运动,口服卡托普利、单硝酸异山梨酯	
处理结果	症状好转 血压155/95mmHg	症状减轻 血压140/90mmHg	

（5）随访记录表 将患者相关的症状、体征、实验室检查、用药情况及转诊情况等信息按时间顺序记录，如原发性高血压、2型糖尿病等慢性病的随访记录填写在专门设计的表格中。表8-6为2型糖尿病患者随访服务记录表。

表8-6 2型糖尿病患者随访服务记录表

姓名：　　　　　　　　　　　　　　　　　　编号□□□-□□□□□

随访日期					
随访方式		1.门诊 2.家庭 3.电话□	1.门诊 2.家庭 3.电话□	1.门诊 2.家庭 3.电话□	1.门诊 2.家庭 3.电话□
症状	1.无症状 2.多饮 3.多食 4.多尿 5.视物模糊 6.感染 7.手脚麻木 8.下肢水肿 9.体重明显下降	□/□/□/□/ □/□/□ 其他	□/□/□/□/ □/□/□ 其他	□/□/□/□/ □/□/□ 其他	□/□/□/□/ □/□/□ 其他

体征	血压（mmHg）				
	体重（kg）	/	/	/	/
	体质指数	/	/	/	/
	足背动脉搏动	1.未触及 2.触及 □	1.未触及 2.触及 □	1.未触及 2.触及　□	1.未触及 2.触及　□
	其他				
生活方式指导	日吸烟量	/　支	/　支	/　支	/　支
	日饮酒量	/　两	/　两	/　两	/　两
	运动	次/周　分钟/次 次/周　分钟/次	次/周　分钟/次 次/周　分钟/次	次/周　分钟/次 次/周　分钟/次	次/周　分钟/次 次/周　分钟/次
	主食（g/d）	/	/	/	/
	心理调整	1.良好　2.一般 3.差　　　　□	1.良好　2.一般 3.差　　　　□	1.良好　2.一般 3.差　　　　□	1.良好　2.一般 3.差　　　　□
	遵医行为	1.良好　2.一般 3.差　　　　□	1.良好　2.一般 3.差　　　　□	1.良好　2.一般 3.差　　　　□	1.良好　2.一般 3.差　　　　□
辅助检查	空腹血糖值	_____mmol/L	_____mmol/L	_____mmol/L	_____mmol/L
	其他检查*	糖化血红蛋白　% 检查日期：__月_日 _____ _____ _____	糖化血红蛋白　% 检查日期：__月_日 _____ _____ _____	糖化血红蛋白　% 检查日期：__月_日 _____ _____ _____	糖化血红蛋白　% 检查日期：__月_日 _____ _____ _____
	服药依从性	1.规律　2.间断 3.不服药　　□	1.规律　2.间断 3.不服药　　□	1.规律　2.间断 3.不服药　　□	1.规律　2.间断 3.不服药　　□
	药物不良反应	1.无　2.有　□	1.无　2.有　□	1.无　2.有　□	1.无　2.有　□
	低血糖反应	1.无　2.偶尔 3.频繁　　　□	1.无　2.偶尔 3.频繁	1.无　2.偶尔 3.频繁	1.无　2.偶尔 3.频繁
	此次随访分类	1.控制满意　2. 控制不满意　3. 不良反应　4.并 发症　　　　□	1.控制满意　2. 控制不满意　3. 不良反应　4.并 发症　　　　□	1.控制满意　2. 控制不满意　3. 不良反应　4.并 发症　　　　□	1.控制满意　2. 控制不满意　3. 不良反应　4.并 发症　　　　□
用药情况	药物名称1				
	用法用量	每日 次　每次 mg	每日 次　每次 mg	每日 次　每次 mg	每日 次　每次 mg
	药物名称2				
	用法用量	每日 次　每次 mg	每日 次　每次 mg	每日 次　每次 mg	每日 次　每次 mg
	药物名称3				
	用法用量	每日 次　每次 mg	每日 次　每次 mg	每日 次　每次 mg	每日 次　每次 mg
	胰岛素	种类： 用法和用量：	种类： 用法和用量：	种类： 用法和用量：	种类： 用法和用量：

续表

转诊	原因				
	机构及科别				
下次随访日期					
随访医生签名					

注:摘自卫生部《国家基本公共卫生服务规范(2011 年版)》

(6)转、会诊记录 是全科医疗的重要任务之一,即利用各种必要的医疗资源为患者服务。转诊是指把患者某一问题的部分照顾责任暂时转给别的医疗机构或医生,是全科医生和专科医生相互协调合作,共同为患者提供连续性、完整性照顾的过程。会诊是指某医疗机构的医生为了患者的问题请教别的医生,是全科医生与同行间交流、利用其他医疗资源的重要途径。全科医生根据患者的具体情况与其他基层医生、专科医生、康复治疗师、心理咨询师及护士等实行双向转诊,对转诊的过程及其转诊后的患者一直负责,并记录相关问题的进展情况。转、会诊记录分别见表 8-7,8-8。

2.以预防为导向的健康档案记录方式(prevent oriented health record,POHR) 包括预防接种记录、周期性健康检查、儿童生长发育评价及危险因素筛查等记录资料,主要通过实施预防服务,达到早期发现相关危险因素并及时干预的目的。其中,周期性健康检查(periodic health examination,PHE)是国外基层医疗中体现预防服务的重要措施之一,是针对不同年龄、性别和健康危险因素而设计的健康检查项目,记录方式上运用格式化的健康检查表。在我国,很多预防服务内容尚未达到统一。目前,我国儿童计划免疫接种、妇女和儿童保健是比较规范的。

表 8-7 双向转诊单(转出、转入)

存 根

患者姓名_____性别_____年龄_____档案编号_____
家庭住址_____ 联系电话_____
于_____年_____月____日因病情需要,转入_____单位
_____科室_____接诊医生_____。
转诊医生(签字):
年 月 日_____

双向转诊(转出)单

_____(机构名称):

现有患者_____性别_____年龄_____因病情需要,需转

入贵单位,请予以接诊。

初步印象:

主要现病史(转出原因):

主要既往史:

治疗经过:

转诊医生(签字):

联系电话:

_____(机构名称)

年　月　日

<hr />

存　根

患者姓名_____性别_____年龄_____病案号_____

家庭住址_____联系电话_____

于_____年_____月_____日因病情需要,转回_____单位

_____接诊医生_____。

转诊医生(签字):

年　月　日

<hr />

双向转诊(回转)单

_____(机构名称):

现有患者_____ 因病情需要,现转回贵单位,请予以接诊。

诊断结果_____ 住院病案号_____

主要检查结果:

治疗经过、下一步治疗方案及康复建议:

转诊医生(签字):

联系电话:

_____(机构名称)

年　月　日

<hr />

表 8 - 8　会诊记录表

姓名：　　　　　　　　　　　　　　　　　　　　　　　编号□□□ - □□□□□

会诊原因：

会诊意见：

会诊医生及其所在医疗卫生机构：　　　　　　　　　　　　　会诊医生签字
　　医疗卫生机构名称

_____　　　_____　_____　_____

　　　　　　　　　　　　　　　　　　　　　　责任医生：_____

　　　　　　　　　　　　　　　　　　　　　　会诊日期：_____年_____月_____日

（二）家庭健康档案

　　家庭健康档案是指以家庭为单位，记录其家庭及其成员在医疗保健活动中产生的健康情况、疾病动态和预防保健服务开展情况等方面的信息资料。建立完整的家庭健康档案，是全科医生实施以家庭为单位的卫生服务的重要参考资料。

　　家庭健康档案是全科医生实施以家庭为单位的保健服务的重要参考资料，包括家庭的基本资料、家系图、家庭生活周期、家庭卫生保健、家庭主要问题目录及问题描述和家庭各成员的健康档案（其形式和内容见个人健康档案）。

　　1. 家庭基本资料　家庭基本资料包括家庭住址、人数及成员的基本资料，建档医生和护士姓名，建档日期等（表 8 - 9）。

　　2. 家系图绘制　家系图是以符号的形式及绘图的方式表示家庭结构及各成员的健康和社会关系的资料，是简明的家庭健康综合资料，便于全科医生迅速掌握家庭情况，也是家庭健康档案的重要组成部分。详见第五章第三节。

　　3. 家庭评估资料　是指对家庭结构和家庭功能进行评估的资料记录，包括家庭结构、家庭生活周期和家庭内、外资源等。目前在全科医疗中较为广泛使用的家庭评估方法和工具主要有：家庭基本资料、家系图、家庭圈、家庭关怀度指数（APGAR 问卷）、家庭危机种类与原因、家庭外评估（ECO—MAP 圈）等。家庭评估的具体方法详见第五章第三节。

　　4. 家庭主要问题目录及描述　除了记录家庭生活压力事件及危机的发生日期、问题描述及结果等,记录的问题还包括影响该家庭健康的任何心理、社会及行为方面的重大事件,如失业、丧偶、债务、子女教育及家庭遗传性疾病等。家庭主要问题目录及描述的记录方法与个人健康档案相同,依编号按 POMR 中的 SOAP 方式描述(表 8 - 10)。

表 8 - 9　家庭基本资料

建档医生:	建档护士:		建档日期:
户主姓名:	家庭档案号:(可用住宅电话)		
所在辖区:	市(县)　　区　　　街道		社居委
居住住址:			联系电话:

姓名	档案号	性别	年龄	血型	职业	与户主关系	婚姻状况	教育程度	宗教信仰	体重指数	腰臀比	血压	疾病史								
													高血压	糖尿病	冠心病	脑卒中	过敏史	结核病	精神病	畸形	肿瘤	其他

5. 家庭成员的健康资料记录　指个人健康档案,即在家庭健康档案中,每一个家庭成员都应有一份自己的健康资料记录,主要内容同居民个人健康档案。

表 8 - 10　家庭主要问题目录及描述

序　号	问　题	发生时间	记录时间	问题描述 (S - O - A - P)	备　注

(三)社区健康档案

社区健康档案是指以社区为单位,通过入户居民卫生调查、现场调查和资料收集等方式,对能反映社区主要健康特征、环境特征及资源利用等方面的信息进行记录,并进行系统分析,做出正确的社区卫生诊断。社区健康档案的建立是全面了解社区卫生状况、确定社区主要健康问题及制订社区卫生保健计划的重要资料。

社区健康档案一般包括社区基本资料、社区卫生资源、社区卫生服务状况和社区的健康状况等方面的内容。

1. 社区基本资料　是对社区基本资料的收集,便于全科医生对其所服务社区居民的疾病情况有一个总的了解,对全科医生提供的以患者为中心、以家庭为单位、以社区为范围的卫生服务具有重要的意义。

(1)社区的自然环境及资源状况　如社区的自然环境、地理位置、气候、环境状况、交通状况、卫生设施和卫生条件、水源、宗教及传统习俗等,这些因素对某些疾病(如地方病)的发生发展有很大影响。不同社区的自然环境和资源状况可能存在很大的差别,影响社区居民健康的危险因素也会不同,从而导致社区存在不同的卫生问题。社区健康档案中,这部分资料可以绘制社区地形图来表示,用不同颜色及符号标明各个医疗单位服务区域,可以直观地描述出社区地理位置、环境状况及社区机构的位置等。

(2)社区人口及家庭资料 如社区的总人数、年龄性别构成、文化教育、职业构成、出生率、死亡率、人口自然增长率、种族特征、家庭类型及婚姻构成等。社区居民年龄性别构成、婚姻构成、家庭类型构成及文化构成分别见表8-11,8-12,8-13,8-14。

表8-11 社区居民年龄、性别构成

年龄组	男性		女性		合计	
	人数	%	人数	%	人数	%
0 ~						
1 ~						
3 ~						
6 ~						
12 ~						
18 ~						
25 ~						
30 ~						
40 ~						
50 ~						
……						
合计						

表8-12 社区婚姻构成

婚姻状况	男性		女性		合计	
	人数	%	人数	%	人数	%
未婚						
已婚						
离婚						
丧偶						

表8-13 社区家庭类型构成

家庭类型	户数	%
核心家庭		
主干家庭		
联合家庭		
单亲家庭		
其他		

表 8 - 14　社区居民文化构成

文化程度	男性		女性		合计	
	人数	%	人数	%	人数	%
文盲						
小学						
初中						
高中						
大专以上						
合计						

出生率:社区人口出生率是指社区在一定时期内(多指一年)出生活产婴儿人数与同期社区平均人口数之比,一般用千分率表示,公式如下:

出生率 = 某时期内活产婴儿数/同期平均人口数 × 1000‰

死亡率:社区人口死亡率是指社区在一定时期内(多指一年)死亡人数与同期社区平均人口数之比,公式如下:

死亡率 = 某时期内死亡人数/同期社区的平均人口数 × k

k = 100% ,1000‰ 或 10 000/万……

(3)社区的经济状况　如社区每年的经济状况、居民的人均收入、家庭平均收入及居民的消费水平等,这些因素对居民的健康也产生直接的影响。了解社区的经济状况,对全科医生开展社区健康促进和进行社区慢性病管理等服务内容会大有益处。

(4)社区的社会环境状况　如社会团体的发展情况和作用,尤其是与全科医疗服务相关的一些组织和机构,如居委会、街道办事处、健康促进协会和志愿者协会等。社区内有很多可以被动员起来参与和支持社区居民健康服务活动的人力、物力和财力资源。

2.社区居民健康状况　包括社区健康问题的分布及严重程度,如社区人群中的发病率、患病率、病死率、残疾率及疾病构成等,社区居民健康危险因素调查及评估,社区疾病谱、疾病分布(年龄、性别、职业)、死因谱等。

疾病谱:是指社区内各种疾病的病例数与社区全部病例数之比,按由高到低排列则组成了社区的疾病谱,以便全科医生掌握社区居民主要的健康问题,为社区卫生服务机构制订社区重点疾病防治计划提供重要依据。社区疾病谱见表 8 - 15。

表 8 - 15　社区疾病谱

顺位	疾病名称	男性		女性		合计	
		人数	(%)	人数	(%)	人数	(%)
1							
2							
3							
4							
5							
…							

3.社区卫生资源及社区卫生服务状况　包括社区的卫生服务机构、卫生人力资源状况及社区卫生服务统计资料。

（1）社区卫生资源　包括社区的卫生服务机构和卫生人力资源状况。社区的卫生服务机构是指社区内现有的、直接或间接服务于社区居民的专业卫生机构，如医院、社区卫生服务中心（站）、门诊部、护理院、私人诊所、疾病预防控制中心及妇幼保健机构等医疗保健机构，以及健康教育机构及福利机构。以上各卫生服务机构的地点、服务项目、服务范围及交通方便程度均应记录在社区健康档案中。社区卫生人力资源如社区内各类医务人员的数量、年龄及职称等，以及全科医生团队人才队伍情况。全科医生对这些资料的掌握，有利于患者的转、会诊，且方便全科医生向同行进行业务咨询，充分利用社区内的资源。

（2）社区卫生服务状况　包括：①社区一定时期内的门诊量统计、门诊服务内容、患者就诊原因分类及健康问题构成；②转会诊病种、转会诊率及适宜程度分析等；③家访人次、家庭病床数、家庭问题分类及处理等；④住院情况统计，包括住院率、住院时间及患病种类及构成等。

第三节　居民健康档案的信息化管理

目前，人类已经步入了信息化时代，信息技术的发展不仅提高了人们的工作效率，也大大改变了人们的生产和生活方式，为提高社区居民健康档案管理的成效，健康档案信息化管理是必然趋势。2009 年，卫生部《健康档案基本构架与数据标准（试行）》《基于健康档案的区域信息平台建设指南（试行）》和相关服务规范中明确要求，建立标准化电子健康档案，逐步由纸质档案向电子化健康档案转变。尤其在卫生信息化建设"十二五"规划中明确将建设健康档案基础数据库作为深化医改的一项重要工作任务。

一、健康档案信息化管理的特征

居民健康档案是社区卫生服务工作的全过程记录，客观地反映了社区居民健康的主要问题及评估、治疗等过程，是医务工作人员在社区卫生服务中收集的文字、图像、数据等资料的整合。国务院《医药卫生体制改革近期重点实施方案（2009—2011 年）》中指出，我国从 2009 年开始，逐步在全国统一建立居民健康档案，并实施规范管理。

居民健康档案信息化是利用计算机技术，将居民的健康管理过程的信息汇总到计算机中，通过计算机对数据进行分析、归纳，然后整理成系统、规范的信息，提高社区卫生服务质量和业务水平的同时，也为临床教学、科学研究及信息管理提供了帮助。

健康档案信息化管理有两个基本特征：

1.可传递性　语言、文字和电波都可作为基本的信息载体。

2.可测量性　遵照信息论的基本原理，社区卫生服务系统的全过程可看成是信息传递和转换的过程，通过计算机技术对信息流程作出分析和处理，达到对健康档案信息化管理全过程的规律性认识。

二、健康档案信息化管理

近年来,美国、英国、澳大利亚等一些西方发达国家先后顺利开展了国家与地方级电子健康档案和电子病历数据共享为核心的区域性卫生信息化建设。目前,电子健康档案在这些国家已经得到广泛使用,而我国在基层医疗服务中将计算机应用于健康管理还处于起步和研究阶段,电子化的健康档案管理还不够统一和规范,其信息化管理只是在部分经济较好的地区开始推行。

计算机化的健康档案(computerized health records,EHR)又称电子健康档案,即电子化的健康档案,是医务人员在健康相关的活动中运用计算机技术形成的,具有保存和备查价值的电子化历史记录,该信息资源库以计算机可处理的形式存在,并能够安全地存储、传输,各级授权用户均可访问,是临床诊疗决策和医疗卫生管理的重要依据。国务院《2006—2020 年国家信息化发展战略》中明确指出,党中央、国务院将信息化工作提升到我国现代化建设全局的战略高度,明确提出信息化是全面建设小康社会、构建社会主义和谐社会和建设创新型国家的迫切需要和必然选择。在卫生领域则要求统筹规划电子病历应用发展,促进医疗、医药和医保机构的信息共享和业务协同,满足医疗体制改革的要求。

建立电子健康档案并加强管理需要完成信息调查、档案填写、数据录入和动态维护,建立系统、完整的纸质档案和电子档案数据库;同时要建立与医院管理、卫生行政部门、疾病控制、妇幼保健、新农合等各有关信息系统之间的互通互联,构建以健康档案为基础的区域卫生信息平台,减少资源重叠和浪费,实现健康信息资源共享,更好地为城乡居民提供连续、适宜、经济、有效、综合的医疗卫生服务,推动城乡基层卫生事业发展。

（一）居民健康档案信息系统的建立与使用

对于提高社区卫生服务水平而言,建立完善的居民健康档案信息系统是重要手段之一。而信息系统里功能模块的设置是关键,必须根据社区卫生服务的需要合理地设置,然后结合实际,不断地改进和完善系统。其中,基本模块是系统的必需部分,公共卫生服务模块现需按照《国家基本公共卫生服务规范(2011 版)》中基本公共卫生服务项目设置,医疗模块和药物模块要求全科医生熟练掌握使用,其他还有计划模块、财务模块、通信和研究模块等。

居民健康档案信息系统在我国全科医生工作中已经得到不同程度的使用,但是还处在初始和研究阶段,记录内容及使用方法还需在使用中进一步开发和完善。

（二）居民健康档案信息化管理的优点

1.操作简便快捷　信息输出灵活,电子档案操作简便,不需要人工调阅纸质档案,需要时立即存取,查阅信息不受时间和空间的限制;社区居民的各种资料信息是以图、表,甚至数据库的记录形式存储在资料库中,可以随时呈现需要的信息,方便输出结果。

2.多用户功能　基本资料只需一次录入,但可以拥有多个使用者。不同的使用者根据设置的不同的用户名及密码进入系统,调阅患者资料,计算机会自动记录调阅者的姓名及记录时间。避免了重复的医疗服务记录,缩短工作时间。

3.统计功能　可导出需要的统计报表,如对病例中的资料使用基层医疗国际分类

（ICPC）进行编码,即可以统计出社区患者就诊原因分类和健康问题分类等信息。

4.辅助和提醒功能　在患者的诊疗方面可提供相关的信息,如患者的病史资料、既往治疗原则和药物反应等,帮助全科医生做出诊断和治疗原则,还可以开展计算机远程会诊。利用计算机的查询、计算功能,可以查阅资料提供自我保健指导,另外,也可以设置提醒功能,方便社区慢性病患者的管理。

（三）居民健康档案信息化管理的作用

居民健康档案信息化管理目前已广泛运用于我国的社区卫生服务工作中,使居民健康档案的建立方面,实现了"静态管理"到"动态管理"的转变,避免了低水平重复建设及信息缺乏的现象,实现了"实时控制",方便了医疗卫生管理和临床诊疗决策,也方便了居民的诊疗。居民健康档案信息化管理的主要作用如下:

1.内容全面、完整,提高社区卫生服务质量　健康档案不再是简单地记录,而是在任何时间和地点收集居民的健康信息资料,有利于全科医生随时随地提取信息,快速全面了解病情,同时还能掌握动态变化资料,便于及时处理病情。

2.检索方便,提高档案利用率　传统的健康档案需要通过相关索引一级级进入才能翻阅,速度慢,信息不够全面集中。健康档案信息化系统则是以集中地存储形式,利用快捷输入输出,快速调用社区卫生服务信息,为临床、教学及科研等均提供了大量的材料,也有效地提高了档案的利用率。

3.档案存储简单,方便保存　纸质档案的保存需要足够空间,存在纸张磨损、老化、防潮、防火等问题。居民健康档案信息化系统占用空间小,保存容量大,实现了大量存储和随时存取的统一,并且能永久保存。

4.档案使用广泛,提高服务效率　随着全球网络技术的迅猛发展,居民健康档案可以在网络环境下实现信息传递和资源共享,到任何一家机构体检或就诊,都能提取到以往的健康档案。这样可以使全科医生接诊时间大大缩短,增强了上下级医院交流,医疗服务质量得到提高。

5.为突发性、传染性、多发性疾病提供资料　居民健康档案可以直接、快速、准确地为医务人员提供患者这类疾病的资料,有利于研究治疗方案和防治疾病扩散的办法。

（四）居民健康档案信息化管理中的问题

到目前为止,全科医疗中的健康档案没有国际和国家的统一标准,信息交流和交换存在一定的困难,因此,需要制订一系列的标准和规范,需要有关部门组织医院管理工作者、临床工作者和信息技术人员共同合作完成。其次,健康档案尚需同时使用电子病历和传统纸质病历,纸质病历可以用来辅助,防止丢失一些有用的信息。健康信息数据量大,需要长期保存,故应完善健康档案的存储体系和备份方案,发生故障时,信息也不能丢失。最后,由于患者的健康资料可能会涉及个人隐私,涉及社会心理和家庭问题,而电子病历内容被修改及泄露,给档案管理带来一定困难,必须解决系统安全性问题,从计算机技术上加强用户权限和密码管理,防止信息泄露。

总之,我国居民健康档案信息化管理还不够完善,离建立完善的系统还有一定时间,尚需进一步研究和开发。

▶▶▶ 综 合 测 试 题 ◀◀◀

一、单项选择题

1. 居民健康档案的服务重点对象包括
   A. 0~6岁儿童
   B. 孕产妇
   C. 老年人
   D. 慢性病患者和重症精神疾病患者
   E. 以上都是

2. 哪一项不是个体健康档案的常见表格类型
   A. 居民基本资料　　B. 主要问题目录
   C. 健康体检表　　　D. 服务记录表
   E. 家庭成员基本资料

3. 主要问题目录记录的内容包括
   A. 长期影响居民健康状况的慢性疾病
   B. 危险生活行为方式
   C. 不良心理状态
   D. 相关的家族史和遗传病史
   E. 以上都是

4. 关于全科医疗个人健康档案,描述错误的是
   A. 全面系统地了解患者的健康问题及其发展过程
   B. 积累临床经验
   C. 利用家庭资源为患者服务
   D. 训练科学研究的基本技能
   E. 了解其所照顾人群的患病特征

5. 全科医疗健康档案与其他专科病历的相同之处在于
   A. 对患者家庭资料记录的全面性和翔实性上
   B. 档案记录的形式上
   C. 对健康问题的描述上
   D. 临床体征的描述上
   E. 在健康问题的处理计划上

6. 设立主要问题目录的目的在于
   A. 方便医生在短时间内对居民健康状况进行快速有效回顾
   B. 迅速知晓居民过去和现在的健康问题

C. 帮助医生在接诊和照顾居民时考虑居民现存问题或疾病
   D. 帮助医生考虑居民整体、连续健康状况
   E. 以上都是

7. 接诊记录中最重要也是最难的部分是哪一部分
   A. 主观资料　　　　B. 客观资料
   C. 评价　　　　　　D. 处理计划
   E. 以上都不是

8. 个人健康档案的基本内容不包括
   A. 健康问题目录　　B. 健康问题描述
   C. 病程流程表　　　D. 家庭功能评估资料
   E. 个人基本资料

9. 下列哪一项不属于家庭评估的适应证
   A. 频繁的急性发病
   B. 遵医嘱性不良
   C. 流行性感冒
   D. 婚姻问题
   E. 恶性肿瘤

10. 以SOAP形式进行健康问题描述时不包括
    A. 主观资料
    B. 客观资料
    C. 完整的流行病学调查资料
    D. 健康问题的评价
    E. 健康问题处理计划

11. POMR记录方式的优点不包括
    A. 对问题描述简洁明了、重点突出
    B. 有利于医疗质量管理和评价
    C. 利于节约诊疗成本
    D. 所记录资料适于医生自我学习
    E. 利于电子化信息管理

12. 健康档案的主要问题目录中不应记录
    A. 慢性活动性生理疾病
    B. 影响健康的重大生活事件
    C. 化验项目
    D. 长期影响健康的家庭问题
    E. 心理疾患

13. SOAP 描述中,P 是指

A. 健康检查计划

B. 健康问题的诊断计划

C. 描述诊治计划和管理的基本原则

D. 对诊治和患者管理的具体计划

E. 对健康问题的评价

14. 健康档案中使用病程流程表的意义不在于

A. 快速了解患者某特定健康问题的进展

B. 节省纸张经费且有利于医患交流

C. 对慢性疾病进行系统的管理

D. 对医疗干预效果做出及时的评估

E. 有助于医生积累病案管理经验

15. 家庭健康档案的内容不包括

A. 家庭的基本资料

B. 家系图

C. 家庭评估资料

D. 详细记录每一个成员的经济收入及来源

E. 家庭主要问题目录

16. 下列哪一项不是将患者转上级医院的参考指征

A. 疑难重症患者

B. 因条件限制不能诊断、治疗的患者

C. 治疗效果不佳或病情加重的患者

D. 需上级医院进一步明确诊断者

E. 老年护理患者

17. 双向转诊的重要性体现在哪一方面

A. 有效引导患者合理分流

B. 发挥基层医疗卫生服务机构作用,方便患者就医

C. 减轻综合医院就医压力

D. 为患者提供连续性服务

E. 以上都正确

二、简答题

1. 建立社区居民健康档案的意义有哪些?

2. 简答"S、O、A、P"各自代表的含义是什么?

(周卫凤)

第九章 社区常见的慢性病管理

近年来,随着社会经济的快速发展、人民生活水平的迅速提高及生活方式的巨大转变,我国人群的主要疾病模式及死因构成已由原来的以传染性疾病和营养缺乏病为主,转变为以慢性非传染性疾病(以下简称慢性病)为主,以心、脑血管疾病(包括高血压、冠心病、中风等)、恶性肿瘤、糖尿病、慢性阻塞性肺疾病等为代表的慢性病的发病、死亡以及相关危险因素的流行日益上升。慢性病正在严重威胁我国人民的健康和生命,并给个人、家庭和社会带来巨大的经济损失和负担。

第一节 慢性病流行病学特征

一、慢性病概况

(一)慢性病的概念

"慢性病"全称为慢性非传染性疾病,主要指以心脑血管疾病(高血压、冠心病、脑卒中等)、糖尿病、恶性肿瘤、慢性阻塞性肺疾病(慢性气管炎、肺气肿等)等为代表的一组疾病,具有病程长、病因复杂、健康损害和社会危害严重等特点,并可能导致患者功能衰弱或丧失。慢性病的主要危害是造成脑、心、肾、肺等重要脏器的损害,易致残,影响劳动能力和生活质量,且医疗费用极其昂贵,增加了社会和家庭的经济负担。

(二)我国慢性病发病概况

近年来,我国居民慢性病患病、死亡呈现持续、快速增长趋势(表9-1,9-2,9-3)。慢性病造成的死亡构成已从20世纪70年代的53%上升至85%;我国现有超过2亿高血压患者、9700万糖尿病患者、1.2亿肥胖患者,其中65%~87%的患者为劳动力人口;慢性病经济负担占我国疾病总经济负担的比例由1993年的54%上升至2009年的69%。慢性病已成为影响我国居民健康、阻碍经济社会发展的重大公共卫生问题和社会问题。

有调查显示,我国共有13.5亿人口,明确诊断患有慢性病的患者有2.7亿,占总人口的20%。近5年调查数据显示,我国每年新增慢性病患者1100万。中国的慢性病全面高发,状若"井喷"。过去十年,我国高血压、糖尿病患者增加了两倍,心脏病、恶性肿瘤患者增加了一倍。2008年825万死亡者,其中643万人死于慢性病;过早死亡的约494万人,其中死于慢性病者占75%。慢性病是影响老年人生活质量的最重要的因素,我国是世界上老年人口绝对数最多的国家之一。最新统计数据显示,截至2009年底,全国65岁及以上人口有113 199万人,占全国总人口的9.81%,60岁及以上人口有168 889万人,约占全国总人口的14.6%,预计2050年我国老年人口总数约占世界人口总数的1/4,将成为世界老龄大国。慢性病将成为严重影响我国老年人生活质量的重要因素,因此,面临慢性病患病率不断增长的趋势,我国对慢性病的管理已变得刻不容缓。

表9-1 比较中国部分地区前十位死亡原因

时间	中国部分地区前十位死亡原因
1957年	呼吸系统疾病,急性传染病,肺结核,消化系统疾病,心脏病,脑血管病,恶性肿瘤,神经系统疾病,外伤和中毒,结核病
1975年	脑血管病,心脏病,恶性肿瘤,呼吸系统疾病,消化系统疾病,肺结核,外伤,传染病(肺结核除外),泌尿系统疾病,中毒
1984年	心脏病,脑血管病,恶性肿瘤,呼吸系统疾病,消化系统疾病,外伤,肺结核,中毒,泌尿系统疾病,传染病(肺结核除外)
2000年	恶性肿瘤,脑血管病,心脏病,呼吸系统疾病,损伤和中毒,消化系统疾病,内分泌、营养代谢及免疫疾病,泌尿生殖系统疾病,精神病,神经
2007年	恶性肿瘤,脑血管病,心脏病,呼吸系统疾病,损伤和中毒,内分泌、营养和代谢疾病,消化系统疾病,泌尿生殖系统疾病,神经系统疾病,精神障碍

表9-2 2010年我国居民死亡前10位原因

排名	女性死亡主要原因	男性死亡主要原因
1	恶性肿瘤	恶性肿瘤
2	脑血管疾病	脑血管疾病
3	心脏病	意外事故及不良影响
4	意外事故及不良影响	心脏病
5	糖尿病	糖尿病
6	肾炎、肾病症候群	慢性肝病及肝硬化
7	高血压	肺炎
8	肺炎	高血压
9	支气管炎、肺气肿	支气管炎、肺气肿
10	慢性肝病及肝硬化	肾炎、肾病症候群

表9-3 城市和农村居民死亡原因之间的对比

名次	城市死亡原因	农村死亡原因
1	恶性肿瘤	呼吸系统疾病
2	脑血管疾病	脑血管疾病
3	心脏病	恶性肿瘤
4	呼吸系统疾病	损伤和中毒
5	损伤和中毒	心脏病
6	消化系统疾病	消化系统疾病
7	内分泌、营养代谢、免疫疾病	新生儿疾病
8	泌尿生殖系统疾病	泌尿生殖系统疾病
9	精神病	肺结核
10	神经病	传染病(肺结核除外)

（三）社区慢性病防治的对象

目前纳入社区卫生服务中心慢性病防治管理的对象,还只是被临床确诊为高血压、糖尿病、肿瘤的患者,社区内 60 岁以上的老年人,以及 BMI≥28 的肥胖人群、有高血压（糖尿病）一级亲属阳性家族史的高危人群。与卫生部将社区常住户口的全体居民均纳入慢性病防治管理的要求还存在很大的差距。

社区慢性病防治管理的工作重心是防治结合,一方面要对慢性病现患患者进行治疗和管理,另一方面要积极做好全人群的慢性病预防工作。国内外的资料表明,通过对慢性病易患人群和高危人群积极、有效的干预,可以使该人群在 8 ~ 10 年的患病率降低30%以上。因此,社区卫生服务中心的慢性病防治管理人群,应由现患人群扩大到高危人群,由高危人群扩大到不良工作环境的人群,由不良工作环境的人群扩大到不健康生活方式的人群,最终扩大到社区常住户口的全体居民。

随着人口结构和居民生活方式的改变,因慢性非传染性疾病所致的人群死亡率正逐年升高。但相比之下,社区居民对慢性病相关危险因素及基本知识的认识水平却较低。就吸烟而言,社区居民的认识只局限于对肺部疾病的影响,而与心脑血管疾病发病的相关性却知之甚微。就疾病而言,以慢性阻塞性肺疾病患者为例,有调查显示,该类患者对慢阻肺的基本知识的知晓程度并不令人满意,而对于这种容易反复急性加重的疾病来说,掌握基本的日常防护知识是非常有必要的。同时,对于高血压、糖尿病等生活方式疾病,社区居民也没有认识到改善生活方式的重要性,不清楚危险因素的危害性及降低危险因素的重要性,不良生活方式难以纠正,并且往往在出现症状时才到医院就诊,导致疾病延误诊治。

二、社区常见慢性病的流行病学特点

（一）社区常见慢性病的流行病学特点

1. 中国慢性病呈现出"年轻化"的趋势　调查显示,有 65% 以上的劳动人口患慢性病,这个群体年龄段男性为 16 ~ 60 岁,女性为 16 ~ 55 岁。69% 的高血压和 65% 的糖尿病都发生在上述年龄段。

2. 中国的慢性病防控呈现出"三高"和"三低"特征　中国的慢性病防控呈现出"三高"（患病率高、致残率高、死亡率高）和"三低"（知晓率低、管理率低、控制率低）特征,即便是防控技术已经成熟的高血压也如此。

中国的成人高血压患病率在 2002 年为 18.8% ,而专家根据局部监测数据,估计当前患病率在 25% ~30% ,城市中成年人群的糖尿病患病率则从 2002 年的 6.1% 升至 2010 年的 12.3% 。

慢性阻塞性肺疾病（COPD）是常见的呼吸系统慢性疾病,在全世界范围内,COPD 的发病率和死亡率呈上升趋势,在我国 COPD 的患病率也很高,每年逾百万人死于此病。

在 2005 年,慢性病已占疾病总负担的 62% ,约 14 762 亿元;其中,恶性肿瘤占比最高,约 20% ;心脏病和脑血管病分别占 16% 和 12% 。当前,慢性病在疾病总负担中所占的比例已经增至 70% 。

3.中国慢性病的发病风险失控　2004年57届世界卫生大会,世界卫生组织将心血管疾病(如冠心病和脑卒中)、癌症、慢性呼吸系统疾病(比如慢性阻塞性肺部疾病)以及糖尿病列为四种主要慢性病。四个主要的慢性病风险因素是:烟草使用、缺乏运动、有害使用酒精。四个慢性病风险因素在我国全部高位运行,实际上处于失控的状态。慢性病风险因素在人群中普遍存在,有超过3亿人吸烟;80%的人食用盐、油过量;18岁以上成人经常锻炼的比例不超过12%。在因非传染性疾病死亡的人群中,约80%死于这四种疾病。如果上面的四种风险因素被消除,大约3/4的心脏疾病、脑卒中和2型糖尿病以及40%的癌症将能够得到预防。

在全世界范围内,COPD的发病率和死亡率都很高,并呈上升趋势。在过去的20年里,肿瘤、心脏病、中风等疾病的死亡率分别下降了3%、52%和63%,而COPD的病死率却同期增长了103%。据统计,目前,COPD是世界第五大致死原因,估计到2020年将成为全球第三大死亡原因。在我国COPD的患病率亦很高,是广泛影响我国国民健康的慢性疾病之一。2010年中国卫生统计年鉴显示,我国城市居民主要疾病死因中,呼吸系统疾病(主要是COPD)占10.54%,居第4位;农村居民占14.96%,亦居第4位。COPD是一种慢性疾病,气流受限不完全可逆,呈进行性下降,患者症状不断加重,不仅使其生活质量不断下降,影响正常生活和工作,也给社会和家庭带来沉重的经济和精神负担。我国COPD疾病负担也十分沉重,每年因COPD致残达500万～1000万人。到2020年,COPD所造成的疾病经济负担将在各种疾病中排到第4位。

(二)国内慢性病的现况与流行趋势

20世纪90年代,中国就基本完成了疾病谱的转变,死亡的主要原因已由急性传染性疾病转变为慢性病,完成了由生物医学模式向现代医学模式的演变。传染病的死因顺位降至目前的第十位。慢性病所致的死亡已占据死亡原因的前三位。从发达国家慢性病的演变过程来看,在未来的几十年中,以心脑血管疾病、恶性肿瘤及糖尿病为主的慢性病的发病率肯定会持续上升。

目前来看,在城市死亡原因的第一位是脑血管疾病,第二位是恶性肿瘤,第三位是心血管疾病。在农村地区死亡原因的第一位是慢性阻塞性肺病,其次是脑血管疾病和恶性肿瘤。

1.脑血管疾病的流行状况　在过去20年中,城市人群中高血压、高血脂、高血糖人群大幅度增加,在高血脂人群中主要是以三酰甘油升高为主,是由于长期的饱和脂肪酸过多摄入所致,致使脑血管疾病成为死亡原因的第一位。

在广大的农村地区,脑血管疾病还不是致死的主要原因,也应当清醒地看到,随着农村经济的迅速发展和膳食结构的改变,肥胖人数和"三高"人群明显增加,高血压、高血脂和糖尿病患者群迅速升高,脑血管疾病的发病率快速升高。中国脑血管疾病发病率>150/10万,病死率超过100/10万,脑血管疾病的病死率、致残率极高,目前中国有800万脑血管疾病残存者生活不能自理。从近10年的发病情况来看,脑血管疾病的发病年龄比过去提前10～12年,发病年轻化,病死率、致残率高,给家庭、社会带来了沉重的经济和精神负担。

2.心血管疾病的流行状况 由于不良行为的广泛存在与膳食结构的不合理改变,心血管疾病的发病率快速上升。在中国传统的饮食习惯中以粗茶淡饭为主,优质蛋白质普遍摄入不足,在高血脂的人群中绝大多数是三酰甘油升高,只有极少数人是胆固醇升高。随着膳食结构急剧发生转变,肉、鱼、蛋、奶及海产品等优质蛋白质摄入逐渐增多,无疑会导致中国人的胆固醇急剧上升。2003年北京地区一项大面积的人群调查结果表明,在被调查的17万居民中,每日胆固醇的平均摄入量为425mg,按照膳食指南的要求每日胆固醇的人均摄入量应在300mg左右。

城市人群膳食中优质蛋白质的摄入量急剧增加,血胆固醇正快速上升,心血管疾病的发病率已上升为第二位。农村地区原有的膳食结构也正在发生着转变,甘油三酯和胆固醇也逐渐上升,心血管疾病的发病率呈明显的上升趋势。

3.恶性肿瘤的流行现状 中国正处在粗放型快速发展的时期,环境污染日趋加重,肺癌的发病率一路攀升,病死率由20世纪70年代中期的5/10万,升至目前的35/10万左右,且仍呈上升趋势。肺癌的发病率每10年上升1倍,在中国每5年就会上升1倍,在沿海地区和大城市上升速度更快,例如上海市肺癌的发病率高达60/10万左右。在过去的几十年中,由于膳食质量较低,膳食卫生与食品卫生质量较差,上消化道恶性肿瘤发病率较高,随着膳食质量的不断提高和饮食与食品卫生的不断改进,上消化道恶性肿瘤的发病率逐渐趋于降低,而下消化道的恶性肿瘤呈明显的上升趋势。

4.肥胖与糖尿病已经成为危害健康的重大公共卫生问题 近10年来人群肥胖率大幅度增加,成年人群中的超重率>40%,与肥胖相关的糖尿病、心脑血管疾病及部分恶性肿瘤也大幅上升。尤其令人担忧的是,城乡青少年儿童的肥胖率大幅度升高,超重率达20%以上,肥胖率在10%左右。儿童青少年肥胖不仅为成年时期发生心脑血管疾病埋下了隐患,也直接对生长发育和性器官的发育造成极大危害。女孩早熟,男性女性化,肥胖男性儿童的睾丸仅有正常儿童的1/3大小,成年后生殖能力明显降低。20世纪80年代以前,糖尿病的患病率不足2%,现已上升到4.6%,另外还有2%左右耐糖量降低,目前中国的糖尿病患者有4000万以上。

第二节 慢性病管理规范

一、慢性病管理基本步骤、策略、流程

(一)慢性病管理的基本步骤

目前,社区慢性病防治工作主要是围绕"一查、二治、三康、四防、五保、六教"来开展的,在进一步总结完善的基础上值得推广。

1."一查" 是慢性病防治的基础工作,是一项长期、系统、动态的工作。首先,是筛查、收集社区范围内的慢性病患者的基本信息,主动发现新发病例。主要有3个途径:

(1)通过各种门诊、住院、义诊汇集患者信息。

(2)通过健康体检,了解社区人群的健康状况、发现慢性病的高危人群和新发病例。

（3）通过日常随访中免费测血糖和测血压，以及不定期组织社区人群健康专题调查、筛查和发现慢性病新患及高危人群。

其次，是对收集到的信息进行整理，建立慢性病患者的个人健康档案。通常把慢性病患者的首次建档称作慢性病患者的首次管理，需详细记录患者的个人信息、联系方式，以及健康体检指标，慢性病的确诊单位、治疗方案、进程与疗效，患者的生活习惯。

第三，是依据个人基本信息对患者的病情及其危险指数、生活环境和生活方式进行综合评估，为患者制订一个有针对性的防治方案，督促和指导患者进行持续的治疗和康复。

第四，通过全科医师定期的上门随访，掌握和了解患者阶段性的防治效果，以随访记录的方式记入患者的个人健康档案，并对慢性病防治效果进行分析，不断调整和改进防治工作方法。

2."二治" 就是对慢性病患者实施相应的治疗措施。社区卫生服务中心的慢性病防治专职医师，依托全科医师的诊疗配合和技术支持，通过定期的上门访视、设立家庭病床等方式，提供必要的诊疗和卫生服务，根据患者的个体情况，选择性地采取药物、心理、生理等治疗手段，控制患者的病情发展。同时注意结合病情，普及相关的疾病防治知识，使患者及其家属对治疗方案有一个正确的认识。

3."三康" 主要是指导和帮助慢性病患者及有并发症、后遗症的患者进行康复活动。通过电话热线、上门随访等方式，指导、督促并干预患者的康复治疗，减少或推迟患者并发症、后遗症发生，减轻并发症、后遗症，提高患者生活和生命质量。由于大多数慢性病患者都承受着不同程度的心理压力，因此，特别要重视心理疏导，坚定他们战胜疾病、早日康复的信心。

4."四防" 就是对慢性病高危人群、易患人群的主动干预，做到早发现、早控制，建立以社区综合干预为特征的慢性病长效管理机制。社区综合干预的关键，是要选择操作性强、易被对象人群接受的干预方式和措施，选择能同时预防多种疾病的危险因素进行重点干预。通过定期随访和电话热线，督促慢性病患者接受规范诊疗，并对生活行为方式进行监测与干预，将收集到的监测和干预信息及时整理、记入健康档案；坚持门诊测血压制度，对血压正常高值、超重肥胖、高血糖、高血脂的人员，以及高血压患者一级和二级亲属进行信息登记，列入干预和防治对象，加强监测，开展健康教育，普及防治知识，指导改变不良生活方式，必要时进行药物干预；鼓励和倡导健康人群定期进行体检，对发现的慢性病相关危险因素进行危险性评估，开展早期干预，进行健康指导，了解干预效果。

5."五保" 就是实现社区居民自我健康管理。在开展社区慢性病防治的过程中，要有目的、有计划地激发社区居民参与慢性病管理的意识，调动积极性，提高自身管理的能力。教会患者掌握自身病情自我监测的方法，及时联系、接受诊疗，在医师指导下适时调整治疗方案，调控包括饮食起居和体育锻炼在内的生活行为，从而达到医师监控管理和患者自我管理相结合的效果。

6."六教" 就是开展持续、深入的健康教育。要充分发挥健康教育在慢性病防治中的作用，向大众传播健康文化，增强大众的健康意识和自我健康管理能力。有计划地开展社区健康教育活动，开设健康教育课堂，制作健康知识宣传展板巡展，发放诸如测血压的正确方法、高血压和糖尿病非药物治疗指导等健康教育资料;邀请大医院专家为居民举行健康教育讲座;通过门诊、下社区咨询、体检、随访、电话热线、电子邮箱等途径,有针对性地进行个体化健康教育;充分利用社区宣传栏、黑板报、墙报以及各种卫生报刊、卫生专栏,结合季节转换、气候变化以及高血压、糖尿病等健康日广泛开展宣传。要让社区居民知道不平衡膳食、体力活动缺乏、吸烟、饮酒是引发慢性病的根本性危险因素,血糖、血压、血脂、体质指数异常是引发慢性病的过渡性危险因素,大力倡导健康生活方式,教会他们在饮食上控制盐和油脂的摄入、合理配餐主食和副食、均衡营养和热能、减少代谢紊乱、养成每天坚持体育运动的习惯。

(二)慢性病管理策略

1. 信息管理　为实现慢性病管理功能和提供个性化服务,需要从信息收集开始,应充分利用居民健康档案信息,并随着服务的持续开展,不断收集更多的管理信息,同时将这些信息实时记录在健康档案中。为此,健康档案是实现慢性病管理业务功能的基础,换言之,只有健康档案中的相关信息被运用于居民慢性病管理和服务中,并能动态掌握不同人群的健康状况、危险因素和疾病信息变化情况,才能真正实现建档的目的。

为发现慢性病高危个体和患者,及早进行规范管理,应以全人群为基础进行筛查,并将服务人群分为一般人群、慢性病高危人群和慢性病患者三类。超重加中心性肥胖者、部分正常高值血压者、胆固醇边缘升高者、甘油三酯升高者和空腹血糖受损等均属于慢性病的高危人群。

人群分类的目的是为了针对不同人群采取不同的管理,原则是对高危人群实施个体化行为干预,对患者进行行为干预和临床治疗,对一般人群开展健康促进。

人群分类信息收集的主要目的是为了识别慢性病高危个体和患者,是慢性病管理工作的重要环节,因此,收集的信息应简单、易测量和客观。可以通过询问、测量和实验室检测进行收集。询问收集的主要信息应包括个人一般情况、慢性病病史、吸烟情况,体格检查应包括身高、体重、腰围和血压的测量,实验室检查应包括空腹血糖、血胆固醇和血甘油三酯等。

询问信息的收集方法可参照《中国居民营养与健康状况调查之一 2002 综合报告》等相关内容和调查方法。身高、体重和腰围的测量方法可参考《中国成人超重肥胖症预防控制指南》,血压测量方法可参考《中国高血压预防控制指南》。空腹血糖、血脂指标的检测可参考有关临床标准。人群分类信息收集内容可参见慢性病高危人群和患者筛查信息表(附录 2 附表 1)。

信息收集后,可参照表 9-4 标准进行人群分类,应将分类结果作为服务人群管理的依据。

人群分类信息收集后还要进行危险因素评估。对识别出的慢性病高危个体和患者,应通过询问,对其行为包括吸烟、饮酒、膳食和身体活动等状况进行调查,同时还应进行必要的体格检查和实验室检查,包括体重、腰围、血压、血糖、血脂等。对个体行为和生物危险因素的暴露水平和程度进行评价。

表9-4 人群分类标准

人群分类	标准
1.慢性病患者	根据相关标准,可被明确诊断的高血压、糖尿病、冠心病、脑卒中、慢性阻塞性肺部疾病及其他慢性病
2.慢性病高危人群	满足以下情况之一者:
	①超重加中心型肥胖:BMI≥24kg/m² 和腰围男性≥90cm,女性≥85cm
	②正常高值血压:SBP:130~139mmHg 或 DBP:85~89mmHg
	③血脂异常:TC 边缘升高≥5.18mmol/L 或 TG 升高≥2.26mmol/L
	④空腹血糖受损:6.1mmol/L≤FBG<7.0mmol/L
3.一般人群	除以上情况的人群

（1）行为危险因素信息收集和评价　行为危险因素包括膳食、身体活动、吸烟和饮酒等情况,可以通过询问的方法收集信息。

膳食:通过膳食调查,收集管理对象就餐习惯,粮谷类食物、蔬菜、水果、畜禽肉、蛋、奶、豆、水产品的食用频率和食用量,烹调用油、盐及酱油等调味品食用量等信息。

膳食信息收集的方法可参考《中国居民营养与健康状况调查之一 2002 综合报告》中的有关内容。收集的信息内容可参见膳食信息采集用表(附录2 附表2.1)。

对管理人群的重要食物摄入量和膳食结构等情况给予评价,膳食相关指标计算方法见附录3,膳食评价标准见表9-5。

表9-5 膳食评价标准

指标	参照标准
食物摄入量	粮谷类食物<200g、蔬菜<300g、食用油>30g、食盐>6g 为摄入不合理
膳食总能量	根据人群提供的膳食信息计算
膳食结构	膳食脂肪供能比<20% 或>30% 为不合理
	粮谷类供能比<55% 或>65% 为不合理

身体活动:收集管理对象处于日常工作、出行、锻炼、家务和静态等工作和生活状态的时间。

身体活动信息收集的方法可参考相关调查中的有关内容。收集的信息内容可参见身体活动信息采集用表(附录2 附表2.2)。

根据不同身体活动消耗能量的情况,对管理人群身体活动水平进行判断,评价标准见表9-6。

能量消耗 = MET×每周活动天数×每天活动时间(分钟)。

尼古丁依赖:对进入戒烟项目的管理对象,需要评价其对尼古丁的依赖程度。

收集的信息内容可参见附录2 附表2.3。根据表9-7,积分为0~3分者,为轻度依赖,4~6分为中度依赖,7分及以上为重度依赖。

表9-6 身体活动水平评价标准

强度或形式 *		频度	时间	能量消耗 * *
		（天/周）	（分钟/天）	（千卡/周）
充分	大强度	3		1500
	大强度＋中等强度＋步行	7	20	3000
中等	大强度	3	30	≥500
	中等强度＋步行	5		≥600
	大强度＋中等强度＋步行	5		≥600
不足	大强度＋中等强度＋步行			＜600

* 满足每一水平中一项（行）条件。

* * 计算依据：步行＝3.3METs,中等强度＝4.0METs,大强度＝8.0METs,身体活动

表9-7 Fagerstrom 尼古丁依赖评分表

	0分	1分	2分	3分
你通常每天吸多少支卷烟？	≤10支	11～20支	21～30支	＞30支
你早晨醒来后多长时间吸第一支烟？	＞60分钟	31～60分钟	6～30分钟	≤5分钟
你最不愿意放弃哪支烟？	其他时间	早上第一支烟		
你早上醒来后第一个小时是否比其他吸烟时间多？	否	是		
你是否在许多不准吸烟的场所很难控制吸烟的需求？	否	是		
你卧病在床时仍旧吸烟吗？	否	是		

饮酒：分别收集管理对象饮用高度白酒、中度白酒、葡萄酒、啤酒的频率和每次饮酒量

收集的信息内容可参见饮酒信息采集用表（附录2附表2.4）。

分析每日酒精摄入量并评价是否超标，评价标准见表9-8。

表9-8 饮酒评价标准

	标准
成年男性	每天饮用酒折合成酒精量不超过25g,相当于啤酒750ml,或葡萄酒250ml,或38°白酒75g,或高度白酒50g
成年女性	每天饮用酒折合成酒精量不超过15g,相当于啤酒450ml,或葡萄酒150ml,或38°白酒50g

（2）生物危险因素信息收集 生物危险因素主要包括体重、腰围、血压、血糖、血脂等指标，应通过体格测量和实验室检查来收集。在收集到上述信息后，对管理人群体重、腰围、血压、血糖和血脂等指标状况分别进行评价。

体重评价：体重的评价标准见表9-9。

表 9 - 9　体重评价标准

指标	判断标准
体重指数 （BMI＊）	BMI＜18.5 为体重过低
	18.5≤BMI≤23.9 为体重正常
	24≤BMI≤27.9 为超重
	BMI≥28 为肥胖
腰围	男性＜85cm 为正常，女性＜80cm 为正常

＊ BMI 值 = 体重（kg）/身高的平方（m²）

血压评价：血压的评价标准见表 9 - 10。

表 9 - 10　血压评价标准

分类	判断标准
正常血压	SBP＜120mmHg 且 DBP＜80mmHg
正常高值血压	SBP 120～139mmHg 和（或）DBP 80～89mmHg
高血压	SBP≥140mmHg 和（或）DBP≥90mmHg

血糖评价：血糖的评价标准见表 9 - 11。

表 9 - 11　血糖评价标准

分类	空腹血糖 mmol/L（mg/dl）
糖尿病	≥7.0（126）（2 次）
空腹血糖受损（IFG）	≥6.1（110）且＜7.0（126）
正常	＜6.1（110）

血脂评价：血脂的评价标准见表 9 - 12。

表 9 - 12　血脂水平分层标准

分层	血脂项目 mmol/L（mg/dl）			
	TC	LDL - C	HDL - C	TG
合适范围	＜5.18（200）	＜3.37（130）	＞1.04（40）	＜1.70（150）
边缘升高	5.18～6.19 （200～239）	3.37～4.12 （130～159）		1.70～2.25 （150～199）
升高	≥6.22（240）	≥4.14（160）	≥1.55（60）	≥2.26（200）
降低			＜1.04（40）	

（3）管理所需其他信息　对慢性病高危个体和患者进行管理所需的其他信息,如职业、文化程度、慢性病史、家族史等的收集方法可参考相关调查,收集的内容可参见慢性病高危个体和患者管理所需其他信息用表(附录2 附表2.5)。

2.三级预防　慢性病的发生、发展是一个缓慢的过程,是可以通过健康管理来预防和控制的。慢性病防治策略和措施应以社区为基础,针对不同目标人群采取有针对性的防治措施。在强调一级预防的同时,重视二、三级综合防治。

（1）一级预防　是针对全体人群开展危险因素的预防,以健康教育和健康促进为主要手段,通过降低疾病危险因素,预防疾病发生,降低慢性病的发病率,提高社区居民的健康水平和生活质量为目的。

（2）二级预防　是针对高危人群,减轻或逆转危险因素,促进疾病的早发现、早诊断、早治疗为目的。

（3）三级预防　是针对患者开展规范化治疗和疾病管理,以控制病情发展、缓解症状、预防或延缓并发症的发生,防止伤残,提高生活质量为目的。

3.健康教育　一个国家、一个民族走向文明的一个重要标志就是全民健康教育水平和卫生保健水平。健康教育是指一个国家多部门、多途径、多渠道通力协作,通过有计划、有组织、有系统、多种多样的健康教育活动,促使人们自觉自愿地改变不良的行为,消除或减弱影响健康的危险因素,达到预防疾病、促进健康和提高生存质量的目的。

健康教育的核心是通过各种途径促使个体或群体改变不利于健康的行为生活方式。群体不良行为的形成是极其复杂的,要改变这一切绝不可能一蹴而就。无论是良好行为的形成还是不良行为的延续,都有其历史渊源。然而,不良行为的改变,也是一个长期的、艰巨的历程。

4.慢性病患者自我管理　慢性病自我管理方法(CDSMA)是近年来在国际上兴起的针对慢性病患者的治疗及管理方法。它是指在医疗专业人员的协助下,患者承担一定的预防性和治疗性保健、治疗任务,在自我管理技能指导下进行自我保健。其特点有:注重以技能培训为主的健康教育,而非简单的知识培训。在管理中患者是积极的参与者,承担一定自我保健职责,包括自我监测病情,如血压、血糖,报告病情等;专业医师是患者的伙伴、顾问、老师,为患者提供建议。医师患者共同参与,互为支持。

5.监测和预测　根据城市较为完善的医疗预防保健网络,对慢性病按照传染病报告的模式进行富有成效的报病,对此我们已十分熟悉。但对卫生医疗机构来说,关键并不是新发现病患,关键是如何来降低病患数量。疾病预测能精确地预测出高风险的患者中哪些人需要昂贵的治疗。一旦了解这些信息,就能将重点放在如何维护这些人的健康状态,通过减少他们对急诊及住院治疗的需求来降低费用。美国 Rex 医院集团的健康中心正将预测模型的研究与发展公司 BioSignia 开发的疾病预测产品"KnowYourNumber"作为一种对会员及非会员提供的收费服务。参加者将进行胆固醇检查、家族史、个人信息包括体重、身高和是否吸烟等输入计算机程序。BioSignia 的服务主要用于评价和报告个人的心脏病、糖尿病和中风的危险程度,它也区分出哪些危险因素能通过临床治疗和生活方式的改变来得到校正。同样,我们如把健康档案、就诊病史和计算机技术结合起来,也是较佳的预测形式。

当然,预防措施不可能使所有人都不发病,因此,采取适当的措施,合理地安排分流二、三级医院和社区卫生服务中心对慢性病患者的治疗,减少其对二、三级医疗服务的盲目需求和过度利用,将减缓卫生费用的上涨速度和幅度。

6.健康档案管理 一种是与社区诊疗结合,有一般模式和高级模式两种。一般模式:患者就医——接诊医生(或护士)借阅患者档案——医生查看患者档案掌握健康信息——诊疗结束后更新文本档案信息——档案返还信息管理室——更新电子档案信息。高级模式:患者就医——接诊医生(或护士)在电脑中查找出该患者的电子档案——根据电子档案掌握患者信息——诊疗结束后更新电子档案信息——通知信息管理室更新文本档案信息。另外一种是与社区出诊(随访)的结合,即社区医生在出诊前借出健康档案,查看居民信息,做好相应准备,并携带档案出诊。在出诊过程中,更新相应的档案信息,返回后归还档案并更新电子档案。

(三)慢性病管理流程

个体化慢性病管理动态流程图见图 9 - 1。

二、社区常见慢性病管理规范

社区医疗在老年慢性病防治中的作用已被人们所重视,它以个人为中心、以家庭为单位、以社区为范围的整体性服务模式已为大家所接受。患者能选择熟悉自己和自己家庭情况的医生,并可以得到医疗以外包括情感上的沟通、心理咨询、健康保健等全面服务,同时它以医疗收费低、连续综合服务方式的优势,取得了良好的社会效益。

(一)高血压

高血压是最常见的慢性病,也是心、脑血管病最主要的危险因素,其脑卒中、心肌梗死、心力衰竭及慢性肾脏病等主要并发症,不仅致残、致死率高,而且严重消耗医疗和社会资源,给家庭和国家造成沉重负担。国内外的实践证明,高血压是可以预防和控制的疾病,降低高血压患者的血压水平,可明显减少脑卒中及心脏病事件,显著改善患者的生存质量,有效降低疾病负担。

我国人群 50 年来高血压患病率呈明显上升趋势,目前我国约有 2 亿高血压患者,每 10 个成年人中有 2 人患高血压。我国高血压患者总体的知晓率、治疗率和控制率明显较低,分别低于 50%、40% 和 10%。

1.高血压定义及分类 在未使用降压药物的情况下,非同日 3 次测量血压,SBP ≥ 140mmHg 和(或)DBP ≥ 90mmHg。SBP ≥ 140mmHg 和 DBP < 90mmHg 为单纯性收缩期高血压。患者既往有高血压史,目前正在使用降压药物,血压虽然低于 140/90mmHg,也诊断为高血压。根据血压升高水平,又进一步将高血压分为 1 级、2 级和 3 级(表 9 - 13)。

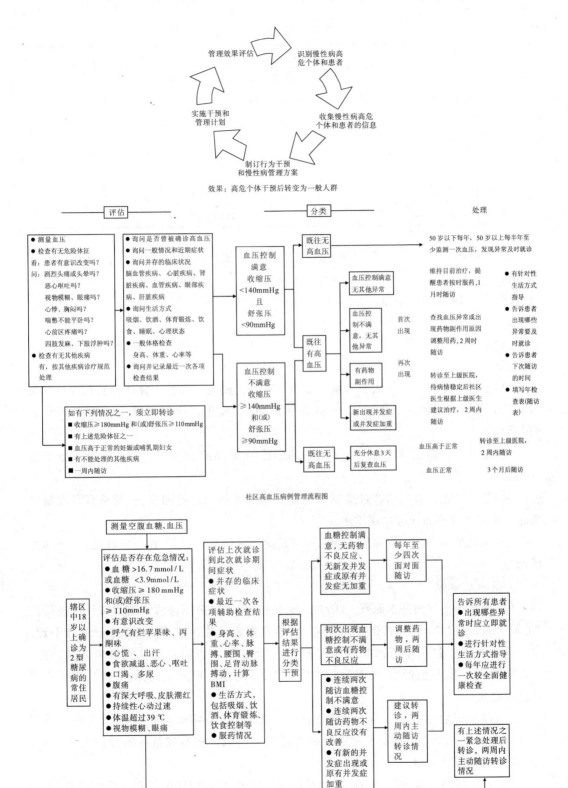

社区高血压病例管理流程图

糖尿病患者随访流程

图9-1 个体化慢性病管理动态流程图

表9-13 血压水平分类和定义

分类	SBP(mmHg)	DBP(mmHg)
正常血压	<120 和 <80	
正常高值血压	120~139 和(或)80~89	
高血压	≥140 和(或)≥90	
1级高血压(轻度)	140~159 和(或)90~99	
2级高血压(中度)	160~179 和(或)100~109	
3级高血压(重度)	≥180 和(或)≥110	
单纯收缩期高血压	≥140 和 <90	

由于诊室血压测量的次数较少,血压又具有明显波动性,在不能进行24小时动态血压监测时,需要数周内多次测量来判断血压升高情况,尤其对于轻、中度血压升高。如有条件,应进行24小时动态血压监测或家庭血压监测。

2.我国人群高血压发病的重要危险因素

(1)高钠、低钾膳食 人群中,钠盐(氯化钠)摄入量与血压水平和高血压患病率呈正相关,而钾盐摄入量与血压水平呈负相关。

(2)超重和肥胖 身体脂肪含量与血压水平呈正相关。人群中体质指数(BMI)与血压水平呈正相关。腰围男性≥90cm或女性≥85cm,发生高血压的风险是腰围正常者的4倍以上。

(3)酗酒 过量饮酒也是高血压发病的危险因素,人群高血压患病率随饮酒量增加而升高。

(4)精神紧张 长期精神过度紧张也是高血压发病的危险因素,长期从事高度精神紧张工作的人群高血压患病率增加。

(5)其他危险因素 高血压发病的其他危险因素包括年龄、高血压家族史、缺乏体力活动等。

3.高血压治疗

(1)高血压治疗的基本原则 ①高血压是一种以动脉血压持续升高为特征的进行性"心血管综合征",常伴有其他危险因素、靶器官损害或临床疾患,需要进行综合干预。②抗高血压治疗包括非药物和药物两种方法,大多数患者需长期甚至终生坚持治疗。③定期测量血压、规范治疗,改善治疗的依从性,尽可能实现降压达标;坚持长期平稳有效地控制血压。

(2)高血压治疗措施 药物治疗如:CCB、ACEI、ARB、噻嗪类利尿剂、β受体阻滞剂以及由这些药物所组成的复方固定制剂均可作为高血压初始或维持治疗的药物选择。非药物治疗见表9-14。

(3)治疗策略 按低危、中危、高危及很高危分层,应全面评估患者的总体危险,并在危险分层的基础上作出治疗决策。

高危、很高危患者:一旦确诊,立即开始对高血压及并存的危险因素和临床情况进行综合治疗。

表 9 - 14　高血压非药物治疗措施及效果

内容	目标	措施	SBP 下降范围
减少钠盐摄入	每人每日食盐量逐步降至 <6g	1. 生活中食盐的主要来源为腌制、卤制的食品及烹饪用盐,尽量少用上述食品 2. 建议在烹调时尽可能用餐具(如盐勺)称量加用的食盐 3. 用替代产品,如代用盐、食醋等	2 ~ 8mmHg
体育运动	强度:中等量,每周 3 ~ 5 次,每次持续 30 分钟左右	1. 运动的形式可根据个人喜好选择:步行、快走、慢跑、游泳、太极拳等 2. 量力而行,循序渐进。运动的强度可通过心率来反映 3. 目标对象为没有严重心血管病的患者	4 ~ 9mmHg
合理膳食	营养均衡	1. 食用油,包括植物油(素油)每人 <25g/d 2. 少吃或不吃肥肉和动物内脏 3. 其他动物性食品也不应超过 50 ~ 100g/d 4. 多吃蔬菜:400 ~ 500g/d,水果 100g/d 5. 每人每周可吃蛋类 5 个 6. 适量豆制品或鱼类,奶类每日 250g	8 ~ 14mmHg
控制体重	BMI <24kg/m^2,腰围:男性 <90cm,女性 <85cm	1. 减少总的食物摄入量 2. 增加足够的活动量 3. 肥胖者若非药物治疗效果不理想,可考虑辅助用减肥药物	5 ~ 20mmHg/减重 10kg
戒烟	彻底戒烟,避免被动吸烟	1. 宣传吸烟危害与戒烟的益处 2. 为有意戒烟者提供戒烟帮助,一般推荐采用突然戒烟法,在戒烟日完全戒烟 3. 戒烟咨询与戒烟药物结合 4. 公共场所禁烟,避免被动吸烟	
限制饮酒	每天白酒 <50ml 或葡萄酒 <100ml 或啤酒 <300ml	1. 宣传过量饮酒的危害 2. 高血压患者不提倡饮酒 3. 酗酒者逐渐减量,酒瘾严重者可借助药物	2 ~ 4mmHg

中危患者:先对患者的血压及其他危险因素进行为期数周的观察,反复测量血压,尽可能进行 24 小时动态血压监测或家庭血压监测评估靶器官损害情况,然后决定是否以及何时开始药物治疗。

低危患者:对患者进行较长时间的观察,反复测量血压,尽可能进行 24 小时动态血压监测或家庭血压监测,评估靶器官损害情况,然后决定是否以及何时开始药物治疗。

4.高血压随访　凡通过各种渠道发现的高血压病例,确诊后即纳入登记管理对象,建立《高血压患者管理档案(基本情况表)》。并根据患者危险分层情况,实行分级随访和管理,如无法实施危险分层,可按照血压情况分级。

(1)随访管理的内容(表9-15) ①血压动态情况:指导患者对血压定期自我监测和记录,或为患者测量和记录血压值,分析和评价最近血压控制情况。②健康行为改变:

表9-15 高血压患者的随访内容

项目	血压水平为1级且无其他心血管疾病危险因素患者的随访内容	血压水平为1级,合并1~2个其他心血管疾病危险因素患者的随访内容	血压水平为2级以上或合并3个以上其他心血管疾病危险因素,或合并靶器官损害、并存相关疾病患者的随访内容	由上级医院转入患者的随访内容
检测血压	每3个月至少一次	每3个月至少一次	每1个月至少一次	每3个月一次
非药物治疗和健康教育	落实干预措施	落实干预措施	落实干预措施	落实干预措施
药物治疗	6~12个月后血压≥150/95mmHg时开始使用	3~6个月后血压≥150/95mmHg时开始使用	立即开始,作为主要手段,根据情况调整强度与力度	执行上级医院的治疗方案
建立健康档案	录入随访内容	录入随访内容		
危险因素监测 测量BMI	每6个月一次	每3个月一次	每3个月一次	每3个月一次
危险因素监测 检测血脂	每年一次	每年一次	每年一次	每年一次
危险因素监测 检测空腹血糖	每年一次	每年一次	每年一次	每年一次
发现靶器官损害与并存相关疾病(视病情决定检测频度),及时转诊 了解患者自觉症状			对照病历	对照随访记录
发现靶器官损害与并存相关疾病(视病情决定检测频度),及时转诊 检测血尿常规	每年一次	每年一次	每年一次	每年一次
发现靶器官损害与并存相关疾病(视病情决定检测频度),及时转诊 心电图检查	每年一次	每年一次	每年一次	每年一次
发现靶器官损害与并存相关疾病(视病情决定检测频度),及时转诊 检测肾功能	每年一次	每年一次	每年一次	每年一次
发现靶器官损害与并存相关疾病(视病情决定检测频度),及时转诊 眼底检查	每年一次	每年一次	每年一次	每年一次
发现靶器官损害与并存相关疾病(视病情决定检测频度),及时转诊 超声心动图检查	每年一次	每年一次	每年一次	每年一次

记录患者现有的不健康生活方式和危险因素,开展有针对性的健康教育,普及健康知识,提供健康处方,教会改变或(和)消除行为危险因素的技能。③药物治疗:了解患者就诊和药物使用情况,评价药物治疗的效果。对于治疗有效的患者,督促其坚持用药;对于效果不佳的患者,督促其到综合医院调整治疗方案。④督促定期化验检查:根据高血压分级管理要求督促患者定期去医院做心、肾功能检查和眼底检查。发现可疑情况,应及时督促做进一步检查。

(2)随访管理的形式　有门诊随访管理、社区个体随访管理和社区群体随访管理三种。

①门诊随访管理适用于定期去医院就诊的患者。门诊医生利用患者就诊时开展管理,并按照要求填写高血压患者管理随访表。

②社区个体随访管理适用于卫生资源比较充裕的社区,可满足行动不便或由于各种原因不能定期去医院就诊的患者的需要。可通过在社区设点或上门服务开展随访和管理。

③社区群体随访管理适用于卫生资源不很充裕的社区,可满足行动不便或由于各种原因不能定期去医院就诊的患者的需要。可通过成立高血压俱乐部或高血压管理学校等形式,开展患者群体管理。此方式适用于大多数社区。

5.高血压患者的双向转诊　为了确保患者的安全和有效管理,在进行病例管理中,社区卫生服务机构应积极主动地与所在区域的上级医院建立畅通、互利的双向转诊渠道和机制,以使有转诊需要的患者及时得到应有的专科医疗服务,避免延误病情;同时使上级医院经治疗好转的患者能够顺利回社区管理,从而减轻患者的就医负担。

(1)转诊原则　确保患者的安全和有效治疗,尽量减轻患者的经济负担,最大限度地发挥基层医生和专科医生各自的优势和协同作用。

(2)转出　对于初诊怀疑高血压,社区卫生服务机构不能诊断的患者应转诊到上级医院确诊。在社区管理的高血压患者,有下列情况之一者须向上级医院转诊:①按治疗方案用药 2~3 个月,血压不达标者;②血压控制平稳的患者,再度出现血压升高并难以控制者;③血压波动较大,临床处理有困难者;④随访过程中出现新的严重临床疾患;⑤患者服用降压药后出现不能解释或难以处理的不良反应;⑥高血压伴发多重危险因素或靶器官损害而处理困难者。另外,重度高血压〔SBP ≥ 180mmHg,和(或)DBP ≥ 110mmHg〕患者以及高血压危象患者就近做紧急处理,将血压降至 160/100mmHg 或在原血压基础上降低 20% ~25% 后尽快转诊。

(3)转入　上级医院应将同时符合下列情况的患者转回社区,进行监测、随访和管理,即高血压诊断明确,治疗方案确定,血压及伴随情况已控制稳定。

(二)糖尿病

中国是世界上人口最多的国家,其庞大的人口基数使中国背负着极大的糖尿病负担,糖尿病患者群数量占据全球的1/3,2008 年的调查结果显示,在 20 岁以上的成人中,年龄标化的糖尿病的患病率为 9.7% ,而糖尿病前期的比例更高达15.5% ,相当于每四个成年人中就有一个高血糖状态者,更为严重的是我国 60.7% 的糖尿病患者未被诊断而无法及早进行有效的治疗和教育。糖尿病的慢性血管并发症对患者的生命和生活质量威胁极大,给家庭以及患者个人带来沉重的经济负担。在发展中国家,糖尿病控制状况更不容乐观,据我国 2003 年、2004 年、2006 年大中城市门诊的调查表明,仅有 1/4 的糖尿病患者糖化血红蛋白(HbA1c)达标(<6.5%)。

1. 糖代谢分类(表 9 – 16)

表 9 – 16　糖代谢分类

糖代谢分类	WHO 1999(mmol/L)	
	FBG	2 小时 PBG
正常血糖(NGR)	<6.1	<7.8
空腹血糖受损(IFG *)	6.1 ~ <7.0	<7.8
糖耐量减低(IGT *)	<7.0	≥7.8 ~ <11.1
糖尿病(DM)	≥7.0	≥11.1

*IFG 或 IGT 统称为糖调节受损(IGR,即糖尿病前期)

2. 糖尿病的危险因素　糖尿病的风险主要取决于不可改变危险因素和可改变危险因素(表 9 – 17)的数目和严重度。

表 9 – 17　糖尿病的危险因素

不可改变因素	可改变因素
年龄	IGT 或合并 IFG(极高危)
家族史或遗传倾向	代谢综合征或合并 IFG(高危人群)
种族	超重肥胖与体力活动减少
妊娠期糖尿病(GDM)史	饮食因素与抑郁
多囊卵巢综合征(PCOS)	致糖尿病药物
宫内发育迟缓或早产	致肥胖或糖尿病环境

3. 糖尿病患者的管理　糖尿病管理的五驾马车是:自我血糖监测、饮食、体力活动、药物、健康教育。

(1)自我血糖监测　自我血糖监测是指导血糖控制达标的重要措施,也是减少低血糖风险的重要手段。指尖毛细血管血糖检测是最理想的方法,但如条件所限不能查血糖,尿糖的检测包括定量尿糖检测也是可以接受的。自我血糖监测适用于所有糖尿病患者,但对注射胰岛素和妊娠期的患者,为了达到严格控制血糖,同时减少低血糖的发生,这些患者必须进行自我血糖监测。对于那些没有使用胰岛素治疗的患者有一些证据显示自我血糖监测有利于改善血糖控制,但也有不支持的证据。自我血糖监测的频率取决于治疗的目标和方式。血糖控制差的患者或病情危重者应每天监测 4 ~ 7 次,直到病情稳定,血糖得到控制。当病情稳定或已达血糖控制目标时可每周监测 1 ~ 2 天。使用胰岛素治疗者在治疗开始阶段每日至少监测血糖 5 次,达到治疗目标后每日监测 2 ~ 4 次;使用口服药和生活方式干预的患者达标后每周监测血糖 2 ~ 4 次。

（2）饮食　饮食控制是糖尿病综合治疗的重要组成部分,是糖尿病的基础治疗。饮食控制依从性差的患者很难得到理想的代谢控制。糖尿病及糖尿病前期患者都需要依据治疗目标接受个体化医学营养治疗,控制总能量的摄入,合理均衡分配各种营养物质,如:

①脂肪:膳食中由脂肪提供的能量不超过饮食总能量的30%,饱和脂肪酸和反式脂肪酸的摄入量不应超过饮食总能量的10%。单不饱和脂肪酸是较好的膳食脂肪来源,在总脂肪摄入中的供能比宜达到10%～20%。可适当提高多不饱和脂肪酸的摄入量,但不宜超过总能量摄入的10%。食物中胆固醇摄入量 <300mg/d。

②碳水化合物:膳食中碳水化合物所提供的能量应占总能量的50%～60%;低血糖指数食物有利于血糖控制;蔗糖引起的血糖升高幅度与同等数量的淀粉类似,不超过总能量的10%;糖尿病患者适量摄入糖醇和非营养性甜味剂是安全的;每日定时进三餐,碳水化合物均匀分配。

③蛋白质:肾功能正常的糖尿病个体,推荐蛋白质的摄入量占供能比的10%～15%;有显性蛋白尿的患者蛋白摄入量宜限制在0.8g/(kg·d),从GFR下降起,即应实施低蛋白饮食,推荐蛋白质入量0.6g/(kg·d),并同时补充复方 α - 酮酸制剂;摄入蛋白质不引起血糖升高,但可增加胰岛素的分泌反应。

④饮酒:不推荐糖尿病患者饮酒。饮酒时需把饮酒中所含的热量计算入总能量范围内;每日不超过1～2份标准量/日(一份标准量为:啤酒350ml,红酒150ml或低度白酒45ml,各约含酒精15g);酒精可能促进使用磺脲类或胰岛素治疗的患者出现低血糖。

⑤盐:食盐摄入量限制在每天6g以内,高血压患者更应严格限制摄入量;限制摄入含盐量高的食物,例如味精、酱油、加工食品、调味酱等。

⑥戒烟:吸烟有害健康,尤其对有大血管病变高度危险的糖尿病患者。应劝诫每一位吸烟的糖尿病患者停止吸烟,这是生活方式干预的重要内容之一。

（3）体力活动　体力活动在糖尿病的管理中占有重要的地位。运动增加胰岛素敏感性,有助于血糖控制,有利于减轻体重。还有利于炎症控制、疾病预防和心理健康等。坚持规律运动12～14年的糖尿病患者死亡率显著降低。

运动治疗应在医生指导下进行;血糖 >14～16mmol/L、明显的低血糖症或者血糖波动较大、有糖尿病急性代谢并发症以及各种心肾等器官严重慢性并发症者暂不适宜运动;运动频率和时间为每周至少150分钟,如一周运动5天,每次30分钟;中等强度的体力活动包括:快走、打太极拳、骑车、打高尔夫球和园艺活动;较强体力活动为:舞蹈、有氧健身、慢跑、游泳、骑车上坡;每周最好进行2次肌肉运动,如举重训练,训练时阻力为轻或中度;运动项目要和患者的年龄、病情、社会、经济、文化背景及体质相适应;养成健康的生活习惯,将有益的体力活动融入到日常生活中;活动量大或激烈活动时应建议糖尿病患者调整食物及药物,以免发生低血糖。

（4）药物治疗　2型糖尿病降糖药物主要有以下几种:

①双胍类:二甲双胍。

②磺脲类:格列苯脲、格列美脲、格列齐特、格列吡嗪和格列喹酮。

③噻唑烷二酮类:罗格列酮和吡格列酮。

④格列奈类:瑞格列奈、那格列奈和米格列奈

⑤α-糖苷酶抑制剂:阿卡波糖、伏格列波糖和米格列醇。

⑥二肽基肽酶-Ⅳ抑制剂(DPP-Ⅳ抑制剂):西格列汀。

⑦GLP-1受体激动剂:艾塞那肽,需皮下注射。

(5)健康教育 在社区内组织多种形式的糖尿病健康教育,帮助患者建立科学治疗观,使患者有信心与医生配合,培养起积极健康的心态和自主意识,共同战胜病魔。

4.糖尿病高危人群的筛查 糖尿病高危人群包括:有糖调节受损史;年龄≥40岁;超重、肥胖(BMI≥24),男性腰围≥90cm,女性腰围≥85cm;2型糖尿病者的一级亲属;有巨大儿(出生体重≥4kg)生产史,妊娠糖尿病史;高血压(血压≥140/90mmHg),或正在接受降压治疗;血脂异常〔HDL-C≤35mg/dl(0.91mmol/L)及TG≥200mg/dl(2.22mmol/L)〕,或正在接受调脂治疗;心脑血管疾病患者,静坐生活方式;有一过性类固醇诱导性糖尿病病史者;BMI≥30kg/m^{2}的PCOS患者;严重精神病和(或)长期接受抗抑郁症药物治疗的患者。

如果筛查结果正常,3年后重复检查。糖调节受损是最重要的2型糖尿病高危人群,每年有1.5%~10%的IGT患者进展为2型糖尿病。

糖尿病高危人群筛查方法常用OGTT,进行OGTT有困难的情况下可仅监测空腹血糖。但仅监测空腹血糖会有漏诊的可能性。

5.2型糖尿病双向转诊

(1)双向转诊的原则 可确保患者的安全和有效治疗、最大限度地发挥全科医生和专科医生各自的优势和协同作用,尽量减轻患者的经济负担。

(2)转出 有意识障碍、深大呼吸、呼出气有烂苹果味,或有饥饿感、四肢湿冷、心率增快、低血压等病情较重者必须立即转诊。

对于初诊糖尿病患者,有下列情况之一者应向上级医院转诊:①空腹血糖≥16.7mmol/L或<4mmol/L。②收缩压≥180mmHg和舒张压≥110mmHg。③出现代谢紊乱症状:如烦渴、多尿、多食、消瘦、疲乏等明显或加重。④初次出现的靶器官损害,如心、血管病变引起的冠心病(心肌梗死)、缺血性或出血性脑血管病,以及下肢疼痛,感觉异常和间歇性跛行、肢端坏疽;肾损害引起的蛋白尿、水肿、高血压;视物模糊;下肢或上下肢感觉异常或疼痛。如袜子、手套状,以及麻木、针刺、灼热感,或隐痛、刺激或烧灼样痛。夜间及寒冷季节加重。⑤妊娠和哺乳期妇女。⑥其他难以处理的情况。

对于随访糖尿病患者,有下列情况之一者应向上级医院转诊:①规律药物治疗随访两次,血糖降低效果不满意;②血糖控制平稳的患者,再度出现血糖升高并难以控制;③血糖波动很大,临床处理困难;④在随访过程中出现新的靶器官损害;⑤患者服降糖药后出现不能解释或处理的不良反应。

(3)转入 上级医院应将同时符合下列情况的患者转回社区,进行监测、随访和管理,即诊断明确,治疗方案确定,血糖及伴随情况已控制稳定。

(三)慢性阻塞性肺疾病(COPD)

慢性阻塞性肺疾病(chronic obstructive pulmonary disease,COPD)简称慢阻肺,是一组

气流受限为特征的肺部疾病,气流受限不完全可逆,呈进行性发展,但是可以预防和治疗。COPD主要累及肺部,但也可以引起肺外各器官的损害。

COPD是终身性疾病,如同高血压、糖尿病等慢性病一样,需要长期防治。由于对慢阻肺发病机制及防治的整体认识不足,慢阻肺进入公众视野不过十几年的时间,公众对其危害知之甚少。因此,现在已有呼吸学界专家提出,将"慢阻肺"代替"慢性阻塞性肺疾病(COPD)",使它可与"冠心病""糖尿病"等已列入慢性管理体系的疾病一样,进入公众视野,引起关注。

1. 危险因素　COPD确切的发病原因至今尚不清楚,在比较公认的致病因子中,吸烟是最主要的危险因素。

(1)吸烟　吸烟者死于肺气肿的几率较不吸烟者大10倍,吸烟是COPD发病的主要危险因素。

(2)空气污染　化学气体如氯、氧化氮、二氧化硫等,对支气管黏膜有刺激和细胞毒性作用;职业性粉尘及化学物质(烟雾、过敏原、工业废气及室内空气污染)等的浓度过大的地区,肺气肿发病率明显较高。

(3)感染　呼吸道感染是COPD发病和加剧的重要因素,如肺炎链球菌和流感嗜血杆菌。

(4)遗传因素　肺气肿发病与–抗胰蛋白酶缺乏有一定关联。

(5)长期支气管哮喘　成人哮喘患者合并慢性气流受限时,尤其是老年、长期哮喘患者出现不可逆的气流受限;>65岁发生哮喘;放射学检查CT发现有肺气肿;哮喘合并不可逆的气流受限;CT显示支气管壁增厚;疾病病程较长和哮喘严重度明显,出现上述情况时高度提示COPD。

2. 规范管理　COPD虽是终身疾病,但是可防可治的疾病。世界卫生组织COPD全球防治会议确定COPD的首要治疗原则是通过缓解期的治疗来增强体质,提高机体免疫力和抗病能力,彻底消除气道内的炎症和病理产物,从而达到预防COPD发作的目的。因而社区终将成为COPD防治的主战场,全科医生将成为COPD防治的主力军。

根据慢阻肺诊治指南,对社区内患者进行摸底调查,并为患者建立疾病档案,长期管理,长期随访。目前大多数是三级医院与社区卫生服务中心联合,对一些特定社区进行慢阻肺患者的登记、管理。

(1)教育与管理　通过教育与管理可以提高患者及有关人员对COPD的认识和自身处理疾病的能力,更好地配合治疗和加强预防措施,减少反复加重,维持病情稳定,提高生活质量。主要内容包括:教育与督促患者戒烟,迄今能证明有效延缓肺功能进行性下降的措施仅有戒烟;使患者了解COPD的病理生理与临床基础知识;掌握一般和某些特殊的治疗方法;学会自我控制病情的技巧,如腹式呼吸及缩唇呼吸锻炼等;定期随访管理。

社区COPD健康教育对延缓COPD疾病进展、缩短住院时间、减轻疾病负担、预防并发症、提高生活质量等有促进作用。经社区干预后,患者戒烟率提高,自觉症状减轻,急性发作频率降低,生活质量得到改善,也减轻了家庭和社会负担。

（2）控制职业性或环境污染　避免或防止粉尘、烟雾及有害气体吸入。

（3）临床治疗　药物治疗中,采用的支气管舒张剂主要有:受体激动剂、抗胆碱药及甲基黄嘌呤类;皮质激素有:布地奈德/福莫特罗、氟地卡松/沙美特罗两种联合制剂;其他药物有:祛痰药(盐酸氨溴索)、流感疫苗、β_1受体阻滞剂等。

（4）指导吸氧　将长期家庭氧疗和呼吸操训练结合起来,指导吸氧,让患者了解低流量、低浓度吸氧的必要性,将康复手段在家中应用,社区医务人员定期随访和指导,规范康复行为,加强患者、家人、医务人员的互动,调动了患者及家属主动参与治疗疾病的积极性。健康干预后明显改善了患者肺功能,增加了运动耐量,减轻了呼吸困难,减少了急性发作次数,提高了生活质量。

（5）新技术应用　将先进的科学技术引入慢阻肺管理,建立手机终端以及基于手机终端的疾病管理模式,对患者进行规范化管理,定期监督患者进行用药及管理。定期随访并根据病情评估疗效、调整治疗方案。已有多个研究显示,在医生督导下的疾病管理更有效。现在正在研发的微型肺功能监测设备,可与手机结合起来,使患者可将定期监测的肺功能数据实时发送到医生终端,并可实时接收到医生的指导。

（四）恶性肿瘤

恶性肿瘤是一种严重危害人们身体健康的疾病,同时对患者心理上、精神上亦是一种重大的创伤,为恶性肿瘤患者提供医疗服务、保健、健康教育、心理咨询等服务是社区工作的重要内容。

恶性肿瘤有别于其他慢性病,它严重威胁着患者生命,同时对患者是一个重大的精神刺激,是一个负性生活事件,势必带来躯体上、生理上、心理上的严重损害,尤其是精神活动的不良影响。为恶性肿瘤患者提供医疗、保健、健康教育、心理咨询服务,并且其服务质量如何,将关系到患者的心理、情绪、生活质量等问题。

恶性肿瘤一经确诊后,由于不同的社会地位及经济情况,也就有了不同的待遇和治疗差异,面对社区,执行上级医院制订的化疗方案是切实可行的,但实际工作中最大的问题是治疗的依从性。绝大多数患者的依从性是较差的,需要认真做好其工作。同时,在治疗中需注意毒副作用的观察与处理。恶性肿瘤患者容易发生各种感染、肿瘤的并发症或因全身衰竭、身体不适而需接受对症支持治疗,亦是治疗的重要部分。恶性肿瘤患者心理与情绪反应是不稳定、不健康的。有的学者曾指出,恶性肿瘤患者在心理上有五期:"否认期、愤恨期、妥协期、抑郁期和接受期",且在各期中其心理活动和表现方式不一。我们不但要医治患者躯体上的痛苦,还要对患者的不良情绪反应给予足够的重视,通过多渠道、多形式的健康教育、心理咨询引导患者缓冲和应对这一刺激,调动患者应对疾病的主观能动性。可针对不同个性、不同文化背景,利用多种形式、不同时机通俗易懂地向患者讲解有关肿瘤的保健知识,对恶性肿瘤者的负性情绪予以积极疏通,增强患者与恶性肿瘤做斗争的信心,提高生命质量。

恶性肿瘤的保健工作十分重要,它关系到患者的生存时间与生活质量。由于其疾病的影响及接受化疗,免疫功能十分低下,容易患各种感染性疾病,如呼吸道感染、皮肤感染、泌尿系统感染等,对这些患者应提高自我保护意识,少去公共场所,注意个人清洁卫生是十分重要的,并应宣讲有关疾病的防治措施,生活起居、膳食、营养等方面也应予以指导。

全科医生是参与慢性病防治的生力军,它具有独特的自身优势,同样在恶性肿瘤的管理上通过我们自身的努力,亦会收到良好效果。

临终关怀满足患者基本生理需要,有效地控制疼痛,尽可能减少患者的痛苦和烦恼,努力协助患者实现各种愿望,鼓励家人陪伴,感受家庭的温暖和幸福,使患者尽可能享受最后的时光。指导家人帮助患者尽可能地完成未完成的工作和愿望,使患者临终前感到人生无憾并获得最后的乐趣,尊重患者的愿望,让其有尊严的离开人间。

恶性肿瘤治愈率尚很低,但是积极有效地开展三级预防措施,是目前抗击肿瘤最有力的武器,只有把好预防关,才能使未患病人群避免患病,使癌症患者提高生活质量。

▶▶▶ 综 合 测 试 题 ◀◀◀

一、单项单选题

1. 目前不纳入社区卫生服务中心慢性病防治管理的对象为

　　A. 被临床确诊为高血压、糖尿病、肿瘤的患者

　　B. 社区内 50 岁以上的人群

　　C. 有高血压一级亲属阳性家族史的高危人群

　　D. BMI≥28 的肥胖人群

　　E. 有糖尿病一级亲属阳性家族史的高危人群

2. 慢性病管理的病种包括

　　A. 糖尿病

　　B. 菌痢

　　C. 胰腺癌

　　D. 流行性出血热

　　E. 肺癌

3. 以下标准中不符合高血压患者社区转出标准的是

　　A. 合并严重的临床情况或靶器官的损害

　　B. 患者年龄小于 30 岁且血压水平达 3 级

　　C. 怀疑继发性高血压的患者

　　D. 妊娠和哺乳期妇女

　　E. 合并左室肥厚的稳定型高血压患者

4. 社区开展高血压管理筛查患者不推荐的途径是

　　A. 健康档案资料

　　B. 体检资料

　　C. 门诊就诊的患者

　　D. 全民普查血压

　　E. 机会性筛查

5. 随访患者的主要目的是

　　A. 评价目前问题,制订下一步方案

　　B. 研究

　　C. 协调保健服务

　　D. 费用结算

　　E. 加强联系

6. 以下血压水平分级不正确的是

　　A. 130/80mmHg 为正常高值

　　B. 160/96mmHg 为 1 级高血压

　　C. 160/100mmHg 为 2 级高血压

　　D. 170/110mmHg 为 3 级高血压

　　E. 160/80mmHg 为单纯收缩期高血压

7. 血压水平为 180/100mmHg,无其他危险因素的患者,危险分层为

　　A. 低危　　　　　　B. 中危

　　C. 高危　　　　　　D. 很高危

　　E. 不确定

8. 为了防治慢性病,建议男性饮酒者每日饮酒精量不超过

　　A. 20g　　　　　　B. 25g

　　C. 50g　　　　　　D. 75g

　　E. 100g

9. 社区常见慢性病的流行病学特点中,下列

说法错误的是

A. 中国慢性病呈现出"老年化"的趋势

B. 患病率高、致残率高、死亡率高

C. 知晓率低、管理率低、控制率低

D. 慢性病风险因素在我国全部高位运行

E. 肥胖与糖尿病已经成为危害健康的重大公共卫生问题

二、简答题

1. 随访时,高血压患者出现哪些情况时应向上级医院转诊?

2. 简述慢性病三级预防的内容。

(张媛媛　李济平)

实 训 指 导

实训一　社区卫生服务机构参观

一、实训目的

1. 了解社区卫生服务机构服务特色。
2. 熟悉社区卫生服务机构设置状况及运行模式。
3. 掌握社区卫生服务机构服务项目、内容及岗位要求。

二、时间安排

4 学时

三、实训场所

城市社区卫生服务中心(站)(或乡镇卫生院、村卫生室)

四、实训内容与要求

(一)参观内容

1. 机构所处地理位置　隶属关系,交通状况,辖区范围及人口学资料。

所处地理位置人口应比较集中,处于居民区中心位置,交通便利,服务内容要根据辖区内人口健康及疾病分布状况设置。

2. 机构规模　诊室治疗室数量及卫生条件,床位设置、医护人员数量、执业类别及执业资格,其他工作人员情况。

机构规模、诊室治疗室数量及卫生条件、床位设置情况、医护人员数量、执业类别及执业资格以及其他工作人员情况,应符合国家规定的设置标准,并根据服务范围和人口合理配置。详见《城市社区卫生服务中心基本标准》《城市社区卫生服务站基本标准》(卫医发〔2006〕第 240 号)中的有关规定。

举例:社区卫生服务中心人员配置要求

(1)至少有 6 名执业范围为全科医学专业的临床类别　中医类别执业医师,9 名注册护士。

(2)至少有 1 名副高级以上任职资格的执业医师　至少有 1 名中级以上任职资格的中医类别执业医师,至少有 1 名公共卫生执业医师。

(3)每名执业医师至少配备 1 名注册护士　其中至少具有 1 名中级以上任职资格的

注册护士。

(4)设病床的,每5张病床至少增加配备1名执业医师、1名注册护士。

(5)其他人员按需配备。

3.科室设置　服务项目,国家基本药物制度执行及药品配送情况(服务内容根据服务中心或服务站而有所不同)。

(1)社区卫生服务机构科室设置一般包括

①临床科室:全科诊室、中医诊室、康复治疗室、抢救室、预检分诊室(台)。

②预防保健科室:预防接种室、儿童保健室、妇女保健与计划生育指导室、健康教育室。

③医技及其他科室:检验室、B超室、心电图室、药房、治疗室、处置室、观察室、健康信息管理室、消毒间。

(2)门诊服务项目一般包括　常规门诊诊治、心电图、快速血糖测定、各项血生化检查、外伤处理、雾化吸入、肌内注射、静脉注射;健康咨询、教育,免费为辖区居民建立家庭、个人健康档案;周边地区出诊、健康教育、健康咨询。

(3)出诊服务项目包括　肌内注射、静脉注射,抽血化验、外伤、褥疮、换药、理疗、导尿、灌肠、下胃管、医疗护理指导;为高龄、行动不便孤寡人员提供免费送药上门。

4.门诊及治疗时间安排　每周出诊人员、时间,治疗时间具体制度安排。如周一至周五全天出诊,周六、周日上午出诊等。

5.机构服务特色　如以中医诊疗保健为特色、组建"家庭医生服务团队"、慢性病中西医结合特色干预路径等服务方式特色,以及机构服务文化特色等。

6.规章制度　制订人员岗位责任制、在职教育培训制度,有国家制定或认可的各项卫生技术操作规程,并成册可用。

(二)实训要求

1.参观前先查阅相关资料,了解社区卫生服务基本理论与相关政策。参观期间注意着装及言谈举止,并踊跃发言和提问。

2.参观实习结束后对参观实习情况进行总结,完成实习报告(不少于2000字)。

(王春鹏)

实训二　社区卫生调查

一、实训目的

1.掌握社区卫生调查的基本方法和调查技巧。

2.理解社区卫生调查的流程、资料的收集、整理和分析的方法,并能根据调查结果写出调查报告。

二、时间安排

4 学时

三、实训场所

城市社区与社区卫生服务中心

四、实训内容与要求

(一)社区卫生调查内容

社区卫生专项调查包括居民卫生调查、服务对象满意度调查、社区卫生机构调查等。本次实训开展社区卫生机构和社区卫生服务对象满意度调查。

(二)调查方法与项目

调查方法:选择某一城市社区卫生服务中心,按调查表进行调查,并随机抽样社区部分居民家庭入户调查。调查表见下表。

(三)资料整理与分析

调查结束后,回学校对调查表进行整理,明确资料是否可靠、完整、准确,在老师指导下选择适当的统计方法进行分析,并得到初步结论。

(四)撰写调查报告

按调查报告撰写格式,撰写社区卫生服务机构基本情况报告和社区卫生服务对象满意度调查报告。

社区卫生服务机构基本情况调查表

一、基本情况

1. 机构名称(签章)＿＿＿＿＿＿＿＿＿＿

2.《医疗机构执业许可证》第一名称＿＿＿＿＿＿发证时间＿＿＿年＿＿月＿＿日

3. 地址＿＿＿市＿＿＿区(县)＿＿＿＿街道＿＿＿＿居委会　单位邮编□□□□□□

4. 服务人口＿＿＿＿＿是否下设服务站:是,个数□□;否　注册资金(万元)□□□

5. 负责人＿＿＿＿＿＿＿＿单位电话＿＿＿＿＿＿手机＿＿＿＿＿＿＿

6. 主办单位名称＿＿＿＿＿＿性质□　①政府直接办(包括政府一级和二级医院转型)　②政府所属医院办　③企业办　④事业办　⑤社会团体办　⑥个人办　⑦其他

7. 医保纳入情况:是,纳入时间＿＿＿＿＿年＿＿月＿＿日;否

二、床位与科室设置

1. 编制床位(张)□□□　实有床位□□□　其中:标准床□□□,观察床□□

2. 科室设置(有打"√",无打"×",未列的科室在"其他"栏中一一列出)

(1)临床科室:全科诊室、中医诊室、康复治疗室、抢救室、预检分诊室(台)

(2)预防保健科室:预防接种室、儿童保健室、妇女保健与计划生育指导室、健康教育室

(3)医技及其他科室:检验室、B超室、心电图室、药房、治疗室、处置室、观察室、健康信息管理室、

　　消毒间

(4)其他＿＿＿＿＿＿＿＿＿＿＿＿＿＿＿＿＿＿＿＿＿＿＿＿＿＿＿

三、人员情况

1.总体情况　职工总数＿＿＿＿编制数＿＿＿卫技人员＿＿＿＿管理人员＿＿＿＿工勤人员＿＿＿离退休人员＿＿＿＿＿

2.卫生技术人员基本情况表

类别	总数	学历情况				职称情况				是兼职防保人员数	中医师数	也是管理人员数	全科医师	社区护士	返聘的二级以上离退休人员数
		本科及以上	大专	中专	无学历	高级	中级	初级	无职称						
医生															——
护士													——	——	——
专职防保															
其他															
合计															

四、房屋情况

1.现有情况

(1)建筑面积＿＿＿＿＿＿＿其中业务用房面积＿＿＿＿＿＿＿

(2)房屋来源情况:①政府免费提供　②原自有房屋　③新购自有房屋　⑤租赁,每年租金＿＿＿＿＿＿元(政府提供租金＿＿＿＿＿＿元,自筹全部租金)　⑤其他(请在后注明)＿＿＿＿＿＿＿

2.业务用房建设计划　对照社区卫生服务中心、站基本标准,你中心(站)应有业务用房＿＿＿＿＿m²,需要新建业务用房＿＿＿＿＿m²,新建造价＿＿＿＿＿万元;需要改建面积＿＿＿＿＿m²,改建造价＿＿＿＿＿万元,合计造价＿＿＿＿＿万元。

五、设备情况(有在设备名称上打"√",无打"×",未列的设备在其他栏中列出)

1.诊疗设备　诊断床、听诊器、血压计、体温计、观片灯、体重身高计、出诊箱、治疗推车、供氧设备、电动吸引器、简易手术设备、可调式输液椅、手推式抢救车及抢救设备、脉枕、针灸器具、火罐,其他设备＿＿＿＿＿＿＿

2.辅助检查设备　心电图机、B超、显微镜、离心机、血球计数仪、尿常规分析仪、生化分析仪、血糖仪、电冰箱、恒温箱、药品柜、中药饮片调剂设备、高压蒸汽消毒器,其他设备＿＿＿＿＿＿＿＿＿＿＿＿＿＿

3.预防保健设备　妇科检查床、妇科常规检查设备、听(视)力测查工具、电冰箱、疫苗标牌、紫外线灯、冷藏包,其他设备＿＿＿＿＿＿＿＿＿＿＿＿＿＿＿＿

4.健康教育及其他设备　电视机、VCD机、照相机、投影机、计算机、打印机、电话、等通讯设备、健

康档案柜、医保管理与费用结算设备、互联网设备,其他＿＿＿＿＿＿＿

六、2013 年社区卫生服务提供情况（有在项目名称上打"√",并填写服务量,无打"×"）

1.基本医疗　门诊总人次＿＿＿＿＿,出院人次＿＿＿＿＿＿,出诊人次数＿＿＿＿＿＿,家庭病床建床次数
＿＿＿＿＿＿,双向转诊转出人次＿＿＿＿＿＿、转回人次＿＿＿＿＿＿,健康体检人次＿＿＿＿＿＿。

2.公共卫生

(1)健康教育:宣传栏＿＿＿＿＿期,讲座＿＿＿＿＿次,发放宣传材料＿＿＿＿＿份,发放健康教育处方
＿＿＿＿＿份。

(2)慢性病管理:辖区高血压患者数＿＿＿＿＿＿,其中规范管理数＿＿＿＿＿＿,糖尿病患患者数
＿＿＿＿＿＿,规范管理数＿＿＿＿＿＿。

(3)康复:总人次＿＿＿＿＿＿,其中精神病康复管理人次＿＿＿＿＿＿,残疾人康复训练人次＿＿＿＿＿。

(4)老年保健:辖区 60 岁以上老人数＿＿＿＿＿＿,其中建立健康档案数＿＿＿＿＿＿。

(5)建立健康档案数＿＿＿＿＿＿,儿童保健数＿＿＿＿＿＿,妇女保健数＿＿＿＿＿。

3.惠民服务开展情况　减免挂号、注射费、门诊诊疗费＿＿＿＿＿元、住院费＿＿＿＿＿元、药费
＿＿＿＿＿元,其他惠民措施及费用＿＿＿＿＿元,合计＿＿＿＿＿元。

七、2013 年收入和支出情况（万元）

1.收入情况　上级拨款＿＿＿＿＿万元,业务收入＿＿＿＿＿万元,其中医疗收入＿＿＿＿＿万元,药品收入
＿＿＿＿＿万元,其他收入＿＿＿＿＿万元,合计＿＿＿＿＿元。

2.支出情况　工资＿＿＿＿＿万元,房租或修缮＿＿＿＿＿万元,人员培训＿＿＿＿＿万元,固定资产投资
＿＿＿＿＿万元,医保网络维护费＿＿＿＿＿万元,其他支出＿＿＿＿＿万元,合计＿＿＿＿＿元。

3.收支结余情况　盈余＿＿＿＿＿＿,负债＿＿＿＿＿＿。

八、对社区卫生服务发展还有哪些建议（请用文字简述）。

　　　　单位负责人(签字)＿＿＿＿＿填表人＿＿＿＿＿报出日期＿＿＿＿＿年＿＿月＿＿日

居民社区卫生服务需求及满意度调查表

一、一般项目

性别:＿＿＿＿　1)男　　2)女　　年龄:＿＿＿＿　　职业:＿＿＿＿

二、具体项目

1.您知道附近的社区卫生服务机构吗?　1)知道　　2)不知道

2.您到社区卫生服务机构看过病吗?　1)去过　　2)没去过

3.您认为社区卫生服务机构和以前的医院或诊所开展的工作有所不同吗?
1)有区别　　2)区别不大

4.您对社区卫生服务机构的环境感到满意吗?1)满意　2)基本满意　3)不满意

5.您对医护人员的服务态度感到满意吗?1)满意　2)基本满意　3)不满意

6.您对医护人员的技术水平感到满意吗?　1)满意　2)基本满意　3)不满意

7.您在社区看病觉得方便快捷吗?　1)方便　　2)不方便

8.您对社区卫生服务机构的价格满意吗? 1)满意 2)不满意

9.您建立了健康档案吗? 1)建了 2)没建 3)没听说过

10.您在社区卫生服务机构参加过健康教育讲座吗?

  1)参加过 2)没参加过 3)没听说过

11.您平时觉得不舒服时一般到哪看病?

  1)省级医院 2)市级医院 3)企业医院 4)个体诊所 5)社区卫生服务中心(站)

12.首诊未选择社区卫生服务机构的原因主要是

  1)不信任其诊疗水平 2)不信任药品质量 3)并不方便和价廉

13.您居住区的社区卫生服务机构向居民进行卫生知识宣传吗? 1)有这项服务 2)不知道

14.您居住区的社区卫生服务机构可以为居民上门出诊吗? 1)有这项服务 2)不知道

15.您居住区的社区卫生服务机构可以为需要的居民开设家庭病床吗?

  1)有这项服务 2)不知道

16.您居住区的社区卫生服务机构为居民的儿童打防疫针吗? 1)有这项服务 2)不知道

17.您居住区的社区卫生服务机构为居民进行计划生育指导吗? 1)有这项服务 2)不知道

18.您居住区的社区卫生服务机构可以为残疾人进行康复训练吗? 1)有这项服务 2)不知道

19.您认为以下的保健知识哪项对您最需求?

  1)常见的慢性病防治 2)正确的膳食营养 3)适合自己的体育锻炼方法

20.您认为下列的健康保健指导方式中哪知形式最好?

  1)对同病种者集中上课 2)成立康复俱乐部 3)得到防病保健知识资料

谢谢您的参与! 调查时间_____ 年_____ 月_____ 日 调查员_____

(李济平)

实训三　社区健康教育计划设计

一、实训目的

通过对有相同健康问题或潜在健康问题的人群举办健康教育活动,使学生学会针对不同社区人群进行健康教育的方法。

二、时间安排

2学时

三、实训内容

1.健康教育活动的方法和步骤。

2.应用主题相关的知识进行健康教育和保健指导。

四、实训方法

1.学生分组,每组6人,每组活动时间为30分钟。

2.学生根据抽取到的主题(高血压、糖尿病或冠心病者健康教育)分组制订健康教育活动计划,包括时间、地点、参加人员(教育者和受教育者)和具体活动日程以及制订健康教育的内容。

3.进行模拟训练,随机抽取 1～2 组,作为主持者和教育者,其余人员作为参与者(被教育者)。

4.小组间评论。

5.学生小结。

五、评分项目

1.会场布置　　10%

2.教育内容　　20%

3.教育方式　　20%

4.沟通互动　　20%

5.应对能力　　10%

6.总结　　　　10%

7.效果评价　　10%

(晏志勇　李凤阳)

实训四　社区健康体检

一、实训目的

通过参与社区健康体检活动,使学生了解社区健康体检的项目内容,以及掌握各项体检项目的检查方法及注意要点。

二、时间安排

4 学时

三、实训内容

1.社区健康体检的组织。

2.社区健康体检各个项目的检查方法及注意要点。

四、实训方法

1.确定体检项目内容及流程。

2.根据体检项目内容安排相关负责人员及工作人员。

3.全班剩余同学则为社区参与健康体检的居民,按照健康体检的流程,逐个进行体检。

    4.统计分析体检结果,并给出相应的结论。

五、评分项目

1.体检项目内容设置　　　　10%

2.体检流程设置　　　　　　5%

3.安排人员　　　　　　　　5%

4.体检过程操作　　　　　　60%

5.体检结果分析及结论　　　20%

(晏志勇　李凤阳)

实训五　社区居民健康档案建立

一、实训目的

    通过居民健康档案的建立,使学生掌握居民健康档案的内容和特点,熟悉社区慢性病和重点人群的健康档案管理规范与流程,熟悉计算机化建档方法和管理功能模块操作步骤,学习规范填写社区居民健康档案。了解居民健康档案的使用情况和存在的问题,体会全科医学服务模式的精髓:以人为本,家庭为单位,社区为范围,预防为导向的综合、连续性健康管理。

二、实训学时

4 学时

三、实训内容

    1.参观社区卫生服务机构,由社区卫生服务中心建档负责人介绍该社区居民健康档案的建立和使用情况。

    2.熟悉社区居民个人、家庭、社区健康档案的建档要求。

    3.熟悉居民个人健康档案的内容、收集资料的方法和意义、建档的步骤以及健康档案的管理程序。

    4.了解计算机在健康档案管理中的功能和作用。

四、实习方法

    按照《国家基本公共卫生服务规范 2011 版》的要求,为有重点人群和慢性病患者的家庭建立健康档案,并按 S－O－A－P 形式填写全科接诊记录、转会诊记录等。

    1.教师首先简要介绍本次实训的目的和要求及操作流程。

2.学生 5～6 人一组,在社区卫生服务机构建档人员和教师带领下入户调查,按照工作流程,建立健康档案。

3.学生动手填写各类健康档案表并撰写书面实训报告上交。

(周卫凤)

模拟测试卷

一、单选题

1. 全科医学学科是
   A. 自 20 世纪 60 年代起源的新型二级临床专业学科
   B. 正式建立于 20 世纪 60 年代的新型临床二级专业学科
   C. 各门临床医学学科的综合体
   D. 包含了"六位一体"服务所有内容的预防医学专业学科
   E. 以内科服务为主的综合临床学科

2. 全科医疗的基本特征不包括
   A. 为社区居民提供连续性服务
   B. 提供以患者为中心的服务
   C. 提供以社区为基础的服务
   D. 提供以家庭为单位的服务
   E. 提供以家庭病床为主的基层医疗服务

3. 全科医生是
   A. 全面掌握各科业务技术的临床医生
   B. 提供"六位一体"全部服务内容的基层医生
   C. 专门为社区群众提供上门医疗服务的基层医生
   D. 经全科医学专业培训合格，在社区提供长期负责式医疗保健的医生
   E. 以公共卫生服务为主的医生

4. 全科医学的基本原则不包括
   A. 以门诊为主体的照顾
   B. 为个体提供从生到死的全过程照顾
   C. 为服务对象协调各种医疗资源
   D. 提供以急诊室和家庭病床为主的服务

5. 全科医疗作为一种基层医疗保健，它不是
   A. 公众需要时最先接触的医疗服务
   B. 以门诊为主体的医疗照顾
   C. 仅关注社区中前来就医者
   D. 强调使用相对简便而有效的手段解决社区居民大部分健康问题
   E. 强调在改善健康状况的同时提高医疗的成本效益

6. 全科医学"连续性服务"体现在
   A. 全科医生对社区中所有人的生老病死负有全部责任
   B. 全科医生在患者生病的过程中均陪伴在患者床边
   C. 对患者的所有健康问题都要由全科医生亲手处理
   D. 全科医生对人生各阶段以及从健康到疾病的各阶段都负有健康管理责任
   E. 如果全科医生调动工作，就必须将自己的患者带走

7. 对"以社区为基础的照顾"描述正确的是
   A. 对辖区内全体居民进行健康登记
   B. 在居民社区内设立全科医学诊室
   C. 以一定的人群健康需求为基础，提供个体和群体相结合的服务
   D. 对社区内所有居民的进行健康状况普查
   E. 组成医－护－公卫团队每日巡回于居民区

E. 提供使社区群众易于利用的服务

8. 对"以家庭为单位照顾"描述最佳的是
   A. 全科医生将家庭访视作为其日常工作中的最主要内容
   B. 全科医生必须为社区内所有家庭建立家庭健康档案
   C. 全科医生负责管理每个家庭所有成员疾病的诊疗及康复
   D. 全科医生应利用家庭资源进行健康与疾病的管理
   E. 全科医生在接诊患者时首先应了解并记录其家庭情况

9. 以下何种属性不是全科医疗与专科医疗的区别
   A. 对服务对象责任的持续性与间断性
   B. 处理疾病的轻重、常见与少见
   C. 对服务对象的责任心
   D. 是否使用高新昂贵的医疗技术
   E. 服务人口的多少与流动性

10. 全科医生的工作方式,不包括
    A. 以人为中心提供照顾
    B. 以家庭为单位提供照顾
    C. 提供机会性预防服务
    D. 主要提供急诊和住院服务
    E. 以团队的形式提供所需服务

11. 全科医生有关转诊的责任不包括
    A. 对于住院患者,每隔 3 天到医院看望患者一次
    B. 患者转诊后继续保持与专科医生的联系,了解患者的情况
    C. 对专科(顾问)医生提供有关患者的详细资料
    D. 为患者选择转诊的专科或顾问医生
    E. 患者转诊后继续保持与患者的联系

12. "以患者为中心"的服务原则不包括
    A. 建立以全科医生为核心的工作团队,发挥团队合作的功效
    B. 重视疾病的同时,更重视患者的患病感受和价值观
    C. 满足患者提出的各种要求
    D. 尊重患者的权利
    E. 注重提供临床预防服务

13. 全科医学概念引入中国是在
    A. 20 世纪 60 年代后期
    B. 20 世纪 80 年代后期
    C. 20 世纪 90 年代后期
    D. 19 世纪 80 年代后期
    E. 19 世纪 60 年代后期

14. 促使全科医学产生的背景不包括
    A. 人口的迅速增长与老龄化
    B. 人群疾病谱与死因谱的变化
    C. 医疗费用的高涨
    D. 健康观的变化
    E. 环境污染的加剧

15. 全科医生的诊疗模式是
    A. 以疾病为中心
    B. 以家庭为中心
    C. 以社区为中心
    D. 以患者为中心
    E. 以社会为中心

16. 全科医生的问诊应采取
    A. 封闭式问诊
    B. 开放式问诊
    C. 一次性问诊
    D. 间接式问诊
    E. 诱导式问诊

17. 常规了解患者的就医背景时不包括
    A. 个人背景
    B. 家庭背景
    C. 社区背景
    D. 社会背景
    E. 司法背景

18. 全科医生"以人为中心"的照顾并非是

A. 应同时重视"疾病"和"患者"范畴

B. 要区别"疾病""病患"和"患病"三个词汇的内涵

C. 把患者看成是完整的人而不是疾病的载体

D. 以患者为中心、需求为导向

E. 持全人照顾的理念

19. 由两对已婚子女及其父母、未婚子女所构成的家庭称为

A. 核心家庭

B. 主干家庭

C. 联合家庭

D. 传统家庭

E. 现代家庭

20. 通常来讲,以下哪类家庭的关系最复杂

A. 核心家庭

B. 单亲家庭

C. 主干家庭

D. 联合家庭

E. 单身家庭

21. 一般而言,哪类家庭对儿童成长最不利

A. 核心家庭

B. 单亲家庭

C. 主干家庭

D. 联合家庭

E. 群居家庭

22. 决定家庭成员的就医、遵医行为和生活方式形成等的是

A. 家庭评估

B. 家庭照顾

C. 家庭功能

D. 家庭健康观

E. 家庭访视

23. 家庭对健康与疾病的影响不包括

A. 疾病遗传方面

B. 儿童发育方面

C. 血液类型方面

D. 疾病传播方面

E. 生活方式方面

24. 家庭应在下列哪个儿童发育影响的关键期,要尽量避免与孩子的长期分离

A. 出生至3个月

B. 3~4个月

C. 1~3岁

D. 3个月至4岁

E. 3~4岁

25. 有调查显示,父亲吸烟的家庭,其孩子吸烟的比例明显高于父亲不吸烟的家庭,这是家庭对健康的哪方面影响

A. 遗传方面

B. 疾病传播方面

C. 成人发病与死亡方面

D. 疾病预后方面

E. 生活方式与行为方面

26. 根据家庭的不同发展时期,将家庭生活周期分为

A. 3个阶段

B. 6个阶段

C. 7个阶段

D. 8个阶段

E. 9个阶段

27. 家庭评估的主要目的是

A. 了解家庭的结构和功能状况

B. 进行家庭生活干预

C. 了解家庭发展历史

D. 了解患者的家庭矛盾

E. 了解家庭的人际关系

28. 家系图是

A. 对家庭结构、遗传史及重要事件的描述

B. 对家庭功能进行描述

C. 描述家庭生活周期

D. 描述家庭资源

E. 对家庭人际关系情感的描述

29. 一对夫妇,孩子刚一岁半,妻子产后月经总是不规则并且淋沥不止,夫妻生活几乎没有。夫妻除关于照顾孩子的问题,其他一般不太交流。家庭目前最主要的沟通障碍是

A. 情感性沟通

B. 机械性沟通

C. 掩饰性沟通

D. 代替性沟通

E. 直接性沟通

30. 家庭圈反映的是

A. 家庭问题

B. 家庭破裂

C. 家庭危机

D. 家庭压力

E. 家庭结构与关系

31. 有位 25 岁的女青年,个性非常男性化,恋爱屡遭挫折,心理咨询发现,父母在她 1 岁时就离婚,其由父亲带大,父亲一直没再娶。这是家庭对健康与疾病哪方面的影响

A. 遗传方面

B. 儿童发育方面

C. 成人发病与死亡方面

D. 疾病预后方面

E. 生活方式与行为方面

32. 社区构成要素的主体是

A. 一定数量的人群

B. 一定的地域范围

C. 社区生活服务设施

D. 社区文化

E. 管理机构与制度

33. 关于影响社区居民健康的因素,错误的描述是

A. 社区个体行为完全取决于社会或

社区中的主流文化、信仰、风俗和价值观

B. 高收入的个体和群体不一定比低收入者更健康

C. 社区组织提供服务的质量、数量和方式等直接或间接影响社区成员的健康

D. 人口稠密地区更易造成传染病的流行

E. 行为生活方式是慢性病的主要危险因素

34. 实施 COPC 的核心是

A. 社区诊断

B. 社区参与

C. 制订 COPC 计划

D. 权利增长

E. 以上都不是

35. 关于社区诊断,叙述不正确的是

A. 社区诊断又称社区需求评估

B. 社区诊断与流行病学诊断没有区别

C. 了解居民的卫生需求属于社会学诊断内容

D. 社区诊断的目的在于明确需优先解决的卫生问题

E. 社区诊断要了解现有的社区发展政策

36. 社区诊断的重点是

A. 明确社区内最难解决的健康问题

B. 了解社区可利用的资源

C. 确定社区内需优先解决的卫生问题

D. 了解社区解决卫生问题的能力

E. 为政府及卫生行政部门等制订社区卫生相关政策提供重要依据

37. 社区诊断的资料来源不包括

A. 健康档案记录

B. 社区出生登记资料

C. 询问病史

D. 横断面调查资料

E. 环境监测记录

38. 基层医疗的特征不包括

A. 负责性

B. 间断性

C. 综合性

D. 可及性

E. 协调性

39. 下列哪种方法不是确定社区优先问题的常用方法

A. 心理评估技术

B. 选题小组访谈法

C. 流行病学方法

D. 卫生统计学方法

E. 人口统计学方法

40. 下列哪项不属于社区干预计划的短期目标

A. 健康知识的知晓率提高 20%

B. 糖尿病患者糖化血红蛋白的控制率提高 30%

C. 参与 COPC 活动的人数提高 10%

D. 高血压并发症的发生率降低 5%

E. 纳入糖尿病病例管理的人数提高 15%

41. 下列哪项不是确定社区需优先解决卫生问题的原则

A. 普遍性

B. 严重性

C. 治疗费用高,预防控制成本低

D. 具有有效而简便的预防控制方法

E. 综合性

42. 实施 COPC 的目的主要在于

A. 社区诊断

B. 社区动员

C. 社区干预

D. 社区参与

E. 明确社区及人群的特征

43. COPC 提供群体服务的常用技术不包括

A. 社区需求评估技术

B. 健康促进技术

C. 临床诊断

D. 人口统计技术

E. 管理技术

44. 社区诊断的主要内容有

A. 社会学与流行病学诊断

B. 行为与环境诊断

C. 教育与组织诊断

D. 管理与政策诊断

E. 以上都是

45. 以下哪项不是二级预防的措施

A. 子宫颈涂片检查

B. 给儿童接种卡介苗

C. 在内科门诊检测所有就诊者的血压

D. 乳腺癌自查

E. 对有乳腺癌家族史的患者每年做乳腺 X 线检查

46. 哪项不属于一级预防工作

A. 高危人群保护

B. 接种卡介苗

C. 戒烟的健康教育

D. 鼓励社区居民平衡膳食

E. 病例发现

47. 缺血性卒中患者服用小剂量阿司匹林,此方法属于

A. 化学预防

B. 临床早期预防

C. 临床期预防

D. 免疫预防

E. 机会性筛检

48. 对临床预防描述不正确的是

A. 以临床医务工作者为主体

B. 其对象是患者群体

C. 其主要对象是健康者和无症状者

D. 强调社区、家庭、患者共同参与

E. 旨在早期发现和治疗疾病

49. 临床预防方法不包括

A. 健康教育

B. 筛检

C. 免疫预防

D. 化学预防

E. 临床治疗

50. 关于筛检描述错误的是

A. 早期发现患者

B. 及时发现高危人群

C. 对象是患病人群

D. 可为研究疾病自然史提供依据

E. 为流行病学监测提供参考资料

51. 关于周期性健康检查描述不正确的是

A. 利于早期发现疾病

B. 针对性强

C. 检查计划表中的内容不因人的性别和年龄而异

D. 有利于合理利用卫生资源

E. 检查项目和时间间隔都预先经过科学评价

52. 社区筛检项目选择条件的不包括

A. 所查疾病或健康问题必须是社区中的重大卫生问题

B. 对检查出来的问题有有效的治疗方法

C. 所检查的疾病有较长的潜伏期

D. 高危个体是周期性健康检查的唯一对象

E. 设立检查项目时考虑成本效益

53. 有关筛检和周期性健康检查的描述，错误的是

A. 主要针对社区的慢性病人群

B. 筛检是从无症状者中查出某病的患者

C. 周期性健康检查是终身健康检查计划

D. 周期性健康检查是多项筛检表的整合

E. 周期性健康检查更具备系统性和针对性

54. 某社区卫生服务站的医生在其门诊服务中，对具有糖尿病高危因素的患者，采用快速血糖仪对糖尿病进行筛检。筛检结果如下表：该方法属于

筛检结果	有病	无病	合计
阳性	80	15	95
阴性	20	85	105
合计	100	100	200

A. 普通筛检

B. 多项筛检

C. 普查

D. 随机性筛检

E. 选择性筛检

55. 人际需求的五个层次不包括

A. 生理需要

B. 安全需要

C. 归属和爱的需要

D. 自尊需要

E. 发展需要

56. 人际关系的核心是

A. 尊重

B. 利益

C. 创造

D. 信任

E. 发展

57. 医学发展早期医患关系的特征不包括

A. 平等性

B. 直接性

C. 主动性

D. 稳定性

E. 契约性

58. 医患沟通与交流的原则不包括

A. 以人为本原则

B. 对等原则

C. 保密原则

D. 诚实守信

E. 反馈原则

59. 可导致破坏性交流的情感是

A. 高兴

B. 幸福

C. 理解

D. 沮丧

E. 同情

60. 医患沟通中的倾听原则中错误的是

A. 移情式倾听

B. 及时反馈

C. 直接纠正患者的不同观点

D. 避免先入为主

E. 避免不同观点直接交锋

61. 医患沟通中的建设性语言不包括

A. 安慰性语言

B. 鼓励性语言

C. 劝说性语言

D. 暗示性语言

E. 指令性语言

62. 以问题为导向的诊疗模式中,所指的主要问题不包括

A. 患者所患的疾病

B. 患者的就业问题

C. 患者的主诉与症状

D. 患者的不健康行为

E. 患者辅助检查的阳性发现

63. 为了确证或排除某个诊断而选择诊断试验检查项目时,不必考虑

A. 方法是否最新

B. 可靠性、真实性

C. 安全性

D. 成本

E. 可接受性

64. 全科医生转诊患者的目的不应包括

A. 确诊疾病

B. 进一步做化验、辅助检查

C. 其他医疗机构提出的有偿要求

D. 专科复诊、随访要求

E. 遵循上级规定

65. 全科医疗健康档案与其他专科病历的相同之处在于

A. 对患者家庭资料记录的全面性和翔实性上

B. 档案记录的形式上

C. 对健康问题的描述上

D. 临床体征的描述上

E. 在健康问题的处理计划上

66. 个人健康档案的基本内容不包括

A. 健康问题目录

B. 健康问题描述

C. 病程流程表

D. 家庭功能评估资料

E. 个人基本资料

67. 以 SOAP 形式进行健康问题描述时不包括

A. 主观资料

B. 客观资料

C. 完整的流行病学调查资料

D. 健康问题的评价(评估)

E. 健康问题处理计划

68. 健康档案的主要问题目录中不应记录

A. 慢性活动性生理疾病

B. 影响健康的重大生活事件

C. 化验项目

D. 长期影响健康的家庭问题

E. 心理疾患

69. SOAP 描述中,P 是指
    A. 健康检查计划
    B. 健康问题的诊断计划
    C. 描述诊治计划和管理的基本原则
    D. 对诊治和患者管理的具体计划
    E. 对健康问题的评价

70. 家庭健康档案的内容不包括
    A. 家庭的基本资料
    B. 家系图
    C. 家庭评估资料
    D. 详细记录每一个成员的经济收入及来源
    E. 家庭主要问题目录

71. 理想的全科医疗医患关系属于
    A. 家长主义模型
    B. 企业模型
    C. 契约模型
    D. 信托模型
    E. 合作模型

72. 患者对医生的共同希望不包括
    A. 倾听陈诉
    B. 工作称职
    C. 多开药
    D. 不被放弃
    E. 合理解释

73. 发展社区卫生服务实现"人人享有卫生保健"目标,体现了
    A. 有利于患者的原则
    B. 尊重患者原则
    C. 知情同意原则
    D. 公正原则
    E. 讲真话和保密原则

74. 患者,男,45 岁,因头晕头痛来诊,血压 160/100mmHg。接受诊疗后服药 3 天症状消失,随即自行停药,且不愿改变其烟酒嗜好,认为自己的病已痊愈

了。影响该患者遵医行为的因素是
    A. 用药过于复杂
    B. 经济因素
    C. 医患关系不良
    D. 患者知识问题
    E. 家庭支持不力

75. 以下哪项措施与强化该患者管理无关
    A. 向患者解释病情
    B. 说明药物的作用与副作用
    C. 安排进一步全面检查
    D. 与患者预约随访时间
    E. 使用最便宜的药物

76. 高血压患者,血压控制满意,则继续原方案治疗,需多长时间随访
    A. 满 1 月
    B. 满 2 月
    C. 满 3 月
    D. 满 6 月
    E. 满 1 年

77. 建立居民健康档案的意义,下列哪项是错误的
    A. 是掌握居民的基本情况和健康状况的基本工具
    B. 为全科医学教育和科研提供信息资料
    C. 可以解决社区居民主要健康问题
    D. 评价全科医疗服务质量和全科医生技术水平
    E. 可作为重要的医疗法律文书

78. 居民健康档案的服务重点对象包括
    A. 0~6 岁儿童
    B. 孕产妇
    C. 老年人
    D. 慢性病患者和重症精神疾病患者
    E. 以上都是

79. 关于全科医疗个人健康档案,描述错误的是

A. 全面系统地了解患者的健康问题
   及其发展过程

B. 积累临床经验

C. 利用家庭资源为患者服务

D. 训练科学研究的基本技能

E. 了解其所照顾人群的患病特征

80. 血压水平为 180/100mmHg,无其他危
    险因素的患者,危险分层为

A. 低危

B. 中危

C. 高危

D. 很高危

E. 不确定

二、简答题

1. 简答全科医疗与专科医疗的区别。

2. 国家基本公共卫生服务规范中确定的
   公共卫生服务包括哪些方面?

3. 试比较社区诊断与临床诊断的区别。

4. 社区健康教育计划设计的程序包括哪
   几步?

参 考 答 案

第一章

1. B 2. E 3. D 4. D 5. C 6. D 7. B 8. E 9. C 10. D

第二章

1. A 2. B 3. D 4. C 5. C

第三章

1. E 2. E 3. E 4. C 5. C 6. A 7. A 8. E 9. E 10. E

第四章

1. C 2. D 3. A 4. E 5. E 6. E 7. D 8. E 9. D 10. A

第五章

1. A 2. B 3. D 4. D 5. C 6. B 7. D 8. B 9. A 10. A

11. A 12. B 13. B 14. D 15. D 16. E 17. A 18. C 19. D 20. E

21. D 22. C 23. D 24. E 25. D 26. A 27. A 28. B 29. C 30. B

31. E 32. E 33. C

第六章

1. C 2. A 3. A 4. B 5. B 6. C 7. C 8. B 9. E 10. D

11. E 12. C 13. C 14. E 15. E

第七章

1. B 2. E 3. C 4. C 5. A 6. C 7. C 8. D 9. A 10. E

第八章

1. E 2. E 3. E 4. B 5. C 6. E 7. C 8. D 9. C 10. C

11. D 12. C 13. D 14. B 15. D 16. E 17. E

第九章

1. B 2. A 3. E 4. D 5. A 6. B 7. C 8. B 9. A

模拟测试卷

1. B 2. E 3. D 4. D 5. C 6. D 7. C 8. D 9. C 10. D

11. A 12. C 13. B 14. E 15. D 16. B 17. E 18. E 19. C 20. D

21. B 22. D 23. C 24. C 25. E 26. D 27. A 28. A 29. A 30. E

31. B 32. A 33. A 24. B 35. B 36. C 37. C 38. B 39. E 40. D

41. E 42. C 43. C 44. E 45. B 46. E 47. C 48. C 49. A 50. C

51. C 52. D 53. A 54. E 55. E 56. A 57. C 58. E 59. D 60. C

61. E 62. B 63. A 64. C 65. D 66. D 67. C 68. C 69. D 70. D

71. E 72. C 73. D 74. D 75. E 76. A 77. C 78. E 79. B 80. C

参 考 文 献

[1]顾湲.全科医学概论.北京:人民卫生出版社,2001

[2]杨秉辉.全科医学概论.北京:人民卫生出版社,2008

[3]王家骥.全科医学基础.北京:科学出版社,2010.

[4]吕兆丰,郭爱民.全科医学概论.北京.高等教育出版社,2010

[5]何坪.全科医学概论.北京:高等教育出版社,2012.

[6]周恒忠.全科医学与社区卫生服务.北京:人民军医出版社,2010.

[7]陈博文.社区2型糖尿病病例管理.北京:北京大学医学出版社,2008.

[8]陈博文.社区高血压病例管理.北京:北京大学医学出版社,2008.

[9]曾学军,许文兵.社区慢性阻塞性肺疾病病例管理.北京:北京大学医学出版社,2008.

[10]华医医学教育中心.社区卫生人员服务能力建设培训手册(基础知识与服务能力分册).北京:军事医学出版社,2012.

[11]徐亚民.社区全科医师手册.北京:化学工业出版社,2008.

附　　录

附录1　城乡居民健康档案管理服务规范

一、服务对象

辖区内常住居民,包括居住半年以上的户籍及非户籍居民。以0~6岁儿童、孕产妇、老年人、慢性病患者和重性精神疾病患者等人群为重点。

二、服务内容

(一)居民健康档案的内容

居民健康档案内容包括个人基本信息、健康体检、重点人群健康管理记录和其他医疗卫生服务记录。

1.个人基本　情况包括姓名、性别等基础信息和既往史、家族史等基本健康信息。

2.健康体检　包括一般健康检查、生活方式、健康状况及其疾病用药情况、健康评价等。

3.重点人群健康管理记录　包括国家基本公共卫生服务项目要求的0~6岁儿童、孕产妇、老年人、慢性病和重性精神疾病患者等各类重点人群的健康管理记录。

4.其他　医疗卫生服务记录包括上述记录之外的其他接诊、转诊、会诊记录等。

(二)居民健康档案的建立

1.辖区居民到乡镇卫生院、村卫生室、社区卫生服务中心(站)接受服务时,由医务人员负责为其建立居民健康档案,并根据其主要健康问题和服务提供情况填写相应记录。同时为服务对象填写并发放居民健康档案信息卡。

2.通过入户服务(调查)、疾病筛查、健康体检等多种方式,由乡镇卫生院、村卫生室、社区卫生服务中心(站)组织医务人员为居民建立健康档案,并根据其主要健康问题和服务提供情况填写相应记录。

3.已建立居民电子健康档案信息系统的地区应由乡镇卫生院、村卫生室、社区卫生服务中心(站)通过上述方式为个人建立居民电子健康档案,并发放国家统一标准的医疗保健卡。

4.将医疗卫生服务过程中填写的健康档案相关记录表单、装入居民健康档案袋统一存放。农村地区可以家庭为单位集中存放保管。居民电子健康档案的数据存放在电子健康档案数据中心。

(三)居民健康档案的使用

1.已建档居民到乡镇卫生院、村卫生室、社区卫生服务中心(站)复诊时,应持居民健康档案信息卡(或医疗保健卡),在调取其健康档案后,由接诊医生根据复诊情况,及时更新、补充相应记录内容。

2.入户开展医疗卫生服务时应事先查阅服务对象的健康档案并携带相应表单,在服务过程中记录、补充相应内容。已建立电子健康档案信息系统的机构应同时更新电子健康档案。

3.对于需要转诊、会诊的服务对象,由接诊医生填写转诊、会诊记录。

4.所有的服务记录由责任医务人员或档案管理人员统一汇总、及时归档。

三、服务流程

1.确定建档对象流程图

2.居民健康档案管理流程图

四、服务要求

1.乡镇卫生院　村卫生室、社区卫生服务中心(站)负责首次建立居民健康档案、更新信息、保存档案,其他医疗卫生机构负责将相关医疗卫生服务信息及时汇总、更新至健康档案,各级卫生行政部门负责健康档案的监督与管理。

2.健康档案的建立要遵循自愿与引导相结合的原则　在使用过程中要注意保护服务对象的个人隐私,建立电子健康档案的地区要注意保护信息系统的数据安全。

3.乡镇卫生院　村卫生室、社区卫生服务中心(站)应通过多种信息采集方式建立居民健康档案,及时更新健康档案信息。已建立电子健康档案的地区应保证居民接受医疗卫生服务的信息能自动汇总到电子健康档案中,保持资料的连续性。

4.统一为居民健康档案进行编码　采用17位编码制,以国家统一的行政区划编码为基础,以村(居)委会为单位,编制居民健康档案唯一编码。同时将建档居民的身份证号作为身份识别码,为在信息平台上实现资源共享奠定基础。

5.按照国家有关专项服务规范要求记录相关内容　记录内容应齐全完整、真实准确、书写规范、基础内容无缺失。各类检查报告单据和转、会诊的相关记录应粘贴留存归档。

6.健康档案管理要具有必需的档案保管设施设备　按照防盗、防晒、防高温、防火、防潮、防尘、防鼠、防虫等要求妥善保管健康档案,指定专(兼)职人员负责健康档案管理工作,保证健康档案完整、安全。电子健康档案应有专(兼)职人员维护。

7.积极应用中医药方法为城乡居民提供中医健康服务　记录相关信息纳入健康档案管理。健康体检表的中医体质辨识内容由基层医疗卫生机构的中医医务人员或经过培训的其他医务人员填写。

8.电子健康档案在建立完善　信息系统开发、信息传输全过程中应遵循国家统一的相关数据标准与规范。电子健康档案信息系统应与新农合、城镇基本医疗保险等医疗保障系统相衔接,逐步实现各医疗卫生机构间数据互联互通,实现居民跨机构、跨地域就医行为的信息共享。

五、考核指标

1. 健康档案建档率 = 建档人数/辖区内常住居民数 × 100%。

2. 电子健康档案建档率 = 建立电子健康档案人数/辖区内常住居民数 × 100%。

3. 健康档案合格率 = 抽查填写合格的档案份数/抽查档案总份数 × 100%。

4. 健康档案使用率 = 抽查档案中有动态记录的档案份数/抽查档案总份数 × 100%。

注:有动态记录的档案是指 1 年内有符合各项服务规范要求的相关服务记录的健康档案。

六、附件

附件 1　居民健康档案表单目录

附件 2　居民健康档案封面

附件 3　个人基本信息表

附件 4　健康体检表

附件 5　接诊记录表

附件 6　会诊记录表

附件 7　双向转诊单

附件 8　居民健康档案信息卡

附件 9　填表基本要求

附件1 居民健康档案表单目录

1.居民健康档案封面

2.个人基本信息表

3.健康体检表

4.重点人群健康管理记录表(卡)(见各专项服务规范相关表单)

4.1 0~6岁儿童健康管理记录表

 4.1.1 新生儿家庭访视记录表

 4.1.2 1岁以内儿童健康检查记录表

 4.1.3 1~2岁儿童健康检查记录表

 4.1.4 3~6岁儿童健康检查记录表

4.2 孕产妇健康管理记录表

 4.2.1 第1次产前随访服务记录表

 4.2.2 第2~5次产前随访服务记录表

 4.2.3 产后访视记录表

 4.2.4 产后42天健康检查记录表

4.3 预防接种卡

4.4 高血压患者随访服务记录表

4.5 2型糖尿病患者随访服务记录表

4.6 重性精神疾病患者管理记录表

 4.6.1 重性精神疾病患者个人信息补充表

 4.6.2 重性精神疾病患者随访服务记录表

5.其他医疗卫生服务记录表

 5.1 接诊记录表

 5.2 会诊记录表

6.居民健康档案信息卡

附件 2　居民健康档案封面

编号 □□□□□□ – □□□ – □□□ – □□□□□

居民健康档案

姓　　名：_____

现 住 址：_____

户籍地址：_____

联系电话：_____

乡镇(街道)名称：_____

村(居)委会名称：_____

建档单位：_____

建 档 人：_____

责任医生：_____

建档日期：_____ 年_____ 月_____ 日

附件 3 个人基本信息表

姓名：   编号□□□－□□□□□

性别	0.未知的性别 1.男 2.女 3.未说明的性别 □	出生日期	□□□□ □□ □□
身份证号		工作单位	
本人电话		联系人姓名		联系人电话	

常住类型	1.户籍 2.非户籍 □	民族	1.汉族 2.少数民族 □

血型	1.A 型 2.B 型 3.O 型 4.AB 型 5.不详 / Rh 阴性:1.否 2.是 3.不详 □/□
文化程度	1.文盲及半文盲 2.小学 3.初中 4.高中/技校/中专 5.大学专科及以上 6.不详□
职业	1.国家机关、党群组织、企业、事业单位负责人 2.专业技术人员 3.办事人员和有关人员 4.商业、服务业人员 5.农、林、牧、渔、水利业生产人员 6.生产、运输设备操作人员及有关人员 7.军人 8.不便分类的其他从业人员 □
婚姻状况	1.未婚 2.已婚 3.丧偶 4.离婚 5.未说明的婚姻状况 □
医疗费用支付方式	1.城镇职工基本医疗保险 2.城镇居民基本医疗保险 3.新型农村合作医疗 4.贫困救助 5.商业医疗保险 6.全公费 7.全自费 8.其他_____ □/□/□
药物过敏史	1.无 有:2.青霉素 3.磺胺 4.链霉素 5.其他_____ □/□/□/□
暴露史	1.无 有:2.化学品 3.毒物 4.射线 □/□/□

既往史	疾病	1.无 2.高血压 3.糖尿病 4.冠心病 5.慢性阻塞性肺疾病 6.恶性肿瘤_____ 7.脑卒中 8.重性精神疾病 9.结核病 10.肝炎 11.其他法定传染病 12.职业病_____13.其他_____ □ 确诊时间 年 月/□ 确诊时间 年 月/□ 确诊时间 年 月 □ 确诊时间 年 月/□ 确诊时间 年 月/□ 确诊时间 年 月
	手术	1.无 2.有:名称1._____时间_____ / 名称2._____时间_____ □
	外伤	1.无 2.有:名称1._____时间_____ /名称2._____时间_____ □
	输血	1.无 2.有:原因1._____时间_____ / 原因2._____时间_____ □

家族史	父亲	□/□/□/□/□/□_____	母亲	□/□/□/□/□/□_____
	兄弟姐妹	□/□/□/□/□/□_____	子女	□/□/□/□/□/□_____
	1.无 2.高血压 3.糖尿病 4.冠心病 5.慢性阻塞性肺疾病 6.恶性肿瘤 7.脑卒中 8.重性精神疾病 9.结核病 10.肝炎 11.先天畸形 12.其他			

遗传病史	1.无 2.有:疾病名称_____ □
残疾情况	1.无残疾 2.视力残疾 3.听力残疾 4.言语残疾 5.肢体残疾 6.智力残疾 7.精神残疾 8.其他残疾_____ □/□/□/□/□/□

生活环境*	厨房排风设施	1.无　　　　2.油烟机　　3.换气扇　　4.烟囱	□
	燃料类型	1.液化气　　2.煤　　　3.天然气　4.沼气　　5.柴火　6.其他	□
	饮水	1.自来水　　2.经净化过滤的水　　3.井水　4.河湖水　5.塘水　6.其他	□
	厕所	1.卫生厕所　2.一格或二格粪池式3.马桶　　4.露天粪坑　5.简易棚厕	□
	禽畜栏	1.单设　　　2.室内　　3.室外	□

填表说明

1.本表用于居民首次建立健康档案时填写　如果居民的个人信息有所变动,可在原条目处修改,并注明修改时间。

2.性别　按照国标分为未知的性别、男、女及未说明的性别。

3.出生日期　根据居民身份证的出生日期,按照年(4位)、月(2位)、日(2位)顺序填写,如19490101。

4.工作单位　应填写目前所在工作单位的全称。离退休者填写最后工作单位的全称,下岗待业或无工作经历者须具体注明。

5.联系人姓名　填写与建档对象关系紧密的亲友姓名。

6.民族　少数民族应填写全称,如彝族、回族等。

7.血型　在前一个"□"内填写与ABO血型对应编号的数字,在后一个"□"内填写是否为"Rh阴性"对应编号的数字。

8.文化程度　指截至建档时间,本人接受国内外教育所取得的最高学历或现有水平所相当的学历。

9.药物过敏史　表中药物过敏主要列出青霉素、磺胺或者链霉素过敏,如有其他药物过敏,请在其他栏中写明名称,可以多选。

10.既往史　包括疾病史、手术史、外伤史和输血史。

(1)疾病　填写现在和过去曾经患过的某种疾病,包括建档时还未治愈的慢性病或某些反复发作的疾病,并写明确诊时间,如有恶性肿瘤,请写明具体的部位或疾病名称,如有职业病,请填写具体名称。对于经医疗单位明确诊断的疾病都应以一级及以上医院的正式诊断为依据,有病史卡的以卡上的疾病名称为准,没有病史卡的应有证据证明是经过医院明确诊断的。可以多选。

(2)手术　填写曾经接受过的手术治疗。如有,应填写具体手术名称和手术时间。

(3)外伤　填写曾经发生的后果比较严重的外伤经历。如有,应填写具体外伤名称和发生时间。

(4)输血　填写曾经接受过的输血情况。如有,应填写具体输血原因和发生时间。

11.家族史　指直系亲属(父亲、母亲、兄弟姐妹、子女)中是否患过所列出的具有遗传性或遗传倾向的疾病或症状。有,则选择具体疾病名称对应编号的数字;没有列出的请在"_____"上写明。可以多选。

12.生活环境　农村地区在建立居民健康档案时需根据实际情况选择填写此项。

附件4 健康体检表

姓名：   编号□□□-□□□□□

体检日期	年　　月　　日	责任医生	

内容	检查项目
症状	1.无症状 2.头痛 3.头晕 4.心悸 5.胸闷 6.胸痛 7.慢性咳嗽 8.咳痰 9.呼吸困难 10.多饮 11.多尿 12.体重下降 13.乏力 14.关节肿痛 15.视物模糊 16.手脚麻木 17.尿急 18.尿痛 19.便秘 20.腹泻 21.恶心呕吐 22.眼花 23.耳鸣 24.乳房胀痛 25.其他 □/□/□/□/□/□/□/□/□

一般状况	体温	℃	脉率	/min
	呼吸频率	/min	血压	左侧　　/　mmHg 右侧　　/　mmHg
	身高	cm	体重	kg
	腰围	cm	体质指数（BMI）	kg/m²
	老年人健康状态自我评估*	1.满意　2.基本满意　3.说不清楚　4.不太满意　5.不满意		□
	老年人生活自理能力自我评估*	1.可自理(0～3分)　　　2.轻度依赖(4～8分) 3.中度依赖(9～18分)　　4.不能自理(≥19分)		□
	老年人认知功能*	1.粗筛阴性 2.粗筛阳性,简易智力状态检查,总分_____		□
	老年人情感状态*	1.粗筛阴性 2.粗筛阳性,老年人抑郁评分检查,总分_____		□

续表

		锻炼频率	1.每天　2.每周一次以上3.偶尔　4.不锻炼	□
生活方式	体育锻炼	每次锻炼时间	分钟	坚持锻炼时间	年
		锻炼方式		
	饮食习惯		1.荤素均衡 2.荤食为主 3.素食为主 4.嗜盐 5.嗜油 6.嗜糖	□/□/□
	吸烟情况	吸烟状况	1.从不吸烟　　2.已戒烟　　　　3.吸烟	□年
		日吸烟量	平均　　　　支	
		开始吸烟年龄	岁	戒烟年龄	岁
	饮酒情况	饮酒频率	1.从不　2.偶尔　3.经常　4.每天	□
		日饮酒量	平均　　　　两	
		是否戒酒	1.未戒酒　2.已戒酒,戒酒年龄：　　岁	□
		开始饮酒年龄	岁	近一年内是否曾醉酒	1.是 2.否　□
		饮酒种类	1.白酒 2.啤酒 3.红酒 4.黄酒 5.其他	□/□/□/□
脏器功能	职业病危害因素接触史		1.无 2.有(工种_____ 从业时间____年) 毒物种类　粉尘_____防护措施1.无 2.有_____ 　　　　　放射物质_____防护措施1.无 2.有_____ 　　　　　物理因素_____防护措施1.无 2.有_____ 　　　　　化学物质_____防护措施1.无 2.有_____ 　　　　　其他 _____防护措施1.无 2.有_____	□ □ □ □ □
	口腔		口唇 1.红润 2.苍白 3.发绀 4.皲裂 5.疱疹 齿列 1.正常 2.缺齿 +3.龋齿 + 4.义齿(假牙) + 咽部 1.无充血 2.充血 3.淋巴滤泡增生	□□□
	视力		左眼_____右眼_____(矫正视力:左眼_____右眼_____)	
	听力		1.听见　2.听不清或无法听见	□
	运动功能		1.可顺利完成　2.无法独立完成其中任何一个动作	□

续表

查体	眼底*		1.正常 2.异常_____	□
	皮肤		1.正常 2.潮红 3.苍白 4.发绀 5.黄染 6.色素沉着 7.其他	□
	巩膜		1.正常 2.黄染 3.充血 4.其他_____	□
	淋巴结		1.未触及 2.锁骨上 3.腋窝 4.其他_____	□
	肺		桶状胸:1.否 2.是	□
			呼吸音:1.正常 2.异常_____	□
			啰音:1.无 2.干啰音 3.湿啰音 4.其他_____	
	心脏		心率_____/min 心律:1.齐 2.不齐 3.绝对不齐	□
			杂音:1.无 2.有_____	□
	腹部		压痛:1.无 2.有_____	□
			包块:1.无 2.有_____	□
			肝大:1.无 2.有_____	□
			脾大:1.无 2.有_____	□
			移动性浊音:1.无 2.有_____	□
	下肢水肿		1.无 2.单侧 3.双侧不对称 4.双侧对称	□
	足背动脉搏动		1.未触及 2.触及双侧对称 3.触及左侧弱或消失 4.触及右侧弱或消失	□
	肛门指诊*		1.未见异常 2.触痛 3.包块 4.前列腺异常 5.其他_____	□
	乳腺*		1.未见异常 2.乳房切除 3.异常泌乳 4.乳腺包块 5.其他____	□/□/□/□
	妇科*	外阴	1.未见异常 2.异常_____	□
		阴道	1.未见异常 2.异常_____	□
		宫颈	1.未见异常 2.异常_____	□
		宫体	1.未见异常 2.异常_____	□
		附件	1.未见异常 2.异常_____	□

辅助检查	其他 *	
	血常规 *	血红蛋白＿＿＿＿ g/L 白细胞＿＿＿＿ ×10⁹/L 血小板＿＿＿＿ ×10⁹/L 其他＿＿＿＿＿＿＿＿＿＿＿＿＿＿＿＿＿＿＿＿＿＿＿＿＿＿
	尿常规 *	尿蛋白＿＿＿＿ 尿糖＿＿＿＿ 尿酮体＿＿＿＿ 尿潜血＿＿＿＿ 其他＿＿＿＿＿＿＿＿＿＿＿＿＿＿＿＿＿＿＿＿＿＿＿＿＿＿
	空腹血糖 *	＿＿＿＿＿＿＿ mmol/L 或＿＿＿＿＿＿ mg/dl
	心电图 *	1. 正常　2. 异常＿＿＿＿＿＿＿＿　　　　　　　□
	尿微量 白蛋白 *	＿＿＿＿＿＿＿＿＿＿＿＿＿＿＿＿＿＿＿＿＿＿ mg/dl
	大便潜血 *	1. 阴性　2. 阳性　　　　　　　　　　　　　　□
	糖化血 红蛋白 *	＿＿＿＿＿＿＿%
	乙型肝炎 表面抗原 *	1. 阴性　2. 阳性　　　　　　　　　　　　　　□
	肝功能 *	血清谷丙转氨酶＿＿＿＿＿＿ U/L　　血清谷草转氨酶＿＿＿＿＿＿ U/L 白蛋白＿＿＿＿＿＿ g/L　　总胆红素＿＿＿＿＿＿ μmol/L 结合胆红素＿＿＿＿＿ μmol/L
	肾功能 *	血清肌酐＿＿＿＿＿ μmol/L　　血尿素氮＿＿＿＿＿ mmol/L 血钾浓度＿＿＿＿＿ mmol/L　　血钠浓度＿＿＿＿＿ mmol/L
	血脂 *	总胆固醇＿＿＿＿ mmol/L　　甘油三酯＿＿＿＿ mmol/L 血清低密度脂蛋白胆固醇＿＿＿＿＿＿ mmol/L 血清高密度脂蛋白胆固醇＿＿＿＿＿＿ mmol/L
	胸部 X 线片 *	1. 正常　2. 异常＿＿＿＿＿＿＿＿　　　　　　□
	B 超 *	1. 正常　2. 异常＿＿＿＿＿＿＿＿　　　　　　□
	宫颈涂片 *	1. 正常　2. 异常＿＿＿＿＿＿＿＿　　　　　　□
	其他 *	
中医体质辨识 *	平和质	1. 是　　2. 基本是　　　　　　　　　　　　□
	气虚质	1. 是　　2. 倾向是　　　　　　　　　　　　□
	阳虚质	1. 是　　2. 倾向是　　　　　　　　　　　　□
	阴虚质	1. 是　　2. 倾向是　　　　　　　　　　　　□
	痰湿质	1. 是　　2. 倾向是　　　　　　　　　　　　□
	湿热质	1. 是　　2. 倾向是　　　　　　　　　　　　□
	血瘀质	1. 是　　2. 倾向是　　　　　　　　　　　　□
	气郁质	1. 是　　2. 倾向是　　　　　　　　　　　　□
	特秉质	1. 是　　2. 倾向是　　　　　　　　　　　　□

续表

现存主要健康问题	脑血管疾病	1.未发现 2.缺血性卒中 3.脑出血 4.蛛网膜下腔出血 5.短暂性脑缺血发作 6.其他_____ □/□/□/□/□
	肾脏疾病	1.未发现 2.糖尿病肾病 3.肾衰竭 4.急性肾炎 5.慢性肾炎 6.其他_____ □/□/□/□/□
	心脏疾病	1.未发现 2.心肌梗死 3.心绞痛 4.冠状动脉血运重建 5.充血性心力衰竭 6.心前区疼痛 7.其他_____ □/□/□/□/□
	血管疾病	1.未发现 2.夹层动脉瘤 3.动脉闭塞性疾病 4.其他_____ □/□/□
	眼部疾病	1.未发现 2.视网膜出血或渗出 3.视乳头水肿 4.白内障 5.其他_____ □/□/□
	神经系统疾病	1.未发现 2.有_____ □
	其他系统疾病	1.未发现 2.有_____ □

住院治疗情况	住院史	入/出院日期	原因	医疗机构名称	病案号
		/			
		/			
	家庭病床史	建/撤床日期	原因	医疗机构名称	病案号
		/			
		/			

主要用药情况	药物名称	用法	用量	用药时间	服药依从性 1.规律 2.间断 3.不服药
	1				
	2				
	3				
	4				
	5				
	6				

非免疫规划预防接种史	名称	接种日期	接种机构
	1		
	2		
	3		

健康评价	1.体检无异常 □ 2.有异常 异常1_____ 异常2_____ 异常3_____ 异常4_____

健康指导	1.纳入慢性病患者健康管理 2.建议复查 3.建议转诊 □/□/□/□	危险因素控制： □/□/□/□/□/□ 1.戒烟 2.健康饮酒 3.饮食 4.锻炼 5.减体重（目标_____） 6.建议接种疫苗_____ 7.其他_____

填表说明

1. 本表用于居民首次建立健康档案以及老年人、高血压、2 型糖尿病和重性精神疾病患者等的年度健康检查。

2. 表中带有 ＊ 号的项目在为一般居民建立健康档案时不作为免费检查项目，不同重点人群的免费检查项目按照各专项服务规范的要求执行。

3. 一般状况　体质指数——体重(kg)/身高的平方(m²)。

(1)老年人生活自理能力评估　65 岁及以上老年人需填写此项，详见老年人健康管理服务规范附表。

(2)老年人认知功能粗筛方法　告诉被检查者"我将要说三件物品的名称(如铅笔、卡车、书)，请您立刻重复"。过 1 分钟后请其再次重复。如被检查者无法立即重复或 1 分钟后无法完整回忆三件物品名称为粗筛阳性，需进一步行"简易智力状态检查量表"检查。

(3)老年人情感状态粗筛方法　询问被检查者"你经常感到伤心或抑郁吗"或"你的情绪怎么样"。如回答"是"或"我想不是十分好"，为粗筛阳性，需进一步行"老年抑郁量表"检查。

4. 生活方式

(1)体育锻炼　指主动锻炼，即有意识地为强体健身而进行的活动。不包括因工作或其他需要而必须进行的活动，如为上班骑自行车、做强体力工作等。锻炼方式填写最常采用的具体锻炼方式。

(2)吸烟情况　"从不吸烟者"不必填写"日吸烟量""开始吸烟年龄""戒烟年龄"等。

(3)饮酒情况　"从不饮酒者"不必填写其他有关饮酒情况项目。"日饮酒量"应折合相当于白酒"××两"。白酒 1 两折合葡萄酒 4 两、黄酒半斤、啤酒 1 瓶、果酒 4 两。

(4)职业暴露情况　指因患者职业原因造成的化学品、毒物或射线接触情况。如有，需填写具体化学品、毒物、射线名或填不详。

(5)职业病危险因素接触史　指因患者职业原因造成的粉尘、放射物质、物理因素、化学物质的接触情况。如有，需填写具体粉尘、放射物质、物理因素、化学物质的名称或填不详。

5. 脏器功能

(1)视力　填写采用对数视力表测量后的具体数值，对佩戴眼镜者，可戴其平时所用眼镜测量矫正视力。

(2)听力　在被检查者耳旁轻声耳语"你叫什么姓名"(注意检查时检查者的脸应在被检查者视线之外)，判断被检查者听力状况。

(3)运动功能　请被检查者完成以下动作："两手触枕后部""捡起这支笔""从椅子上站起，行走几步，转身，坐下。"判断被检查者运动功能。

6. 查体　如有异常请在横线上具体说明，如可触及的淋巴结部位、个数，心脏杂音描述，肝脾肋下触诊大小等。建议有条件的地区开展眼底检查，特别是针对高血压或糖尿病患者。

(1)眼底　如果有异常，具体描述异常结果。

(2)足背动脉搏动　糖尿病患者必须进行此项检查。

(3)乳腺　检查外观有无异常，有无异常泌乳及包块。

(4)妇科

①外阴:记录发育情况及婚产式(未婚、已婚未产或经产式)，如有异常情况请具体描述。

②阴道:记录是否通畅，黏膜情况，分泌物量、色、性状以及有无异味等。

③宫颈:记录大小、质地，有无糜烂、撕裂、息肉、腺囊肿;有无接触性出血、举痛等。

④宫体:记录位置、大小、质地、活动度，有无压痛等。

⑤附件:记录有无块物、增厚或压痛;若扪及块物，记录其位置、大小、质地;表面光滑与否、活动度、有无压痛以及与子宫及盆壁关系。左右两侧分别记录。

7. 辅助检查　该项目根据各地实际情况及不同人群情况，有选择地开展。老年人、高血压、2 型糖尿病和重性精神疾病患者的免费辅助检查项目按照各专项规范要求执行。

尿常规中的"尿蛋白、尿糖、尿酮体、尿潜血"可以填写定性检查结果，阴性填"－"，阳性根据检查结果填写"＋"、"＋＋"、"＋＋＋"或"＋＋＋＋"，也可以填写定量检查结果，定量结果需写明计量单位。

大便潜血、肝功能、肾功能、胸部 X 线片、B 超检查结果若有异常，请具体描述异常结果。其中 B 超写明检查的部位。

其他:表中列出的检查项目以外的辅助检查结果填写在"其他"一栏。

8.中医体质辨识 该项由有条件的地区基层医疗卫生机构中医医务人员或经过培训的其他医务人员填写。根据不同的体质辨识,提供相应的健康指导。

体质辨识方法:采用量表的方法,依据中华中医药学会颁布的《中医体质分类与判定标准》进行测评。

9.现存主要健康问题 指曾经出现或一直存在,并影响目前身体健康状况的疾病。可以多选(本栏内容老年人健康管理年度体检时不需填写)。

10.住院治疗情况 指最近1年内的住院治疗情况。应逐项填写。日期填写年月,年份必须写4位。如因慢性病急性发作或加重而住院/家庭病床,请特别说明。医疗机构名称应写全称。

11.主要用药情况(老年人健康管理年度体检时不需填写"服药依从性"一栏) 对长期服药的慢性病患者了解其最近1年内的主要用药情况,西药填写化学名(通用名)而非商品名,中药填写药品名称或中药汤剂,用法、用量按医生医嘱填写。用药时间指在此时间段内一共服用此药的时间,单位为年、月或天。服药依从性是指对此药的依从情况,"规律"为按医嘱服药,"间断"为未按医嘱服药,频次或数量不足,"不服药"即为医生开了处方,但患者未使用此药。

12.非免疫规划预防接种史 填写最近1年内接种的疫苗的名称、接种日期和接种机构。疫苗名称填写应完整准确。

附件5　接诊记录表

姓名：   编号□□□－□□□□□

就诊者的主观资料：

就诊者的客观资料：

评估：

处置计划：

医生签字：

接诊日期：_____年_____月____日

填表说明

1. 本表供居民由于急性或短期健康问题接受咨询或医疗卫生服务时使用。应以能够如实反映居民接受服务的全过程为目的，根据居民接受服务的具体情况填写。

2. 就诊者的主观资料，包括主诉、咨询问题和卫生服务要求等。

3. 就诊者的客观资料，包括查体、实验室检查、影像检查等结果。

4. 评估。根据就诊者的主、客观资料作出的初步印象、疾病诊断或健康问题评估。

5. 处置计划。指在评估基础上制订的处置计划，包括诊断计划、治疗计划、患者指导计划等。

附件6 会诊记录表

姓名：_____   编号□□□－□□□□□

会诊原因：

会诊意见：

会诊医生及其所在医疗卫生机构：

医疗卫生机构名称	会诊医生签字
_____	_____ _____ _____
_____	_____ _____ _____
_____	_____ _____ _____
_____	_____ _____ _____
_____	_____ _____ _____

责任医生：_____

会诊日期：_____年_____月___日

填表说明

1. 本表供居民接受会诊服务时使用。

2. 会诊原因。责任医生填写患者需会诊的主要情况。

3. 会诊意见。责任医生填写会诊医生的主要处置、指导意见。

4. 会诊医生及其所在医疗卫生机构。填写会诊医生所在医疗卫生机构名称并签署会诊医生姓名。来自同一医疗卫生机构的会诊医生可以只填写一次机构名称，然后在同一行依次签署姓名。

附件7　双向转诊单

存　根

患者姓名＿＿＿＿＿＿　性别＿＿＿＿＿＿　年龄＿＿＿＿　档案编号＿＿＿＿＿＿＿＿

家庭住址＿＿＿＿＿＿＿＿＿＿＿＿＿＿＿＿＿＿＿　联系电话＿＿＿＿＿＿＿＿＿

于＿＿＿＿＿年＿＿＿月＿＿日因病情需要,转入＿＿＿＿＿＿＿＿＿＿＿＿＿＿单位

＿＿＿＿＿＿＿＿＿＿＿＿＿＿＿科室＿＿＿＿＿＿＿＿＿＿＿＿＿＿＿接诊医生。

转诊医生(签字)：

年　月　日

双向转诊(转出)单

＿＿＿＿＿＿＿＿＿＿＿＿＿＿＿＿(机构名称)：

现有患者＿＿＿＿＿＿＿＿＿＿＿＿性别＿＿＿＿＿年龄＿＿＿＿＿因病情需要,需转入贵单位,请予以接诊。

初步印象：

主要现病史(转出原因)：

主要既往史：

治疗经过：

转诊医生(签字)：

联系电话：

＿＿＿＿＿＿＿＿＿＿＿＿＿(机构名称)

年　月　日

填表说明

1. 本表供居民双向转诊转出时使用。由转诊医生填写。

2. 初步印象。转诊医生根据患者病情做出的初步判断。

3. 主要现病史。患者转诊时存在的主要临床问题。

4. 主要既往史。患者既往存在的主要疾病史。

5. 治疗经过。经治医生对患者实施的主要诊治措施。

存　根

患者姓名_____ 性别_____ 年龄_____ 病案号_____

家庭住址_____ 联系电话_____

于_____年_____月___日因病情需要,转回_____单位

_____接诊医生。

转诊医生(签字):

年　月　日

双向转诊(转出)单

_____(机构名称):

现有患者_____因病情需要,现转回贵单位,请予以接诊。

诊断结果_____ 住院病案号_____

主要检查结果:

治疗经过、下一步治疗方案及康复建议:

转诊医生(签字):

联系电话:

_____(机构名称)

年　月　日

填表说明

1.本表供居民双向转诊回转时使用。由转诊医生填写。

2.主要检查结果。填写患者接受检查的主要结果。

3.治疗经过。经治医生对患者实施的主要诊治措施。

4.康复建议。填写经治医生对患者转出后需要进一步治疗及康复提出的指导建议。

附件8　居民健康档案信息卡

姓名		性别		出生日期	年　月　日
健康档案编号				□□－□□□□□	
ABO 血型	□A □B □O □AB		Rh 血型	□Rh 阴性 □Rh 阳性 □不详	

慢性病患病情况：

□无　　　　□高血压　　□糖尿病　　□脑卒中　　□冠心病　　□哮喘

□职业病　　□其他疾病＿＿＿＿＿＿＿＿＿＿＿＿＿＿＿＿＿

过敏史：

（正面）

（反面）

家庭住址		家庭电话	
紧急情况联系人		联系人电话	
建档机构名称		联系电话	
责任医生或护士		联系电话	

其他说明：

填表说明

1. 居民健康档案信息卡为正反两面。根据居民信息如实填写,应与健康档案对应项目的填写内容一致。

2. 过敏史。过敏主要指青霉素、磺胺、链霉素过敏,如有其他药物或食物等其他物质(如花粉、酒精、油漆等)过敏,请写明过敏物质名称。

附件9　填表基本要求

一、基本要求

1. 档案填写一律用钢笔或圆珠笔,不得用铅笔或红色笔书写。字迹要清楚,书写要工整。数字或代码一律用阿拉伯数字书写。数字和编码不要填出格外,如果数字填错,用双横线将整笔数码划去,并在原数码上方工整填写正确的数码,切勿在原数码上涂改。

2. 在居民健康档案的各种记录表中,凡有备选答案的项目,应在该项目栏的"□"内填写与相应答案选项编号对应的数字,如性别为男,应在性别栏"□"内填写与"1 男"对应的数字 1。对于选择备选答案中"其他"或者是"异常"这一选项者,应在该选项留出的空白处用文字填写相应内容,并在项目栏的"□"内填写与"其他"或者是"异常"选项编号对应的数字,如填写"个人基本信息表"中的既往疾病史时,若该居民曾患有"腰椎间盘突出症",则在该项目中应选择"其他",既要在"其他"选项后写明"腰椎间盘突出症",同时在项目栏"□"内填写数字 13。对各类表单中没有备选答案的项目用文字或数据在相应的横线上或方框内据情填写。

3. 在为居民提供诊疗服务过程中,涉及疾病诊断名称时,疾病名称应遵循国际疾病分类标准 ICD - 10 填写,涉及疾病中医诊断病名及辨证分型时,应遵循《中医病证分类与代码》(GB/T15657 - 1995,TCD)。

二、居民健康档案编码

统一为居民健康档案进行编码,采用 17 位编码制,以国家统一的行政区划编码为基础,以乡镇(街道)为范围,村(居)委会为单位,编制居民健康档案唯一编码。同时将建档居民的身份证号作为统一的身份识别码,为在信息平台下实现资源共享奠定基础。

第一段为 6 位数字,表示县及县以上的行政区划,统一使用《中华人民共和国行政区划代码》(GB2260);

第二段为 3 位数字,表示乡镇(街道)级行政区划,按照国家标准《县以下行政区划代码编码规则》(GB/T10114 - 2003)编制;

第三段为 3 位数字,表示村(居)民委员会等,具体划分为:001 - 099 表示居委会,101 - 199表示村委会,901 - 999 表示其他组织;

第四段为 5 位数字,表示居民个人序号,由建档机构根据建档顺序编制。

在填写健康档案的其他表格时,必须填写居民健康档案编号,但只需填写后 8 位编码。

三、各类检查报告单据及转诊记录粘贴

服务对象在健康体检、就诊、会诊时所做的各种化验及检查的报告单据,都应该粘贴留存归档。可以有序地粘贴在相应健康体检表、接诊记录表、会诊记录表的后面。

双向转诊(转出)单存根与双向转诊(回转)单可另页粘贴,附在相应位置上与本人

健康档案一并归档。

四、其他

各类表单中涉及的日期类项目,如体检日期、访视日期、会诊日期等,按照年(4 位)、月(2 位)、日(2 位)顺序填写。

附录 2　信息采集用表

附表 1　慢性病高危人群和患者筛查信息表

居民编码:□□□□□□□□□□□□□□□□□□□(19 位)

一、一般信息

1.1 姓名＿＿＿＿＿＿＿＿＿＿＿

1.2 性别:①男;②女　　　　　　　　　　　　　　　　　　　　　　　　□

1.3 出生日期　　　　　　　　　　　　　　　□□□□年□□月□□日

1.4 证件号码(身份证、军官证、护照)　　□□□□□□□□□□□□□□□□□□

1.5 家庭地址＿＿＿＿＿＿＿＿＿＿＿＿＿＿＿

1.6 联系电话(固定电话、手机)＿＿＿＿＿＿＿＿＿

二、慢性病病史及慢性病知晓治疗情况

2.1 在本次测量血压前,您是否了解自己的血压情况?

①患有高血压;②血压正常;③测过但不清楚;④从未测过　　　　　　□

2.1.1 您记得以前测过的最高一次血压值是多少吗?　　　收缩压□□□mmHg

舒张压□□□mmHg

2.2.2 您近 2 周内是否服用降压药? ①是;②否　　　　　　　　　　　□

2.2 在本次测量血糖前,您是否了解自己的血糖情况?

①患有糖尿病;②患空腹血糖受损或糖耐量受损;③血糖正常;④测过但不清楚;⑤从未测过　□

2.2.1 您近 2 周内是否使用治疗糖尿病的药物? ①是;②否　　　　　　□

2.3 在本次测量血脂前,您是否了解自己的血脂情况?

①血脂异常;②血脂正常;③测过但不清楚;④从未测过　　　　　　　□

2.4 您知道自己目前的体重吗? ①知道;②不知道　　　　　　　　　　□

2.5 您是否曾被告知患有以下其他慢性病?

2.5.1 冠心病:①是;②否　　　　　　　　　　　　　　　　　　　　□

2.5.2 脑卒中:①是;②否　　　　　　　　　　　　　　　　　　　　□

2.5.3 慢性阻塞性肺部疾病:①是;②否　　　　　　　　　　　　　　□

2.5.4 癌症:①是;②否　　　　　　　　　　　　　　　　　　　　　□

三、吸烟

3.1 到目前为止,合计起来您是否吸足 100 支烟或 3 两烟叶? ①是;②否　□

3.2 过去 30 天,您是否吸过 1 支以上卷烟(可以代换为烟叶)? ①是;②否　□

3.过去一周中,总共有多少天有人当着您的面吸烟?　　　　　　　　　□

①没有;②1～2 天;③3～4 天;④5～6 天;⑤7 天

4.过去一周中,您平均每天有多长时间处于其他人吸烟的烟雾中?　　　□

①没有;②0～15 分钟;③16～30 分钟;④31～60 分钟;⑤61 分钟至 2 小时;⑥2 小时以上

四、体格检查

4.1 身高:　　　　　　　　　　　　　　　　　　　　　　　□□□.□cm

4.2 体重:　　　　　　　　　　　　　　　　　　　　　　　□□□.□kg

4.2.1 如果是育龄女性,是否处于孕期:①是;②否 □

4.3 腰围: □□□cm

4.4 血压(两次均值) 收缩压□□□mmHg

舒张压□□□mmHg

五、实验室检查

5.1 空腹血糖（FBG）: □□.□□mmol/L 或□□□mg/dl

5.2 血总胆固醇（TC）: □□.□□mmol/L 或□□□mg/dl

5.3 血甘油三酯（TG）: □□.□□mmol/L 或□□□mg/dl

信息收集人签名:_____　收集日期:□□□□年□□月□□日

附表 2　慢性病高危人群和患者管理信息用表

附表 2.1　膳食信息采集用表

一、就餐习惯

1. 您家通常在一起就餐的人数 □

1.1 其中 6 岁及以下的人数 □

2. 您早餐通常在哪里吃？①家里;②食堂;③餐馆;④不吃 □

3. 您午餐通常在哪里吃？①家里;②食堂;③餐馆;④不吃 □

4. 您晚餐通常在哪里吃？①家里;②食堂;③餐馆;④不吃 □

二、各类食物摄入情况

5. 您平均每天吃多少主食(米、面、杂粮等)？ □□.□ 两

6. 您平均每天吃多少新鲜蔬菜？ □□.□ 两

7. 您平均每天吃多少水果？ □□.□ 两

8. 您平均每天饮水量是多少(1 杯 = 250ml)？ □□杯

9. 您通常食用猪牛羊及禽肉的次数？ □

①每天 1 ~ 2 次;②每周 5 ~ 6 次;③每周 3 ~ 4 次;④每周 1 ~ 2 次;⑤每月 1 ~ 3 次;

⑥每年 6 ~ 11 次;⑦基本不吃或不吃

9.1 您平均每次吃多少猪牛羊肉及禽肉？ □□.□ 两

10. 您通常食用水产品的次数？ □

①每天 1 ~ 2 次;②每周 5 ~ 6 次;③每周 3 ~ 4 次;④每周 1 ~ 2 次;⑤每月 1 ~ 3 次;

⑥每年 6 ~ 11 次;⑦基本不吃或不吃

10.1 您平均每次吃多少水产品？ □□.□ 两

11. 您通常食用蛋类的次数？ □

①每天 2 次及以上;②每天 1 次;③每周 3 ~ 5 次;④每周 1 ~ 2 次;⑤每月 1 ~ 3 次;

⑥基本不吃或不吃

11.1 您平均每次吃多少蛋类？ □□.□ 个

12.您通常食用奶及奶制品的次数？ □

①每天 1 次及以上;②每周 5 ~ 6 次;③每周 3 ~ 4 次;④每周 1 ~ 2 次;⑤每月 1 ~ 3 次;

⑥基本不吃或不吃

12.1 您平均每次吃多少奶及奶制品(折合成鲜奶)？ □□□□.□ g

13.您通常食用干豆类的次数？ □

①每天 1 ~ 2 次;②每周 5 ~ 6 次;③每周 3 ~ 4 次;④每周 1 ~ 2 次;⑤每月 1 ~ 3 次;

⑥每年 6 ~ 11 次;⑦基本不吃或不吃

13.1 您平均每次吃多少干豆类？ □□.□ 两

14.您通常食用豆制品的次数？ □

①每天 1 ~ 2 次;②每周 5 ~ 6 次;③每周 3 ~ 4 次;④每周 1 ~ 2 次;⑤每月 1 ~ 3 次;

⑥每年 6 ~ 11 次;⑦基本不吃或不吃

14.1 您平均每次吃多少豆制品(以豆腐计)？ □□.□ 两

三、调味品

以下信息以家庭为单位回答(15 ~ 20)

15.您家通常每个月吃多少斤植物油？ □□.□斤/月

16.您家通常每个月吃多少斤动物油？ □□.□斤/月

17.您家通常每个月吃多少两盐？ □□.□两/月

18.您家通常每个月吃多少斤酱油？ □□.□斤/月

19.您家通常每个月吃多少斤酱？ □□.□斤/月

20.您家通常每个月吃多少两咸菜？ □□.□两/月

附表2.2 身体活动信息采集用表

请您以周为单位,回忆平均每天的身体活动情况(没有填"0"):

1. 您的工作主要属于以下何种活动 □

①以坐位的读写为主,上下肢活动很少,如文秘、管理、操作电脑等

②以需要上肢或下肢参与,但用力不多的活动为主,如缝纫、售货等

③含有较多中等强度体力活动内容,如搬举轻物、快步走路、装修工、瓦工、保洁等

④含有较多重体力活动内容,如搬运重物、人力挖掘和装卸等

2. 通常情况下,您使用以下交通工具上下班、上下学、购物等的时间(只计算每次持续 10 分钟以上的活动)

2.1 自行车 □天/周,平均每天□□小时□□分钟

2.2 步行 □天/周,平均每天□□小时□□分钟

2.3 乘车或开车 □天/周,平均每天□□小时□□分钟

3. 以一周计算,您进行以下体育锻炼的时间是(只计算每次持续 10 分钟以上的活动)

3.1 大强度体育锻炼,如中速跑步、中速游泳、足球、篮球、羽毛球等

□天/周,平均每天□□小时□□分钟

3.2 中等强度体育锻炼,如快走、慢跑、慢速游泳、太极拳、木兰拳、乒乓球、扇子舞、交谊舞、秧歌等

□天/周,平均每天□□小时□□分钟

3.3 快速步行锻炼　　　　　　　　　　　　□天/周,平均每天□□小时□□分钟

4. 以一周计算,您在家进行家务劳动的时间是(只计算每次持续 10 分钟以上的活动)

4.1 重度家务劳动,如搬运重物、挑水、劈柴、自制蜂窝煤等

　　　　　　　　　　　　　　　　　　　　□天/周,平均每天□□小时□□分钟

4.2 中度家务劳动,如擦窗户、手洗衣服、拖地板、看护孩子(背抱、游戏走动)

　　　　　　　　　　　　　　　　　　　　□天/周,平均每天□□小时□□分钟

5. 闲暇时,您每天坐着、靠着或躺着(如看电视、用电脑、阅读、写字、吃饭、打麻将、打牌、下棋等,请

　　减去睡眠时间)的累计时间是　　　　　　　　　　　　□□小时□□分钟

6. 您每天白天和晚上合计睡眠的时间是　　　　　　　　　□□小时□□分钟

附表2.3　尼古丁成瘾评估信息采集用表

1. 您通常每天吸多少支卷烟?　　　　　　　　　□□支/天(烟叶可以代换为卷烟)

2. 您早晨醒来后多长时间吸第一支烟?　　　　　　　　　　　□□□分钟

3. 你认为哪支烟你最不愿意放弃?①其他时间;②早上第一支烟　　　　　□

4. 你早上醒来后第一个小时是否比其他吸烟时间多?①否;②是　　　　　□

5. 你卧病在床是仍旧吸烟吗?①否;②是　　　　　　　　　　　　　　□

6. 你是否在许多不准吸烟的场所很难控制吸烟的需求?①否;②是　　　　□

附表2.4　饮酒信息采集用表

请您回忆在过去一年里的饮酒情况,填写下表。

酒类	是否饮酒 1.是 2.否	平均饮酒次数(选择其中一列填写)				平均每次 饮酒量
		次/天	次/周	次/月	次/年	
1. 高度白酒(>40°)						两
2. 中度白酒(20°~40°)						两
3. 葡萄酒、黄酒、米酒						两
4. 啤酒(250 毫升杯)						杯

附表2.5　慢性病高危个体和患者管理所需其他信息用表

一、一般信息

1. 户籍类型:①常驻;②非常驻　　　　　　　　　　　　　　　　　　□

2. 民族(应包括56个民族、外国血统中国籍人士等选项)　　　　　　□

3. 工作单位 _____

4. 家庭地址 _____

5. 联系电话(固定电话、手机) _____

6. 目前职业　　　　　　　　　　　　　　　　　　　　　　　　　　　□

①国家机关、党群组织、企业、事业单位负责人;②专业技术人员;③办事人员和有关人员;
④商业、服务业人员;⑤农、林、牧、渔、水利业生产人员;⑥生产、运输设备操作人员及有关人员;
⑦军人;⑧不便分类的其他从业人员;⑨婴幼儿、学龄前儿童;⑩学生;⑪家务;⑫无业或待业

7. 文化程度　　　　　　　　　　　　　　　　　　　　　　　　　　　□

①研究生;②大学本科;③大学专科和专科学校;④中专或中技;⑤技工学校;⑥高中;⑦初中;
⑧小学;⑨文盲半文盲;⑩其他

8. 婚姻状况　　　　　　　　　　　　　　　　　　　　　　　　　　　□

①已婚;②已婚;③丧偶;④离婚;⑤不详

9. 家庭其他成员

姓名	性别	出生年月日	与本人关系

10. 指定联系人 _____

10.1 联系电话(多个) □□□□□□□□□□□

11. 基层医生姓名 _____

11.1 联系电话 □□□□□□□□□□□

12. 基层护士姓名 _____

12.1 联系电话 □□□□□□□□□□□

二、家族史

	父亲	母亲	兄弟姐妹	子女
1.高血压	□	□	□	□
2.糖尿病	□	□	□	□
3.冠心病	□	□	□	□
4.脑卒中	□	□	□	□
5.肥胖	□	□	□	□
6.癌症	□	□	□	□
(注明疾病名称)	(　　)	(　　)	(　　)	(　　)

附录3　膳食相关指标计算方法

1.油脂和食盐摄入量(克)＝每月使用量(斤)×500÷30天÷(家庭一起就餐人数－6岁以下人数÷2)。

2.供能比计算方法

(1)膳食脂肪供能比　每日膳食中,脂肪提供的能量÷膳食摄入总能量×100%

(2)膳食粮谷类食物供能比　每日膳食中,粮谷类食物提供的能量÷膳食摄入总能量×100%